これから始める
腹部エコー
Abdominal Ultrasound

東邦大学医療センター大森病院 臨床生理機能検査部

編集 丸山憲一

執筆 八鍬恒芳 工藤岳秀 三塚幸夫

MEDICAL VIEW

本書では，厳密な指示・副作用・投薬スケジュール等について記載されていますが，これらは変更される可能性があります．本書で言及されている薬品については，製品に添付されている製造者による情報を十分にご参照ください．

Abdominal Ultrasound for Beginners
(ISBN978-4-7583-1587-6 C3047)

Editor : Kenichi Maruyama

2015. 10. 1 1st ed.

©MEDICAL VIEW, 2015
Printed and Bound in Japan

Medical View Co., Ltd.
2-30 Ichigayahonmuracho, Shinjuku-ku, Tokyo, 162-0845, Japan
E-mail ed@medicalview.co.jp

はじめに

　超音波検査は各領域において，「聴診器」と称されるほど身近で手軽な検査法です。装置の取り扱いも簡便であり，放射線被ばくもなく，高分解能かつリアルタイム性に優れているため，検診や一般診療でのスクリーニング検査だけでなく，穿刺や治療などにも用いられ，今の医療に不可欠な検査法となっています。

　超音波検査はCT・MRI検査と同様に病変の診断や評価を求められてはいますが，そのためには，まずは病変を発見しなければいけません。よく，超音波検査は客観性の乏しい検査といわれます。これは検者自らがプローブを持ち，異常所見を"探す"といった走査が必要となるため，検者の経験や知識の違いにより得られる検査結果に差が生じるからとされています。そこで本書は，精確な画像を描出し記録するための装置設定をはじめ，実際の検査を想定して超音波画像だけでなくプローブの持ち方や動かし方（操作）の実写真，解剖図などを組み合わせて呈示し，超音波画像とプローブ走査（スキャン）が一目見て理解できるように工夫し，見落としのない検査を行うコツについて解説しました。また，最近の腹部領域の超音波検査は，一般的な"肝・胆・膵・脾・（腎）"領域だけでなく下腹部（膀胱・前立腺・子宮・卵巣）も同時に検査を行う必要性が高くなっていることから，消化管を除いたすべての領域を網羅しました。疾患の説明も決して多くはありませんが，遭遇する機会が多いと思われる疾患の典型像を中心に，その診断ポイントをわかりやすくまとめました。さらに報告書の書き方についても，医師の最終診断を待たずに結果を報告しなければいけない状況が増えている点を考慮して，医師と技師の両者の視点をもった報告書作成が必要と考え，報告書のよい例と悪い例を対比したものをつくりました。

　超音波検査は簡便ではありますが，簡単な検査ではありません。常にレベルアップが求められる検査です。本書が超音波検査の入門書として，患者と接しながらプローブを当て，病態を考えて行うといった超音波検査の醍醐味を知るきっかけとなれば幸いです。

　最後になりましたが，本書の完成まで大変なるご尽力をいただきました編集担当の高橋さんをはじめとするメジカルビュー社の皆様に心より感謝申し上げます。

平成27年8月

東邦大学医療センター大森病院 臨床生理機能検査部 副技師長

丸山憲一

これから始める腹部エコー もくじ

● 腹部エコー関連略語集 ………………………………………………… x

I 腹部エコーの基礎の基礎 まずは基礎知識を押さえよう　八鍬恒芳

1. 解剖 ……………………………………………………………………… 2
2. 腹部エコーの種類と適応疾患 ………………………………………… 4
3. 超音波の基礎 …………………………………………………………… 5
4. 超音波機器の設定 ……………………………………………………… 14
5. プローブ走査の基本 …………………………………………………… 26

II 腹部エコーの実践教習—検査法の実際—

1 肝臓・脾臓　　　　　　　　　　　　　　　　　　　丸山憲一

1 解剖　30
- 脈管 …………………………………………………………………… 31
- 肝臓の正常超音波像 ………………………………………………… 32
- 脾臓の解剖 …………………………………………………………… 32
- 脾臓の正常超音波像 ………………………………………………… 33

2 心窩部走査　基本断面　33
- 心窩部縦断走査 ……………………………………………………… 34
- 心窩部横断走査 ……………………………………………………… 34

3 心窩部縦断走査　34

4 心窩部横断走査　36

5 右肋弓下横断走査　39
- 基本断面① …………………………………………………………… 40
- 基本断面② …………………………………………………………… 41
- 肝の見落としやすい場所 …………………………………………… 42

　　　　横隔膜直下（ドーム下）の観察法のコツ …………………………………… 42
　　　　プローブの持ち方 …………………………………………………………… 43

⑥ 体位変換の功罪　44

⑦ 右肋弓下縦断走査　基本断面　45
　　　　プローブ走査 ………………………………………………………………… 46

⑧ 肝腎コントラストの観察　49

⑨ 右肋間走査　基本断面　51

⑩ 右肋間走査　基本断面の検査法　52

⑪ 右肋間走査　プローブの位置と持ち方　53
　　　　肋間走査でのプローブ走査のコツ …………………………………………… 54
　　　　肋間走査での呼吸調節 ……………………………………………………… 54
　　　　肝の計測方法①大藤らによる評価法 ………………………………………… 55
　　　　肝の計測方法②羽鳥らによる評価法（当院による計測法）………………… 56
　　　　肝の計測方法③左葉計測時の注意点 ………………………………………… 56
　　　　肝の計測方法④右肋弓下走査での肝右葉計測時の注意点 ………………… 57

⑫ 左肋間走査　基本断面　58
　　　　脾臓における超音波検査の意義 ……………………………………………… 60

⑬ 脾臓の計測　63

疾患説明　64

びまん性肝疾患における観察のポイント　64

　　　肝サイズ ……………………………………………………………………… 64
　　　肝辺縁の評価 ………………………………………………………………… 64
　　　肝表面の評価 ………………………………………………………………… 64
　　　実質エコーレベル，エコーパターン評価 …………………………………… 65
　　　肝内脈管の評価 ……………………………………………………………… 65
　　　肝外所見 ……………………………………………………………………… 65

① びまん性肝疾患（脂肪肝）　65

　病態 ……………………………………………………… 65
　超音波像 ………………………………………………… 66
　NAFLDとNASH鑑別の試み …………………………… 68
　異所性還流による脂肪肝の限局性の低エコー域や高エコー域 …… 69
　限局性低脂肪化域（focal spared area）の注意点 …………… 71

② びまん性肝疾患（急性肝炎）　71

　病態 ……………………………………………………… 71
　超音波像 ………………………………………………… 72
　急性肝炎における経過観察時の注意点 ………………… 75
　劇症肝炎 ………………………………………………… 75

③ びまん性肝疾患（慢性肝炎）　76

　病態 ……………………………………………………… 76
　超音波像 ………………………………………………… 76

④ びまん性肝疾患（アルコール性肝炎）　79

　病態 ……………………………………………………… 79
　アルコール性肝炎の超音波像 …………………………… 79

⑤ びまん性肝疾患（肝硬変）　81

　病態 ……………………………………………………… 81
　超音波像 ………………………………………………… 82
　肝硬変の超音波検査のポイント ………………………… 84

⑥ 門脈側副路　85

　門脈圧亢進所見 ………………………………………… 85

⑦ 肝血管腫　87

　病態 ……………………………………………………… 87
　超音波像 ………………………………………………… 88
　血管腫の注意点① ……………………………………… 89

血管腫の注意点②サイズの変化 …………………………………………… 90
　　　血管腫の注意点③動脈門脈短絡（A-P shunt）を伴う肝血管腫 ……… 90

⑧ 肝細胞癌（HCC） 91

　　　病態 ……………………………………………………………………………… 91
　　　超音波像 ………………………………………………………………………… 91
　　　腫瘍径による超音波像の違い ………………………………………………… 93
　　　肝細胞癌におけるドプラ検査 ………………………………………………… 93

⑨ 肝内胆管癌（胆管細胞癌）／ICC（CCC） 94

　　　病態 ……………………………………………………………………………… 94
　　　超音波像 ………………………………………………………………………… 94
　　　カラードプラ所見 ……………………………………………………………… 96

⑩ 転移性肝癌（metastatic liver tumor） 96

　　　病態 ……………………………………………………………………………… 96
　　　超音波像 ………………………………………………………………………… 97
　　　カラードプラ所見 ……………………………………………………………… 98
　　　転移性肝癌を認めたら ………………………………………………………… 98

急性腹症（憩室炎・虫垂炎） 99

① 大腸（結腸）憩室炎（colonic diverticulitis） 99

　　　臨床所見 ………………………………………………………………………… 99
　　　超音波像 ………………………………………………………………………… 100

② 急性虫垂炎（acute appendicitis） 101

　　　虫垂の描出法 …………………………………………………………………… 102
　　　超音波像 ………………………………………………………………………… 103

● 報告書の書き方　①急性肝炎　よい例 ……………………………………… 107
● 報告書の書き方　①急性肝炎　悪い例 ……………………………………… 109
● 報告書の書き方　②肝細胞癌　よい例 ……………………………………… 110
● 報告書の書き方　②肝細胞癌　悪い例 ……………………………………… 112

2 | 胆嚢・胆管（胆道系） 工藤岳秀

① 解剖 　114

- 胆嚢の構造 ………………………………………… 115
- 胆管の構造 ………………………………………… 115
- 胆嚢・胆管の正常超音波像 ……………………… 115

② 基本走査 　117

- 右肋弓下縦断走査　基本断面 …………………… 117
- 右肋間走査・右肋弓下横断走査　基本断面 …… 118
- 心窩部横断走査　基本断面 ……………………… 120
- 右肋弓下縦断走査　基本断面 …………………… 121

③ 疾患説明 　121

- 急性胆嚢炎 ………………………………………… 121
- 慢性胆嚢炎 ………………………………………… 123
- 胆嚢ポリープ ……………………………………… 123
- 胆嚢癌 ……………………………………………… 125
- 胆嚢腺筋腫症 ……………………………………… 126
- 閉塞性黄疸（総胆管結石） ……………………… 128
- 閉塞性黄疸（下部胆管癌） ……………………… 129

④ 救急時の腹部エコー 　131

- 急性胆嚢炎 ………………………………………… 131
- 閉塞性黄疸（総胆管結石） ……………………… 132

- ◉ 報告書の書き方　①急性胆嚢炎 よい例 …………………… 134
- ◉ 報告書の書き方　①急性胆嚢炎 悪い例 …………………… 135

3 | 膵臓

工藤岳秀

① 解剖　　138

　膵臓 ……………………………………………………… 138

② 基本走査　　140

　心窩部横断走査　基本断面 ………………………… 140
　心窩部縦断走査　基本断面 ………………………… 142
　左肋弓下横断走査・左肋間走査　基本断面 ……… 143

③ 疾患説明　　144

　急性膵炎 ………………………………………………… 144
　慢性膵炎 ………………………………………………… 146
　自己免疫性膵炎 ………………………………………… 147
　膵癌 ……………………………………………………… 148
　膵嚢胞性腫瘍（IPMN・MCN・SCN）……………… 150
　膵嚢胞性腫瘍（仮性嚢胞）…………………………… 152

④ 救急時の腹部エコー　　154

　急性膵炎 ………………………………………………… 154

- 報告書の書き方　①閉塞性黄疸（膵頭部癌）　よい例 …… 156
- 報告書の書き方　①閉塞性黄疸（膵頭部癌）　悪い例 …… 157

4 | 腎・副腎・膀胱・前立腺　　　　八鍬恒芳

① 解剖　　160

　腎臓(kidney)および副腎(adrenal gland) ……………………… 161
　尿管(ureter) ……………………………………………………… 161
　膀胱(urinary bladder) …………………………………………… 162
　前立腺(prostate) ………………………………………………… 163

② 基本走査　　164

　使用プローブ ……………………………………………………… 164
　背臥位からの観察　縦断・横断(腎の計測) …………………… 164
　側腹部走査による腎の観察法 …………………………………… 165
　副腎の描出法 ……………………………………………………… 168
　下腹部正中縦断・横断走査(膀胱) ……………………………… 169
　下腹部正中縦断・横断走査(前立腺) …………………………… 171

③ 疾患説明　　173

　腎血管筋脂肪腫，腎細胞癌 ……………………………………… 173
　尿路結石 …………………………………………………………… 175
　水腎症(hydronephrosis) ………………………………………… 179
　腎盂腫瘍⇔尿管腫瘍 ……………………………………………… 180
　膀胱腫瘍⇔肉柱膀胱 ……………………………………………… 181
　前立腺肥大症⇔前立腺腫瘍 ……………………………………… 184

- 報告書の書き方　①尿路結石　よい例 ………………………… 186
- 報告書の書き方　①尿路結石　悪い例 ………………………… 187
- 報告書の書き方　②腎細胞癌　よい例 ………………………… 188
- 報告書の書き方　②腎細胞癌　悪い例 ………………………… 190

5 | 子宮, 卵巣　　　三塚幸夫

① 発生・解剖　192

　発生　193
　子宮　193
　卵巣　194
　卵管　194
　血管・リンパ管系　195
　月経周期　196

② 基本走査　198

　下腹部正中縦断走査　198
　下腹部正中横断走査　199
　上下方向の描出角度による違い　200
　左右方向の描出角度による違い　203
　卵巣描出のコツ　204
　膀胱充満法　貯留尿量による画像の変化　205

③ 疾患説明　208

　子宮腺筋症　208
　子宮筋腫　209
　子宮体癌　210
　子宮肉腫　211
　子宮頸癌　212
　卵巣腫瘍　213

④ 救急時の腹部エコー　208

　卵巣茎捻転　218

● 報告書の書き方　①子宮体癌　よい例　220
● 報告書の書き方　①子宮体癌　悪い例　222
● 報告書の書き方　②卵巣腫瘍　よい例　223
● 報告書の書き方　②卵巣腫瘍　悪い例　225

索引　226

腹部エコー関連略語集

A	AIH	autoimune hepatitis	自己免疫性肝炎
	ALP	alkaline phosphatase	アルカリホスファターゼ
	AML	angiomyolipoma	腎血管筋脂肪腫
	Ao	aorta	大動脈
	AOSC	acute obstructive supprative cholangitis	急性閉塞性化膿性胆管炎
	AST	aspartate aminotransferase	アスパラギン酸アミノトランスフェラーゼ
B	BPH	benign prostatic hyperplasia	前立腺肥大症
C	Ca	cardia	噴門部
	CCC	cholangiocelluar carcinoma	胆管細胞癌
	CEC	central echo complex	中心部高エコー帯
	CZ	central zone	中心領域
D・E	DIC	disseminated intravascular coagulation	播種性血管内凝固症候群
	DN	dysplastic nodule	異形結節
	EBV	Epstein-Barr virus	エプスタイン・バー・ウイルス
G	GB	gall bladder	胆嚢
	γ-GT（γ-GTP）	γ-glutamyl transpeptidase	γ-グルタミルトランスペプチダーゼ（保険収載名：γ-グルタミルトランスフェラーゼ）
H	HCC	hepatocellular carcinoma	肝細胞癌
	He	heart	心臓
	HPV	human papillomavirus	ヒトパピローマウイルス
I	ICC	intrahepatic cholangiocarcinoma	肝内胆管癌
	IPMN	intraductal papillary mucinous neoplasm	膵管内乳頭粘液性腫瘍
	IVC	inferior vena cava	下大静脈
L	LH	lutenizing hormone	黄体形成ホルモン
	LHV	left hepatic vein	左肝静脈
	LI	liver index	左葉径／右葉径
	LOHF	late onset hepatic failure	遅発性肝不全
M	MCN	mucinous cystic neoplasm	粘液性嚢胞腫瘍
	MHV	middle hepatic vein	中肝静脈
	MRCP	magnetic resonance cholangiopancreatography	磁気共鳴胆道膵管撮影

N	NAFLD	non-alcoholic fatty liver disease	非アルコール性脂肪性肝疾患
	NASH	non-alcoholic steatohepatitis	非アルコール性脂肪肝炎
P	Pa	pancreas	膵臓
	PBC	primary biliary cholangitis	原発性胆汁性胆管炎
	PPCS	pseudoparallel channel sign	門脈枝に伴走する拡張した肝動脈枝
	PRF	pulse repetition frequency	パルス繰り返し周波数
	PSA	prostate specific antigen	前立腺特異抗原
	PVTT	portal vein tumor thrombosis	門脈腫瘍塞栓
	PZ	peripheral zone	辺縁領域
R	R(L)-kid	right(left) kidney	右・左腎
	RAS	Rokitansky-Aschoff sinus	ロキタンスキー・アショフ洞
	RCC	renal cell carcinoma	腎細胞癌
	RFA	radiofrequency ablation	経皮的ラジオ波焼灼療法
	RHV	right hepatic vein	右肝静脈
	RN	regenerative nodule	再生結節
	ROI	region of interest	関心領域
	RP	right portal vein	門脈右枝
	RSL	renal sinus lipomatosis	腎洞脂肪腫症
S	SCN	serous cystic neoplasm	漿液性嚢胞性腫瘍
	SI	spleen index	脾の最大断面の直径と厚みの積
	SMA	superior mesenteric artery	上腸間膜動脈
	SMV	superior mesenteric vein	上腸間膜静脈
	Sp	spleen	脾臓
	St	stomach	胃
	STC	sensitivity time control	感度時間制御（増幅器の利得を一掃引の間で時間的に変え，距離による減衰などを補正調節すること）
T	TGC	time gain compensation	STCの同義語
	TP	transverse portion	門脈左枝横行部
	TZ	transition zone	移行領域
U	UP	umbilical portion of the portal vein	門脈左枝臍部

執筆者一覧

■ 編　集

丸山憲一　東邦大学医療センター大森病院 臨床生理機能検査部 副技師長

■ 執筆者（掲載順）

八鍬恒芳　東邦大学医療センター大森病院 臨床生理機能検査部 副技師長

丸山憲一　東邦大学医療センター大森病院 臨床生理機能検査部 副技師長

工藤岳秀　東邦大学医療センター大森病院 臨床生理機能検査部 主任

三塚幸夫　東邦大学医療センター大森病院 臨床生理機能検査部 主任

I 腹部エコーの基礎の基礎
まずは基礎知識を押さえよう

基礎 まずは基礎知識を押さえよう

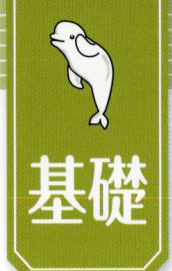

腹部エコーの基礎の基礎

八鍬恒芳（東邦大学医療センター大森病院臨床生理機能検査部）

1 解剖

腹部（男性）

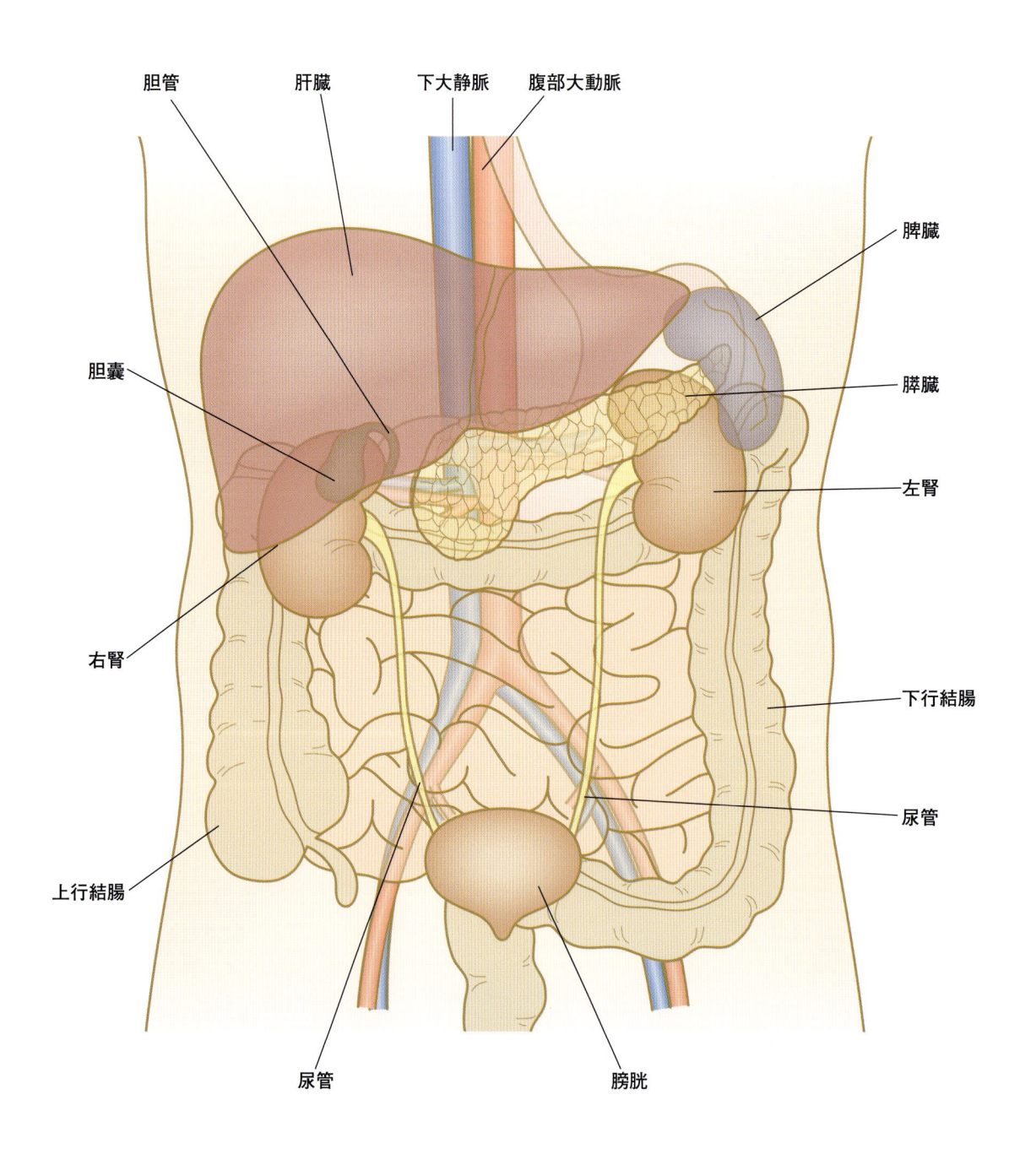

腹部（女性）

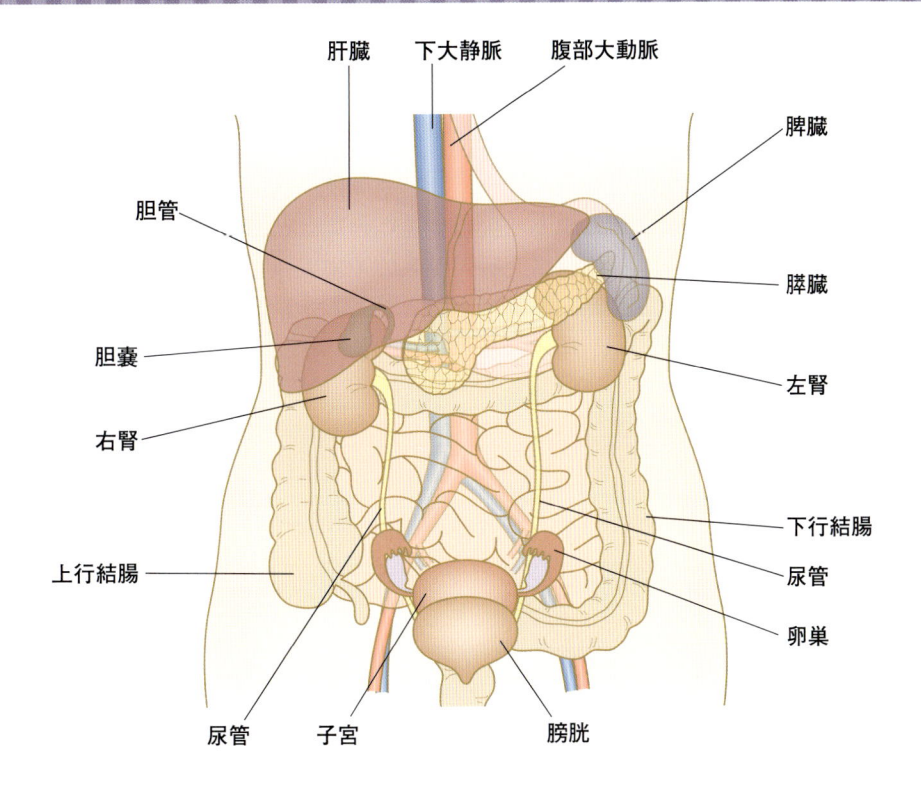

- 肝臓
- 下大静脈
- 腹部大動脈
- 脾臓
- 胆管
- 膵臓
- 胆嚢
- 左腎
- 右腎
- 下行結腸
- 上行結腸
- 尿管
- 卵巣
- 尿管
- 子宮
- 膀胱

血管の位置関係

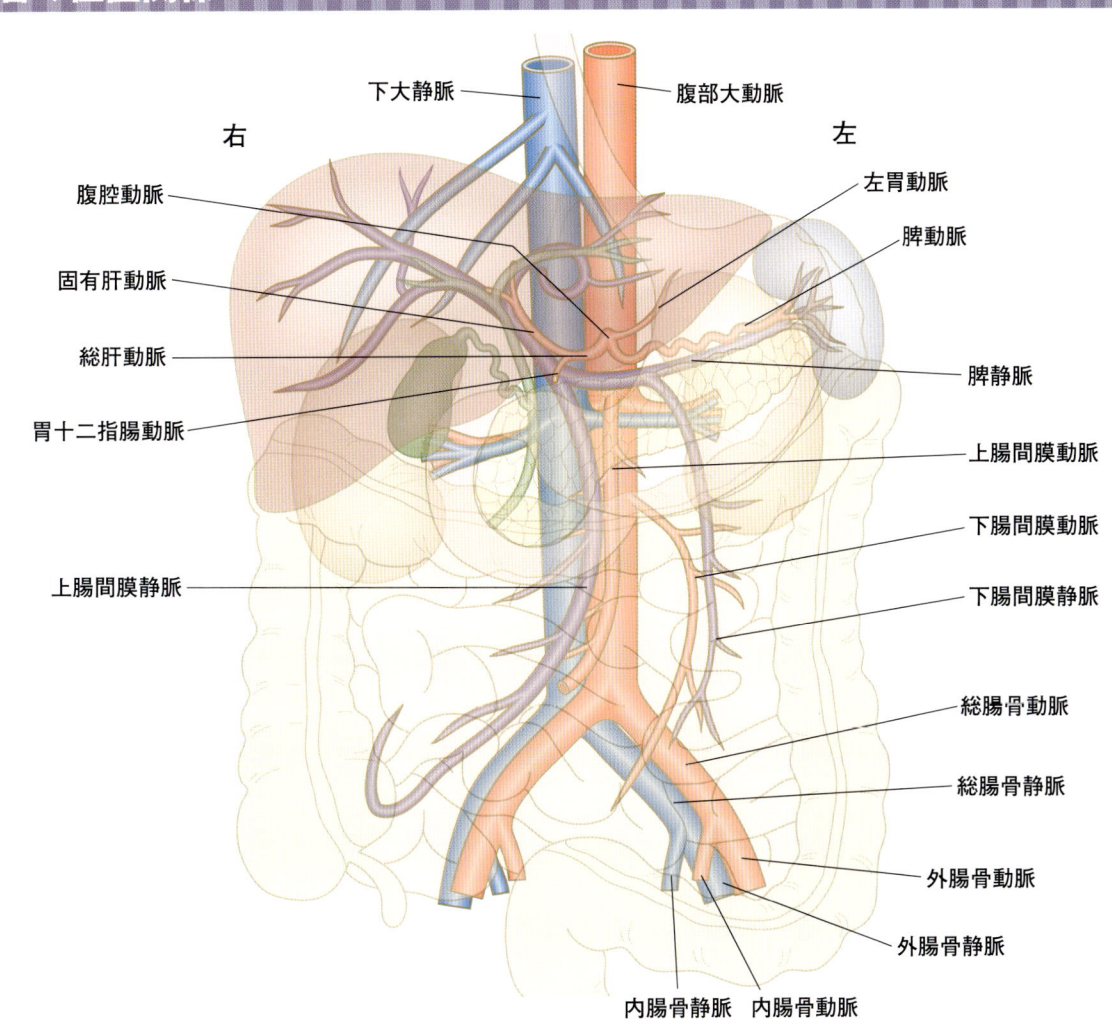

- 下大静脈
- 腹部大動脈
- 右
- 左
- 腹腔動脈
- 左胃動脈
- 固有肝動脈
- 脾動脈
- 総肝動脈
- 脾静脈
- 胃十二指腸動脈
- 上腸間膜動脈
- 下腸間膜動脈
- 上腸間膜静脈
- 下腸間膜静脈
- 総腸骨動脈
- 総腸骨静脈
- 外腸骨動脈
- 外腸骨静脈
- 内腸骨静脈
- 内腸骨動脈

② 腹部エコーの種類と適応疾患

　腹部エコーで診る疾患としては，消化器系疾患では慢性肝炎および肝腫瘍性病変などの肝疾患，胆嚢炎，胆管結石などの胆道系疾患，慢性膵炎などの膵疾患，また，泌尿器系での腎・前立腺・膀胱疾患，婦人科系の子宮・卵巣疾患に大まかに分けられます。ここでは，これら主臓器別に，エコーがどのように威力を発揮できるか学びましょう。

肝臓・脾臓

　肝血管腫などは，よく遭遇する腫瘍性病変です。肝細胞癌，胆管細胞癌など，良・悪性所見を含め，エコーでは肝腫瘍性病変を捉え，鑑別診断に有用です。また，慢性肝炎，肝硬変などでは，病期により有意所見もさまざまですが，他の臨床データと併せて診断することで，経過観察にも有用です。

　脾臓は，肝硬変に伴う門脈圧亢進症や，癌などにより腫大することが知られています。また，腫瘍性病変では，悪性リンパ腫や転移性脾腫瘍などに遭遇する場合があります。

胆嚢・胆道系

　胆石症や，胆嚢コレステロールポリープなどは日常よく遭遇します。胆嚢炎では急性期での迅速診断が要求されます。胆嚢癌は，無症候性のことが多く，エコーで早期発見することや，深達度を診ることは重要なエコーの役目です。胆管炎や，胆管結石，胆管癌なども遭遇する疾患ですので，胆管の描出法のコツや，病変の鑑別法を会得しましょう。

膵臓

　膵臓は，比較的描出が困難な臓器です。尾部や頭部全体を描出するコツを学び，腫瘍性病変を普段から見逃さないような検査を心がけましょう。また，膵炎の所見として，膵仮性嚢胞や膵石など，付随する所見も学びましょう。

腎・副腎・膀胱・前立腺

　腎，尿管，前立腺など，尿路系のエコーでは，腎の腫瘍性病変をはじめ，尿管結石や尿管腫瘍に伴う尿管拡張および水腎症など，尿路全体での病変把握が重要です。腎血管筋脂肪腫，腎細胞癌などは場合によって境界が不明瞭なこともありますので，腎の形態把握や腎境界までしっかり描出するコツを会得し，見逃しのない観察を普段から心がけましょう。

子宮・卵巣

子宮筋腫などは日常よく遭遇する疾患です。子宮体癌，子宮肉腫などの悪性所見も含め理解しておくことが重要です。

卵巣嚢腫，卵巣癌も通常のスクリーニング検査で発見されることが多い病変ですので，描出法なども含め会得しましょう。

表1　腹部エコーの種類と適応疾患

腹部エコーの種類		主な適応疾患
肝臓・脾臓	びまん性疾患	脂肪肝，慢性肝炎，急性肝炎，肝硬変，日本住血吸虫症，胆管過誤腫
	腫瘤性疾患	肝嚢胞，肝血管腫，血管筋脂肪腫，肝細胞癌，胆管細胞癌，転移性肝癌
胆嚢・胆管（胆道系）		胆嚢炎，胆嚢腺筋腫症，胆石症，コレステロールポリープ，腺腫，胆嚢癌，総胆管結石，胆管癌，胆管炎
膵臓		漿液性嚢胞腫瘍，粘液性嚢胞腫瘍，膵管内腫瘍，浸潤性膵管癌，膵管内乳頭粘液性腫瘍（IPMN），膵炎，インスリノーマ
腎・副腎・膀胱・前立腺		腎嚢胞，腎結石，水腎症，慢性腎不全，腎血管筋脂肪腫，腎細胞癌，転移性腎癌，副腎腺腫，褐色細胞腫，尿管結石，尿管腫瘍，膀胱腫瘍，膀胱炎
子宮・卵巣		子宮筋腫，子宮体癌，子宮頸癌，卵巣嚢腫，卵巣癌

> **terminology**
> IPMN：intraductal papillary mucinous neoplasm

③ 超音波の基礎

超音波の原理（図1）

『超音波』とは，ヒトには聞こえない20KHz以上の音をいいます。超音波の性質は通常のヒトに聞こえる音とほとんど同じです。例えば，ピアノの鍵盤では，右端の高音域（周波数が高い）はあまり遠くまで音が届きませんが，左端の鍵盤の音は，響きが大きく音が遠くまで届きます。超音波も同じで，10MHz程度の高周波のプローブでは6cm以上の深部では音が通らず（減衰），画像は暗くなりますが，5MHzほどの低周波のプローブでは，深さ20cmほどの深部も暗くならず明瞭な画像が得られます。ただし，低周波のプローブで得た画像は解像度が高周波の画像に比べて低下します。

超音波は，プローブから発せられた音が体の中に伝搬して行くことで深部まで到達します。例えば超音波の音がプローブから出たときの音の大きさを100%とすると，音は組織で反射したり，減衰したりして，深部では徐々に音の大きさは小さくなります。これは日常の音でも同じですね（図2）。

図1　超音波の原理

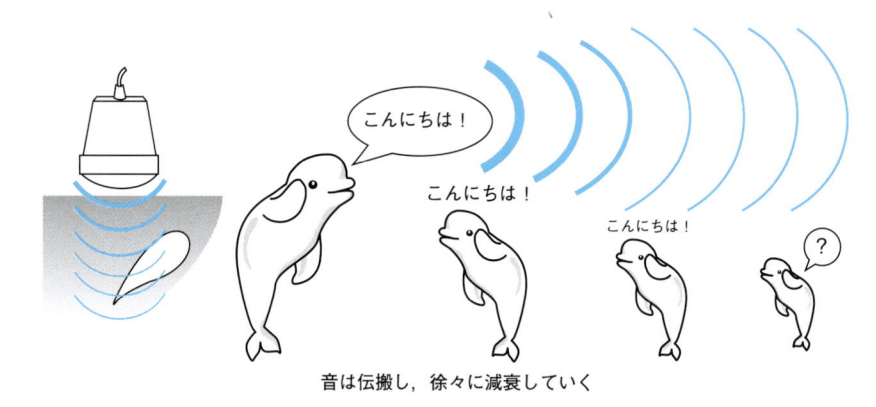

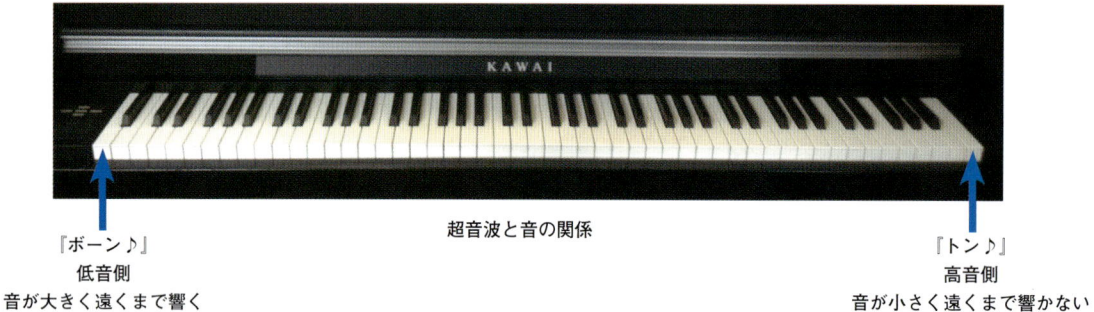

音は伝搬し，徐々に減衰していく

超音波と音の関係

『ボーン♪』
低音側
音が大きく遠くまで響く

『トン♪』
高音側
音が小さく遠くまで響かない

図2　周波数の違いによる画像の変化

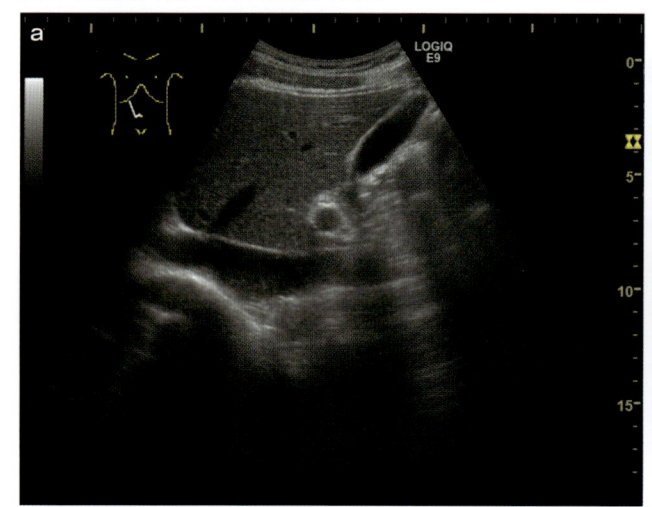

a　中心周波数　4MHz：深部まで減衰のない画像が得られている

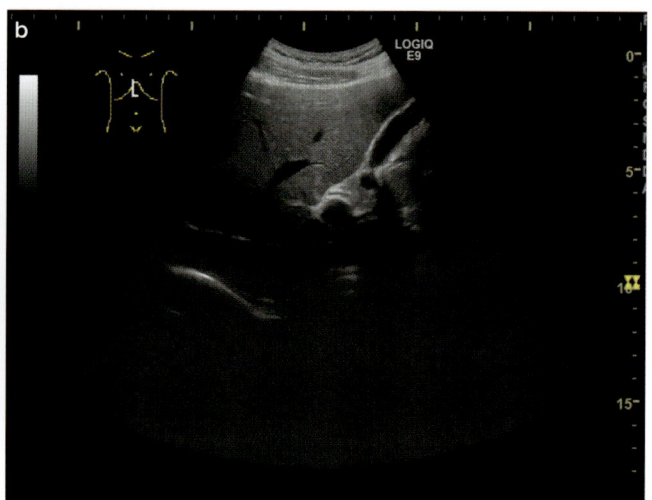

b　中心周波数　9MHz：深部では減衰が強く画像が暗く不明瞭

　超音波が体内に伝搬すると，軟部組織の性質の違いから，わずかずつですが，音が反射します（**図3**）。反射は物質の音響インピーダンス（音速と密度からなる性質）の違いから生じます。物質間で音響インピーダンスの差が大きいと反射は大きくなります。例えば，胆石は音速，密度とともに周囲軟部組織や胆汁などの液体成分に比べ大きく，音響インピーダンスの差も大きいため，反射が強く，超音波ビームを反射で使い切ってしまうので，後方は音響陰影を生じます（**図4**）。

　超音波の音の出口である圧電素子（振動子）は，電圧を加えると振動して音が発生します。また，これとは逆に，音で圧電素子（振動子）が振動すると電圧が発生する性質も圧電素子は持ち合わせています。ですので，音を振動子

が発生したあとに反射してきた音(振動)を捉えていれば，振動子がまず自分(振動子)が出した音がどのぐらい時間が経って戻ってきたかで反射したものがどのくらいの距離にあるかが分かり，また，受信した音の振動を振動子が電圧に変換したものを音の大きさとすると，反射の大きさが分かります(パルス反射法)。この反射した音の距離を点とし，音の大きさを点の大きさ(輝度)とすれば画像が完成するしくみです。実際は画像を作るのに信号をデジタルにしたり，ノイズを除去したりするというかなり複雑な過程を経て，超音波のリアルタイム画像は形成されています。

図3 振動子と超音波断層像の原理
振動子が音を出し，反射した音の時間と大きさにより画像が構築される。

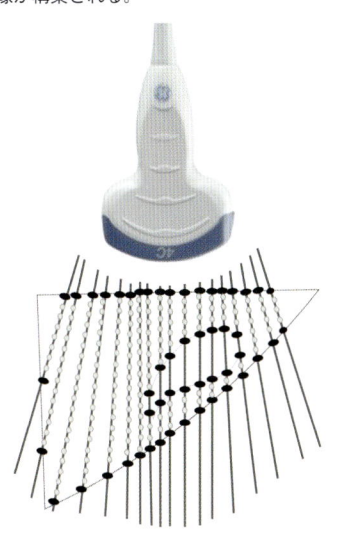

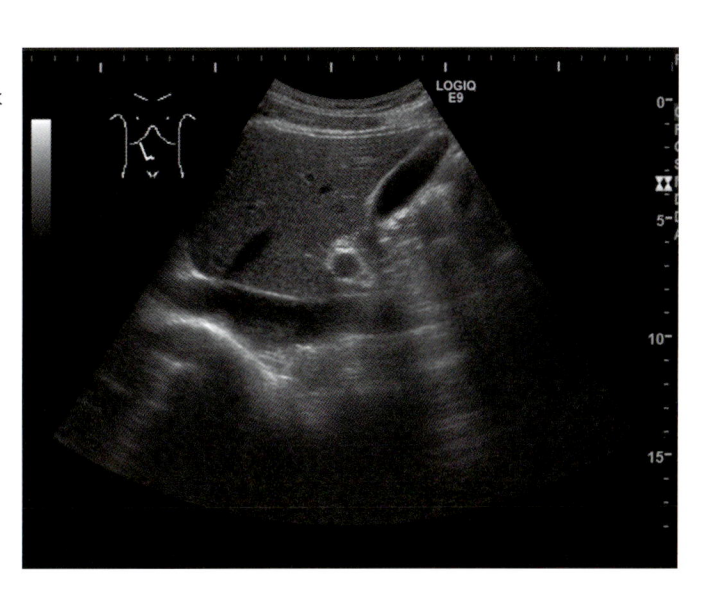

図4 胆石による強い反射および音響陰影
結石は周囲軟部組織に比べ音速，密度ともに大きく，音響インピーダンスが大となり周囲の音響インピーダンスの差が大きいため強い反射および後方の陰影となる。

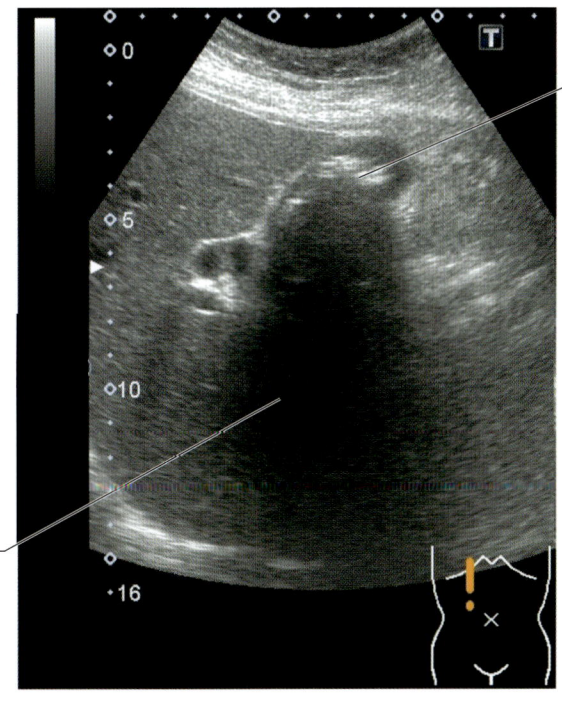

胆石
(周囲に比べ音響インピーダンス大⇒反射大)

胆石での強い反射により後方は音響陰影になる

アーチファクト

　反射で得られる超音波画像ですが，音は本来まっすぐに進むわけではありません。また，まっすぐに反射せず，曲がったり何度も反射したりとさまざまな特性を持っています。アーチファクトの紹介の前に，超音波ビームの進む方向について解説します。

　通常，音は放射状に広がっていく性質を持っています。医用超音波でもプローブのなかの振動子（音源）の1個から音を出すと，放射状に音が広がり，いろいろな方向の反射波を画像化してしまい使い物になりません（**図5a**）。それを避けるため，通常使用する電子スキャン型のプローブでは，隣り合った振動子のいくつかを同時に出力します。こうすることで音に方向性が生じ，分離性が向上します（**図5b**）。前述したとおり，超音波がまっすぐに進みまっすぐ反射して戻ってくれば，画像の分離は向上し，分解能も良好となります。しかし，音の性質上，屈折を起こしたり，何度も反射したりすることで画像にはアーチファクトを生じます。代表的なアーチファクトを紹介します。

図5　音の性質
a：振動子の1つから超音波を出すとどうなるか
b：複数の振動子から音を出すとどうなるか

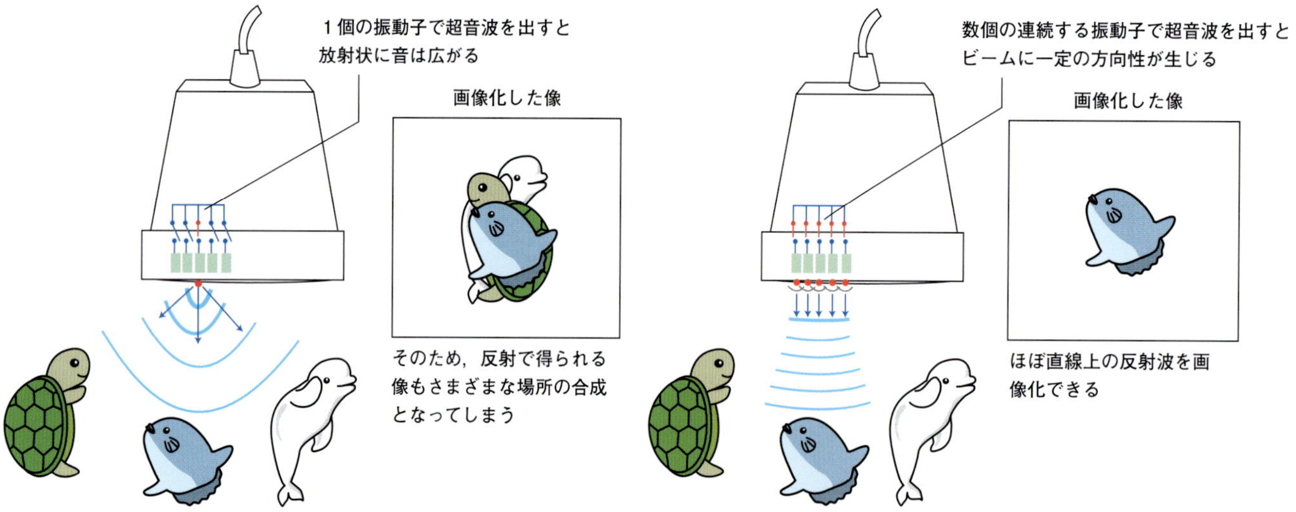

1個の振動子で超音波を出すと放射状に音は広がる
画像化した像
そのため，反射で得られる像もさまざまな場所の合成となってしまう

数個の連続する振動子で超音波を出すとビームに一定の方向性が生じる
画像化した像
ほぼ直線上の反射波を画像化できる

①屈折によるアーチファクト

　原理的な『屈折』についてご説明します。一定の幅を持った超音波ビームが，音速の異なる性質の物体で非常に滑らかな境界部分を斜めに音波が入射するときに屈折が生じます。音波は一定の幅を持っており，両端のどちらかが最初に音速の異なる部分に到達します。到達した部分が音速の速いものであれば，その端の部分から音速が速くなり，もう一方の到達していない端の部分は音速が元のままで音波に速度差が生じます。そのため音波は元の状態よりも曲がるような動きになり屈折します。例えていうと車が通常の舗装道路を走っていたが，片輪だけが凍った道部分を走ると，凍った部分だけすべり，方向が変わってしまうようなものです（**図6**）。

図6　屈曲の原理模式図

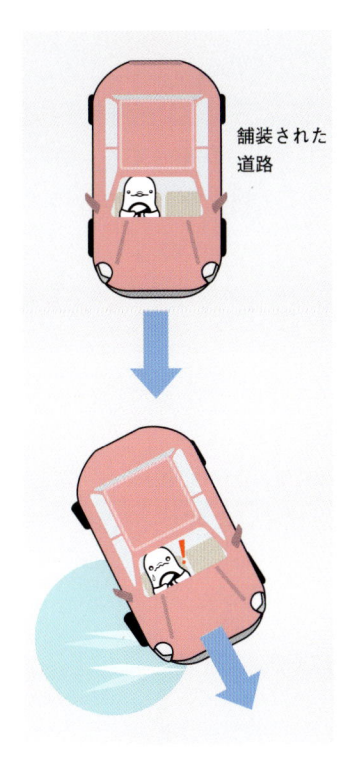

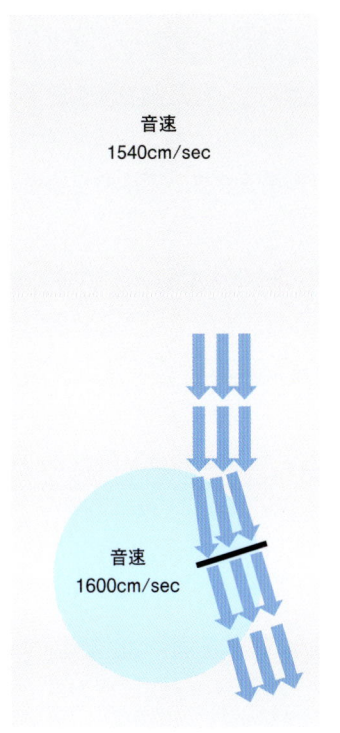

屈折によるアーチファクトをご説明します。

1 レンズ効果
　腹部エコーで特にみられるのが，腹直筋がレンズのような屈折の働きをし，斜めにビームが入射してしまうため，腹部大動脈などが二重に見えてしまう状態です。違う角度から，二重に見えた部分を描出してみると，虚像部分は消失する場合があります(**図7**)。

2 側方陰影
　腫瘤性構造物で，嚢胞など周囲組織に比べ，音速が速くきわめて滑らかな境界面に超音波ビームが入射すると，腫瘤の側面では，外側に屈折し直線上のビームが欠損し，側方陰影を生じます。この側方陰影は腫瘤の性質(滑らかな被膜の存在や，周囲組織よりも音速が速い物質であることなど)を知るうえでの重要な所見となります(**図8**)。

図7　レンズ効果による虚像例

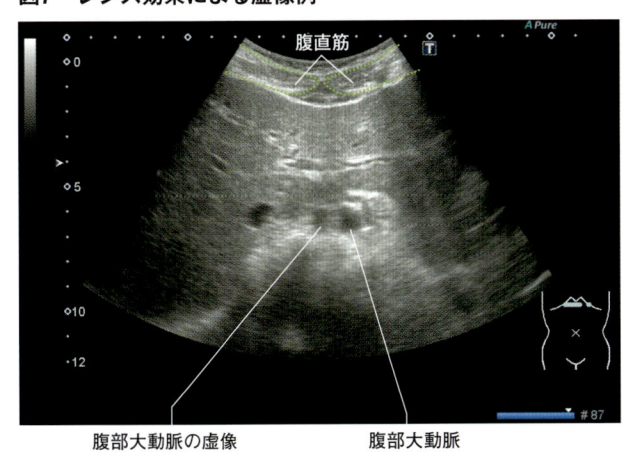

図8　側方陰影(および腫瘤後方の音響増強)

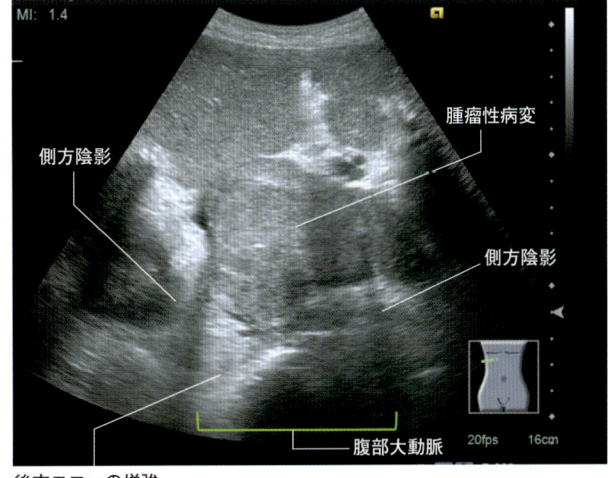

One Point Advice

嚢胞や腫瘤などで側方陰影が発生するような腫瘤性病変や，血管など液体成分が満たされている部分では，内部の反射が少ないため減衰が少なく，周囲に比べ後方に音響増強が生じる場合があります。図8でも，腫瘤後方に音響増強を生じています。音響増強はアーチファクトではありませんが，この現象も腫瘤性病変の性質を知るうえでの重要な所見となります。

②多重反射

強い反射体がプローブ表面で再度反射して生体内に入射し，その反射エコーが画像化します。特にプローブ表面では線状の多重反射が描出されます。また，小さな生体内の反射体の上面と下面で波反射を繰り返したものも多重反射であり，代表的なものに胆嚢の壁在結石でみられるコメットサインなどが挙げられます（図9）。

図9　多重反射によるアーチファクト例

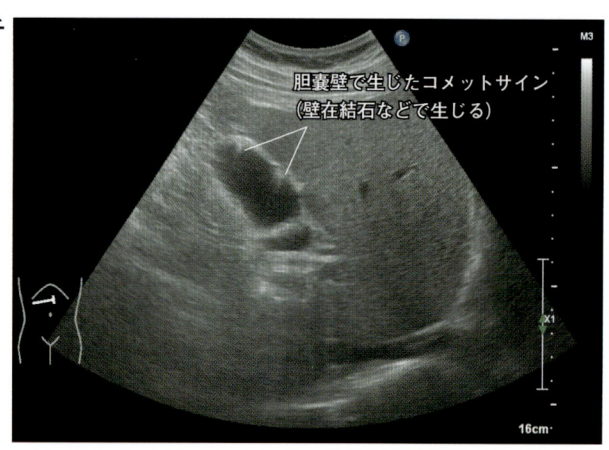

One Point Advice

アーチファクトは，前述した側方陰影や，コメットサインなど，場合によっては診断に利用できます。

胆嚢結石では，結石により超音波ビームのほとんどが反射されてしまうため，音響陰影となることはよく知られています。ところが，コメットサインを生じるような小さな結石は超音波のビーム幅より結石が小さいため，超音波ビームの反射が少なく，コメットサインのような多重反射が強調されて描出されます。

また，反射は組織の密度と音速で決まる音響インピーダンスの違いにより生じています。結石は音速が速いため，周囲組織とは音響インピーダンスが大きく異なるため，反射が強く，後方は音響陰影を呈します。しかし，結石と周囲の音響インピーダンスでそれほど差がなければ，反射も強くなく，音響陰影は小さくなります。

腎結石は周囲組織と結石の音響インピーダンスの差がそれほど大きくない場合があり，音響陰影が発生しにくく，結石そのものを見逃してしまいがちです。このような場合，カラードプラ下で腎などを観察すると，結石の下側にカラードプラのノイズが描出されることで結石と認識できる場合があります。このときのテクニックで，流速レンジを大きくすると，周囲の血流シグナル表示は減りアーチファクトがよりわかりやすく表示されるのでトライしてみてください（図10）。ただし，このアーチファクトが結石と断定できる所見ではなく，あくまで副所見であることも覚えておいてください。

図10　カラードプラによるアーチファクトによる結石などの診断例

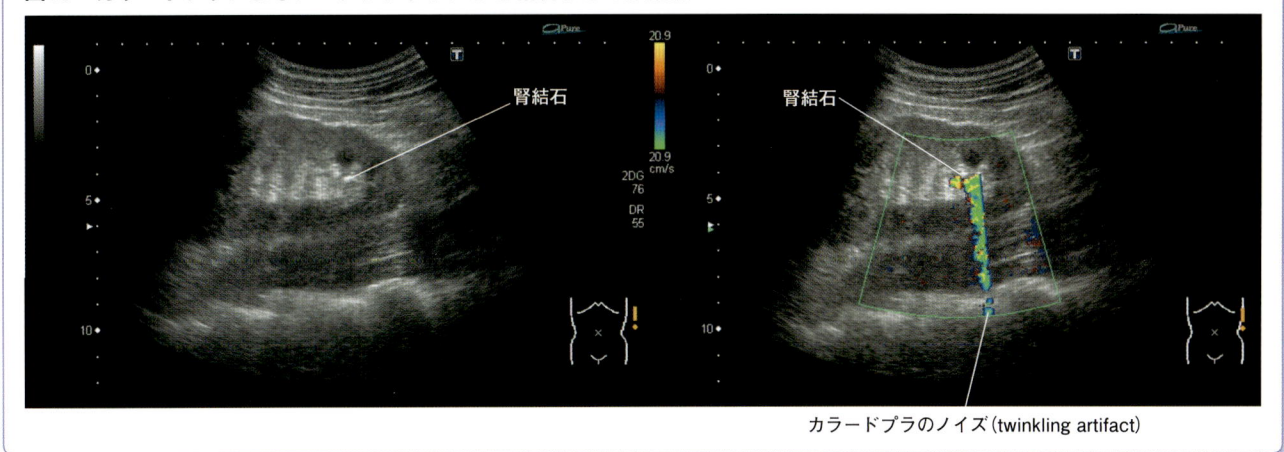

腎結石

腎結石

カラードプラのノイズ（twinkling artifact）

③サイドローブ

　超音波ビームには中心軸上のまっすぐ進むメインローブと，斜め方向に発生するサイドローブがあります（**図11**）。超音波像はメインローブで得た信号を画像化することを想定しているので，サイドローブ側に強い反射体があると，メインローブ上の信号として画像化してしまいます。胆石などの強反射体や，胆囊壁の脇にうっすらと信号が出る場合がありますが，これもサイドローブによる虚像です（**図12**）。この場合もプローブ入射位置を変えることで虚像であることが確認できます。

図11　サイドローブの模式図

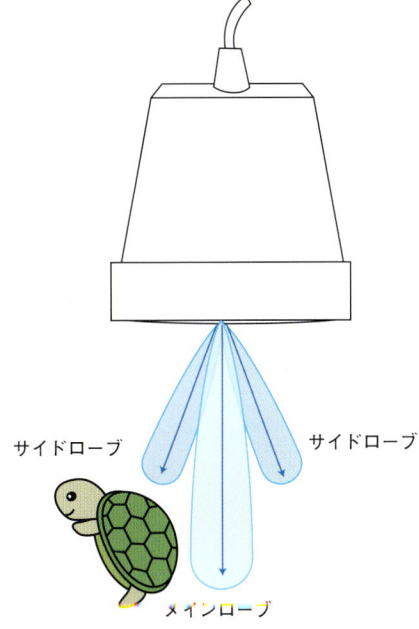

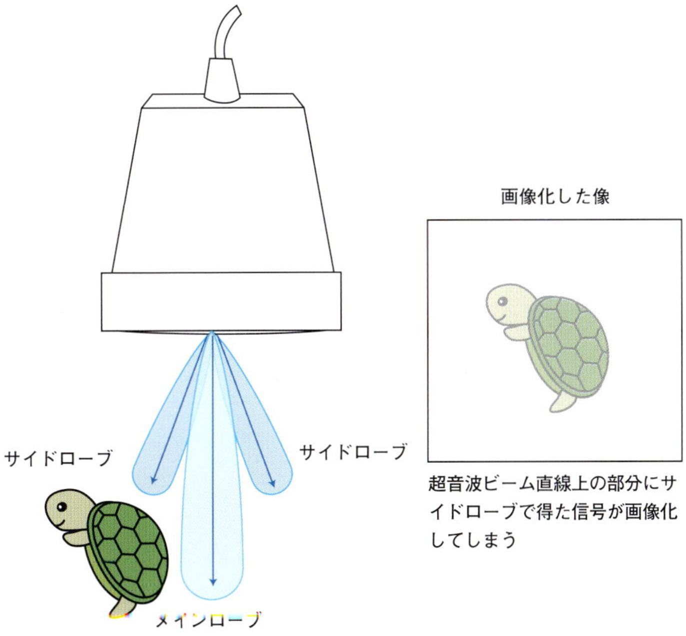

画像化した像

サイドローブ　　サイドローブ

メインローブ

超音波ビーム直線上の部分にサイドローブで得た信号が画像化してしまう

図12　多重反射によるアーチファクト例

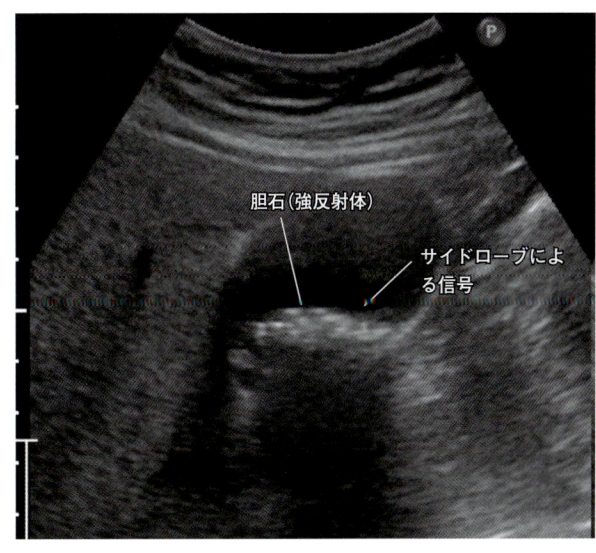

胆石（強反射体）

サイドローブによる信号

④鏡面現象

　鏡面現象とは，強い反射体（A）に反射した音波が，別の反射源（B）で反射しその信号が逆の経路で受信されるとあたかも本来は存在しない部分にBが存在するように見えてしまう現象のことをいいます。

　肝臓の描出などで横隔膜が強い反射体となり，画像化されないはずの肺の領域に肝臓（実質像や脈管，腫瘍など）の画像が描出される場合がありますが，これが代表的な鏡面現象の像です（**図13**）。

図13　鏡面現象
a：模式図
b：鏡面現象によるアーチファクト

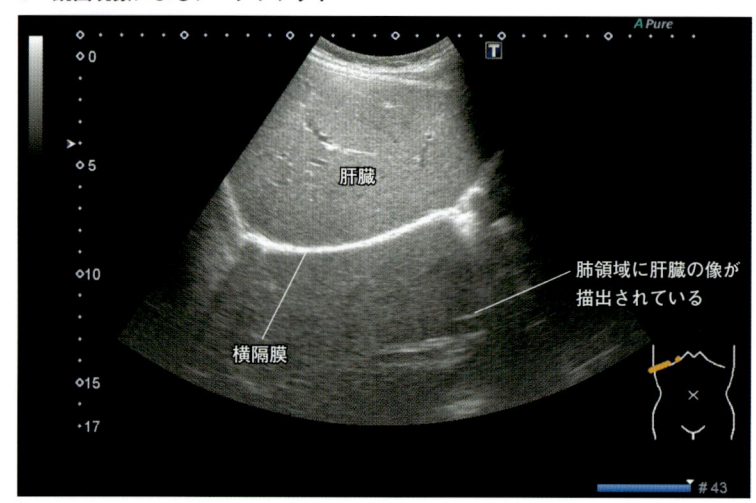

強い反射体（横隔膜など）
B'（鏡面現象による虚像）

肝臓
横隔膜
肺領域に肝臓の像が描出されている

ドプラ法の原理（図14）

　ドプラ法を用いると，血管内の血流動態を知ることができます。ドプラ法の原理は，超音波が動きのある反射体を捉えたとき，周波数が変調すること（ドプラ効果）により得られています。

　この変化した周波数成分を抽出して血流方向や流れる速さを算出し画像化しています。経時的にみることでドプラ波形を得られます。**図14**のようにある血管に向かって超音波を送ったとすると（送信周波数 f_0），移動する赤血球から反射した超音波は，移動により周波数が変化しています（受信周波数 f_1）。そうすると，周波数の変化分（f_1-f_0）がドプラ効果で変化した値の周波数となります（ドプラシフト周波数 f_d）。また，実際には血管の血流方向と超音波のビームは直線上にすることが困難なことが多く，その場合，血流移動速度とドプラ周波数の変化量は角度がついてしまうため一致しません。この血流と超音波ビームのなす角を補正するために三角関数を利用した，補正式で血流速は算出されます。音速をc，血流速度をvとすると**図14**のような関係となり，血流速度を計測することができます。

また，ドプラ法には，任意のサンプルを選んで血流方向などの詳細な波形解析が可能な『パルスドプラ法』，直線上に連続送信したドプラ情報を連続的に受信することで，直線上のきわめて高速な流速を計測可能な『連続波ドプラ法』，広がりを持った血流方向や平均流速を表示可能な『カラードプラ法』，血流方向はわからないが，低流速なドプラ信号まで抽出可能な『パワードプラ法』などがあります(**表2**)。

図14　ドプラ法の原理

反射して戻ってきた超音波周波数(受信周波数f_1)が送信周波数(f_0)よりも低ければ，f_dはマイナス値となり，血流がプローブから遠ざかったのがわかる。逆にf_dがプラスであれば，プローブに血流が近づいているのがわかる。

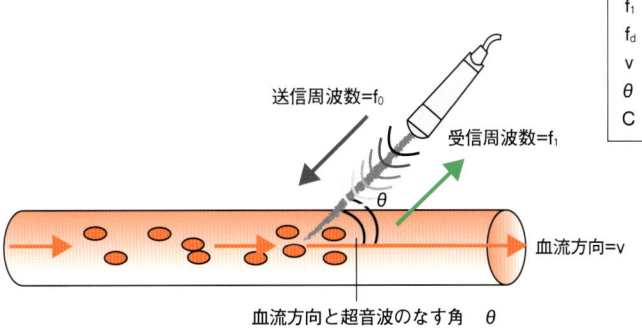

f_0	送信周波数
f_1	受信周波数
f_d	ドプラシフト周波数
v	血流速度
$θ$	血流方向と超音波ビームのなす角
C	音速

$$f_d = f_1 - f_0$$

$$f_d = \frac{2v\cos θ}{c} \times f_0$$

$$v = \frac{c}{2\cos θ} \times \frac{f_d}{f_0}$$

送信周波数=f_0
受信周波数=f_1
血流方向=v
血流方向と超音波のなす角　$θ$

表2　ドプラ法の種類と使用例

種類	特徴	用途	実際の画像例
カラードプラ法	・血流方向が色表示で識別できる（プローブに近づく血流が赤色系，遠ざかる血流を青色系で表示することが多いが任意に設定変更可能）。血流の相対的な速さも表示可能	臓器内血管などの血流方向。狭窄血流の確認など	門脈血流シグナル例
パワードプラ法	・血流方向が識別できないような低流速血流信号も表示可能。方向は関係なしに血流の多寡をみる時に使用	腫瘤内血流動態の観察。血栓などの判別	腎内血流シグナル例
パルスドプラ法	・任意のサンプルを選んで血流方向などの詳細や波形解析が可能 ・識別可能な血流速度には限界があり，きわめて高速な血流測定には向かない	任意の位置での狭窄の有無，血流速度，血流方向を時相で観察	パルスドプラ門脈血流計測例
連続波ドプラ法	・直線上のきわめて高速な血流計測が可能	狭窄部の最高血流速度測定，血流方向を時相で観察	大動脈弁の連続波ドプラ計測例（大動脈弁狭窄症例）

④ 超音波機器の設定

プローブの種類と至適使用法（図15）

　腹部エコーで使用する主なプローブには，形状でコンベックスプローブとリニアプローブがあります。コンベックスプローブでよく使われている中心周波数は5MHz前後であり，周波数の違いは観察深度に影響します。基本的には周波数は高ければ高いほど分解能は向上するので理想的なのですが，周波数は高いほど，反射や吸収減衰は大きくなり，超音波ビームが深部まで届きません。ですので，観察する部位の深度がどのくらいに位置するかで，中心周波数とそれに見合ったプローブを選択する必要があります。

　一般的に中心周波数5～6MHz以内のプローブは，深さ18cm以内までの軟部組織は明瞭に描出できます。9MHz前後では深さ5～6cmの深度，12MHzほどの高周波プローブでは，4cm以内が明瞭に観察できる深度となります。

　ただし，最近では，より広帯域の音を送信できるプローブが開発されており，中心周波数から広い幅を持った周波数の音を送信できるようになっています。そのため，比較的高周波のプローブでも深部まで観察できるプローブも存在します。

　また，筋肉の発達や高度な脂肪肝など，より減衰が大きい場合は至適深度よりも浅い位置までしか観察できない場合もあります。最近のプローブは周波数が可変式で調整できるものがほとんどですので，減衰が大きい場合には周波数を下げるなどの工夫が必要です。

図15　主なプローブと用途
a：コンベックスプローブ（3.5～5MHz）
　観察深度は16cm程度までが観察至適深度。腹部全般の検査に対応。
b：高周波コンベックスプローブ（6～8MHz）
　観察深度は9cm以内，やや深部の臓器で，詳細に観察したい時に向いている（例：通常より深部に位置している場合の虫垂描出，詳細な胆嚢壁の観察）。
c：高周波リニアプローブ（8～12MHz）
　観察深度は5～6cmまでが至適観察深度。
　腹部では，胆嚢底部の観察や，浅い部分の詳細な観察に向いている。

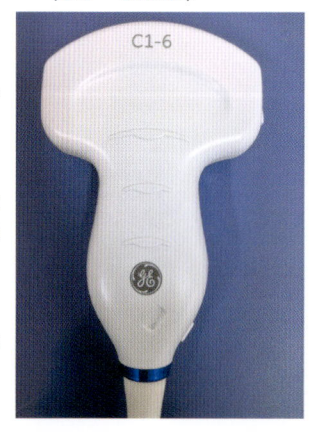

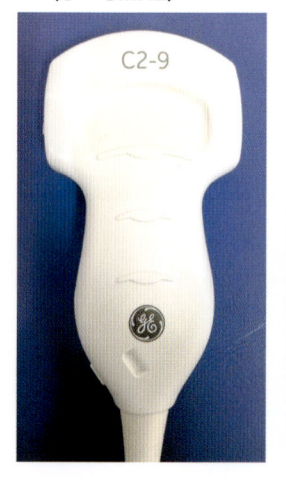

a：コンベックスプローブ（3.5～5MHz）
b：コンベックスプローブ（6～8MHz）
c：リニアプローブ（8～12MHz）

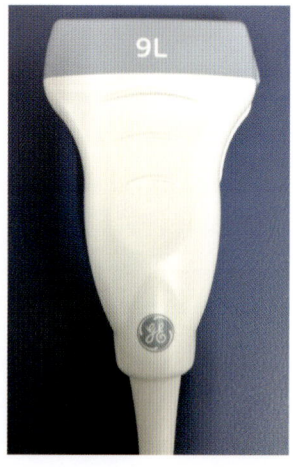

超音波装置による画像の設定（図16〜21）

　最近の超音波装置には，腹部エコーの初期設定というものが，大抵の場合始めから入っています。新品の超音波機器でも，腹部エコーの設定ボタンを押し，検査をスタートすればほとんど最適な画像で検査を行うことができるでしょう。しかしながら，初期設定だけでは，すべての症例に対処できません。ここでは，超音波装置で調整可能な画像の設定方法を実際の機器のツマミや画像から学びましょう。

①ゲインの調整（図16）

　ゲインは超音波信号を受信したあと，画像の明るさを調整するツマミです（**図16**）。ゲインの調整のコツは，描出された画像のなかでいちばん輝度が高いと思われる部分がグレースケールの上端にくるようにすることです。なおかつ低輝度な部分が完全に無エコーにならない程度の調整が最適です。

図16　ゲイン調整の例

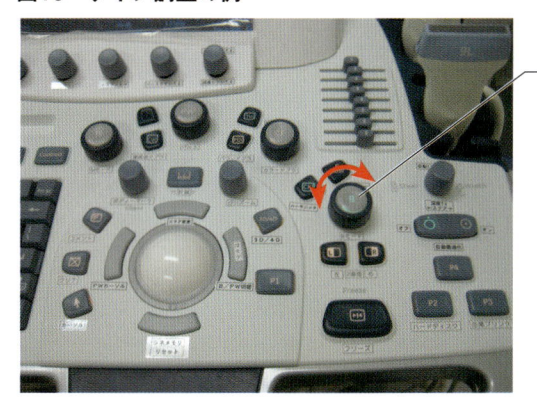

ゲイン調整つまみ

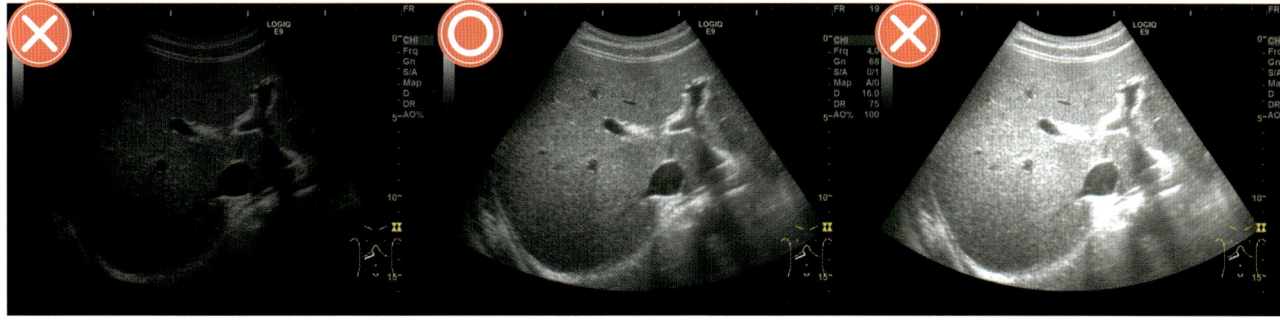

ゲイン低い　　　　　　最適　　　　　　ゲイン高い

②STC（TGC）の調整（図17）

　STC（sensitivity time control）は，超音波の伝搬距離（深度）に相当する時間に対して受信感度を調節することです。どんなに超音波の透過性が良い対象でも，超音波は体の中を進んでいく過程で徐々に減衰してしまいます。この減衰をそのまま画像にしてしまうと深い部分は暗くなってしまいます。ですので，機械のほうでは，あらかじめ深部のゲインを減衰を補う分だけ上げています。STCというと直ぐに機器で調整するツマミを想像しますが，実は最

初から機器内部では深さごとにゲインは調整されており，このため浅い部分から深い部分まである程度均一な明るさの画像が作られています。ところが，脂肪肝など通常よりも減衰が強い症例では機器の初期STC設定では減衰を補完できず，深部の画像は暗いままです。これを人為的にコントロールできるのが機器のパネル上のSTCという『つまみ』です。STCは機器によってTGC（time gain compensation）ともいいます。

　STCのつまみは，減衰が強い場合や浅い部分が明るすぎたりする場合に調整すると有効です。ある部分だけ思いっきり上げたり下げたりは，画像の性質そのものが変化するので，なだらかなカーブを描くような調整がよいでしょう。

図17　STC調整例

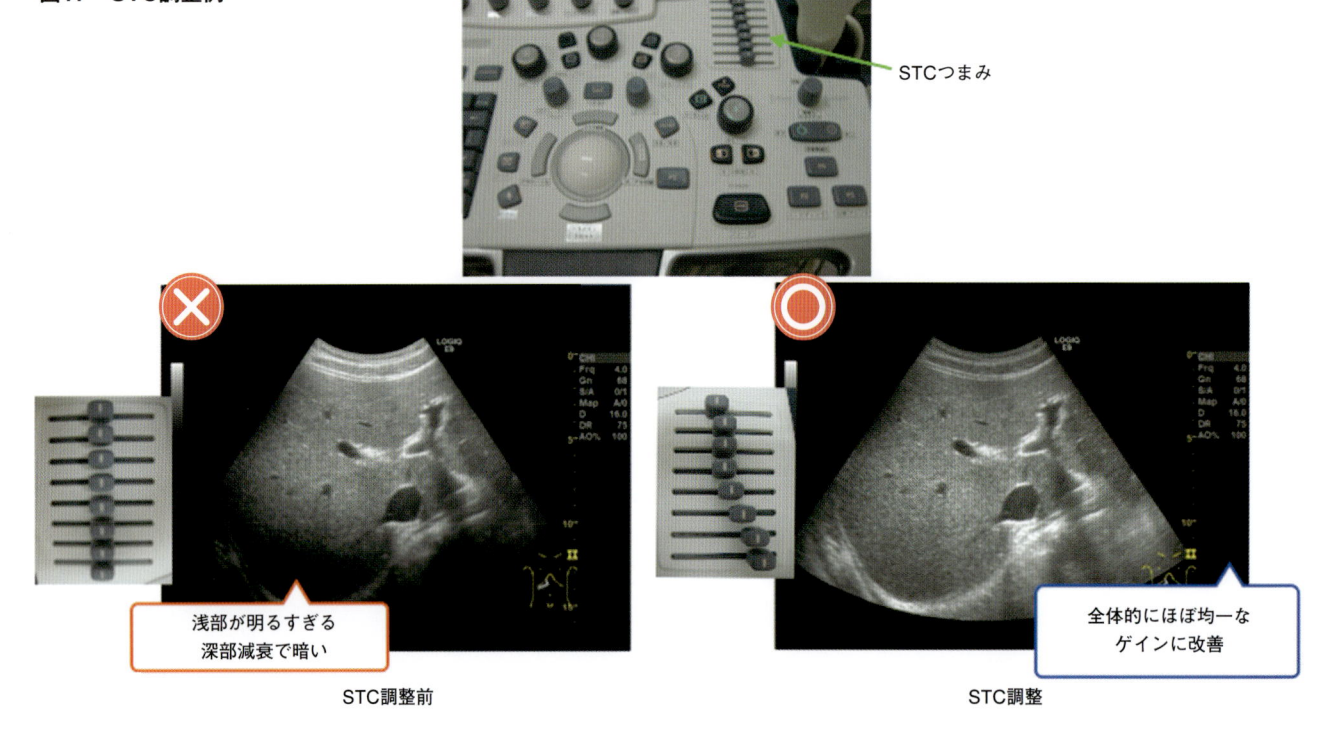

STCつまみ

浅部が明るすぎる
深部減衰で暗い

STC調整前

全体的にほぼ均一な
ゲインに改善

STC調整

One Point Advice

　脂肪肝では，『実質エコーの深部減衰』は，脂肪肝の有用な所見の一つです。ですので，まず手始めにSTCは通常どおりの設定で減衰度合いを観察し，その後にSTCを調整して通常の観察を行ってください。

③画面の広さ，深度（図18）

　観察する画面は，一度に多数の情報を得られたほうが見逃しが少なく効率がよいはずです。しかしながら，広視野の画像は，振動子を順番にスキャンして画像を構築する電子スキャンの方式から考えると，一画像を構築するのに時間がかかってしまい，フレームレート（1秒間に作れる画像の枚数）が低下し，リアルタイム性は低下してしまいます。

　視野深度は検査する種別ごとにある程度決めておくとよいでしょう。視野深度を浅くすると，観察部分のサイズは大きくなりますが，スクリーニング検査の画面サイズが変わってしまうと，全体的なサイズ感が損なわれてしまいます。スクリーニング検査では画面サイズは統一しておき，異常所見などの必要に応じて深度を変更するとよいでしょう。

図18　視野幅　観察深度調整の例
肝，胆，膵，脾，腎などの腹部一般スクリーニング検査では，15～17cm程度の観察深度にすると，大抵の症例で深さ方向の臓器はすべて収まる状態で観察できる。

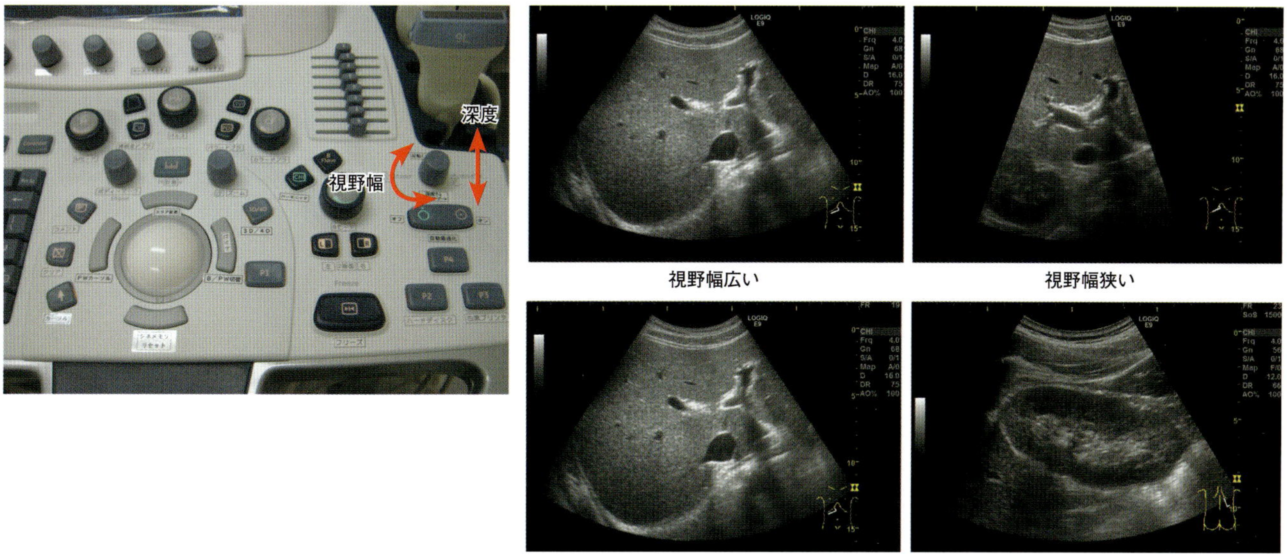

視野幅広い　　　　視野幅狭い

観察深度（16cm例）　　　観察深度（12cm例）
腹部スクリーニング検査　　腹部スクリーニング検査

④ダイナミックレンジの調整（図19）

　ダイナミックレンジは，反射した超音波の信号強度を白黒の濃淡で表すとき，どのくらい細かく分けて白黒を表現するかを設定する部分です。ダイナミックレンジは原理上，数値が大きければ白黒の変化をより細かく表示します。

　白黒を細かく（ダイナミックレンジを大きく）していくと，わずかな変化を表現してくれますので問題がないように思えますが，実際には上げすぎるとモヤっとした淡い画像になってしまい，腫瘤などの境界がわかりづらくなります。下げすぎると高輝度部分が白く飽和してしまうためギラギラした画像となり，微細な変化が捉えられません。

　血管壁などが明瞭でかつ肝実質の微細な点状エコー（スペックルパターンといいます）が細かく再現できる程度の調整を行いましょう。

図19　ダイナミックレンジ調整の例

ダイナミックレンジは，初期設定もしくは，施設で統一した設定から変更することは少ないが，脂肪肝などでは，全体的に脈管壁が不明瞭になったり，肝実質が散乱などのためもやつくのでその場合は基本設定から1〜2段階下げると比較的明瞭な画質になることがある。

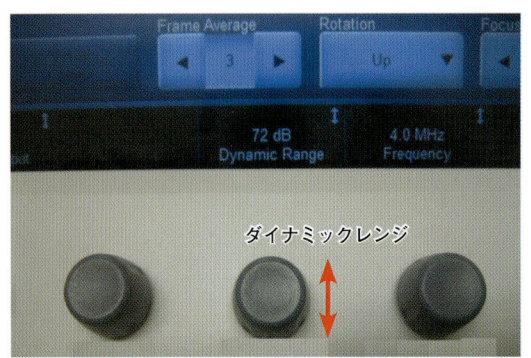

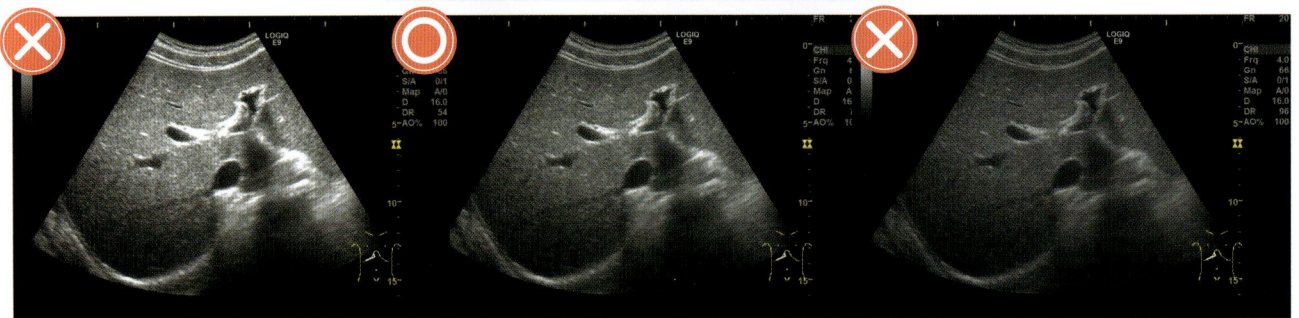

ダイナミックレンジ小
（画面がぎらつき，微細な濃淡がわからない）

最適

ダイナミックレンジ大
（メリハリがなく，境界不明瞭）

One Point Advice

　高度な脂肪肝などでは，超音波ビームの深部減衰だけでなく，肝細胞内の脂肪滴などにより超音波が乱反射することで生じる散乱現象で肝内脈管の不明瞭化が生じたり，全体的にモヤがかかったような像になります。そのときはダイナミックレンジを1〜2段階下げてください。比較的シャープな画像に改善されます（**図20**）。

図20　ダイナミックレンジ調整例

脂肪肝では，散乱や減衰の影響で脈管が不明瞭化したり，全体的に画像の輪郭がぼやける。通常設定のダイナミックレンジをやや下げることで，画像のメリハリがつき，脈管も明瞭化する。

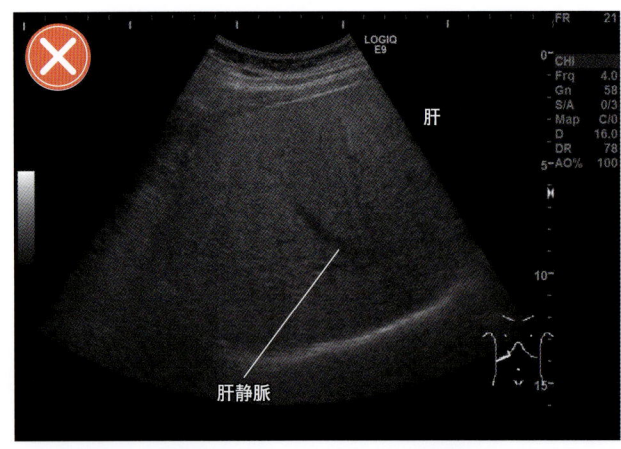

脂肪肝でのダイナミックレンジ調整前

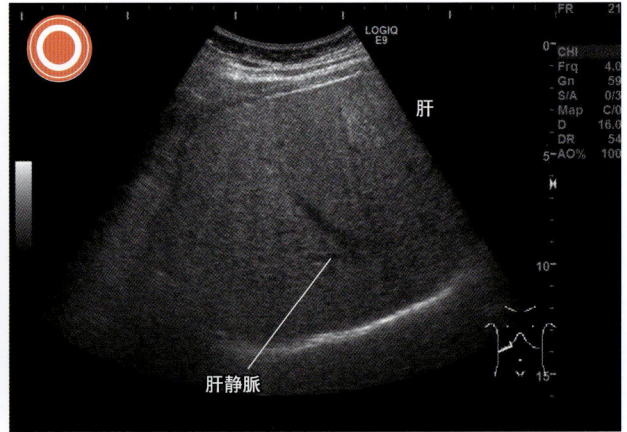

通常よりもダイナミックレンジ下げる

⑤周波数の調整(図21)

　プローブには中心周波数といわれる，最も音のパワーがある固有の周波数が存在します。プローブの特性から，この中心周波数で画像を構築するのが基本です。現在のプローブは技術の進歩も相まって，より帯域の広い周波数を送受信できるようになりました。ですので，中心周波数とは別に，受信周波数の帯域のなかでどの周波数で画像を構築するかを選択できるようになりました。つまり，周波数はある程度可変可能であり，症例によっては通常設定の周波数よりも周波数を変更して画像を構築するほうがよい場合があります。

　脂肪肝や，肥満で深部まで超音波ビームが届かない場合は周波数を一段階ほど低くすると，深部まで減衰の少ない画像を構築できます。ただし，この場合，全体の分解能が低下していることに留意してください。

図21　周波数調整例
周波数は，元々の設定から変更することは多くはないが，減衰が強い場合などはある程度下げると減衰が少なく深部は明瞭に描出される場合がある。

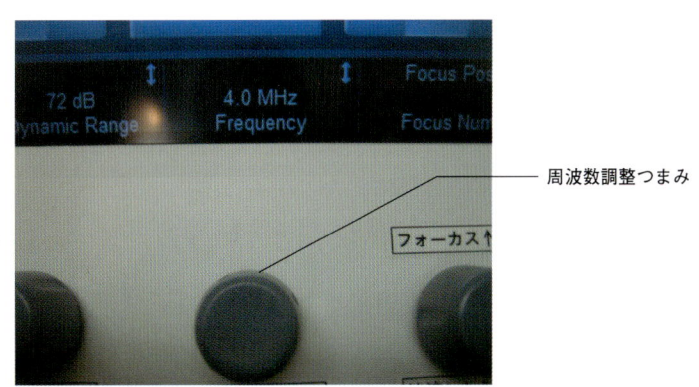

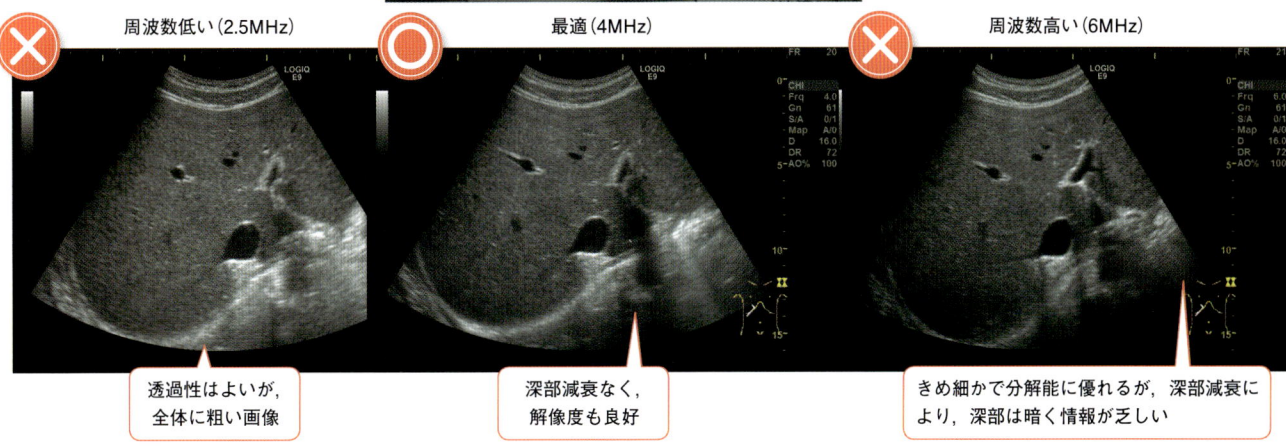

周波数調整前 ― 周波数調整つまみ

❌ 周波数低い(2.5MHz)　⭕ 最適(4MHz)　❌ 周波数高い(6MHz)

透過性はよいが，全体に粗い画像

深部減衰なく，解像度も良好

きめ細かで分解能に優れるが，深部減衰により，深部は暗く情報が乏しい

ドプラ法の設定とコツ（図22）

①ドプラ法の周波数

意外に知られていませんが，断層像を得るときの周波数とは別に，ドプラ法のときの周波数は別個に設定されています。通常は設定を変更することはありませんが，例えばカラードプラの感度が悪い（色の付きが悪い）場合などは周波数を下げるなどすれば，カラー表示が改善される場合がありますので，試してみるとよいでしょう。

図22　カラードプラ周波数調整例
ドプラの周波数は，元々の設定から変更することは多くはないが，減衰が強い場合などはある程度下げると深部の血流シグナルは感度よく捉えられる場合がある。

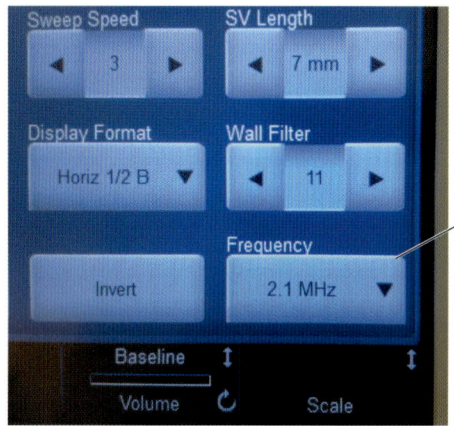

周波数低い（1.7MHz）：深部の血流シグナルまで良好に得られているが，カラードプラのピクセルが大きい

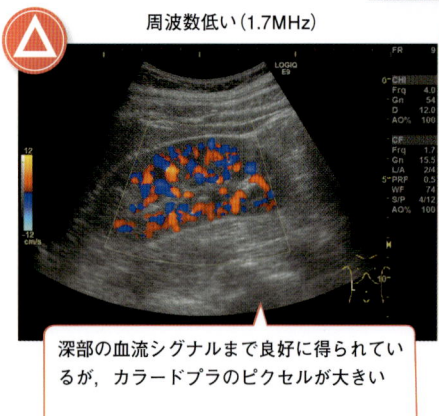

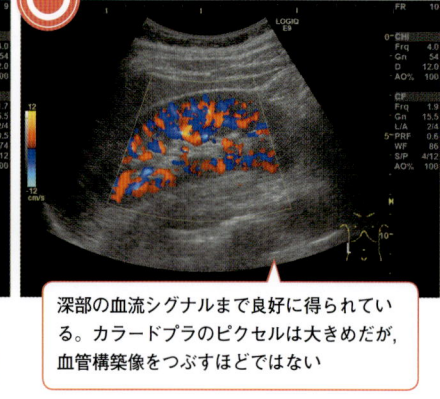

カラードプラ周波数最適（1.9MHz）：深部の血流シグナルまで良好に得られている。カラードプラのピクセルは大きめだが，血管構築像をつぶすほどではない

周波数高い（3.6MHz）：深部の血流シグナルは乏しい。ただし，浅部の血流シグナルは細かな血管構築像がよく捉えられている

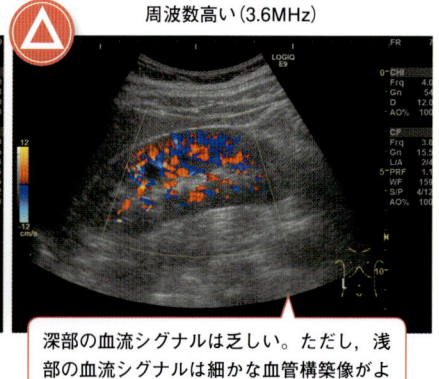

②カラードプラの設定のコツ

◪流速レンジの設定

流速レンジを調整することで，観察部位の血流表示を最適にしてくれます。

・観察目的の血管が決まっている場合

血管は比較的太いものでは，中心部がやや速く，血管壁近くがやや遅い層流で流れています。ですので『折り返しがなく，血管中心部がやや明るめ（早い流速）』で表示されるのが，カラードプラの最適の設定となります（**図23**）。

・腫瘤内や細い血管での血流シグナルの検索時

腫瘤内の微小な血流や，臓器内における流速の遅い，細い血管などの，わずかな血流シグナルを得る場合は，比較的流速レンジを下げます。このとき，血流シグナルを下げすぎると，心臓の動きなどのモーションアーチファクトが原因でノイズが発生し観察しづらくなる場合がありますので，できる限り，ノイズが観察を妨げない程度に流速レンジを下げることがポイントです（**図24**）。

図23 流速レンジ調整例①
断層像でも描出可能な比較的太い血管の血流シグナルを得る場合。

流速レンジ調整つまみ

流速レンジ低い／流速レンジ最適／流速レンジ高い

流速レンジが低すぎで折り返し現象が発生．血流方向が分かりづらい

全体的に均一な色合いで門脈内の血流シグナルが得られている

門脈内の血流シグナルが得られていない部分あり

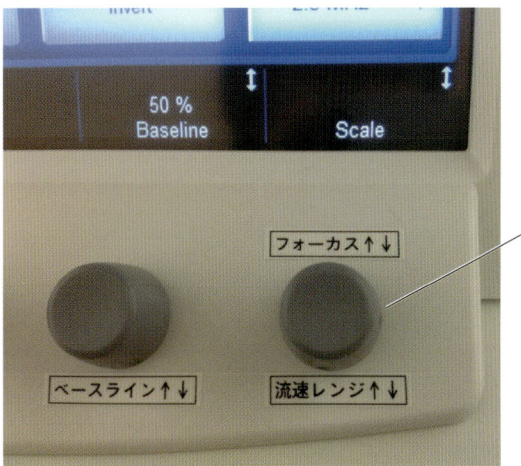

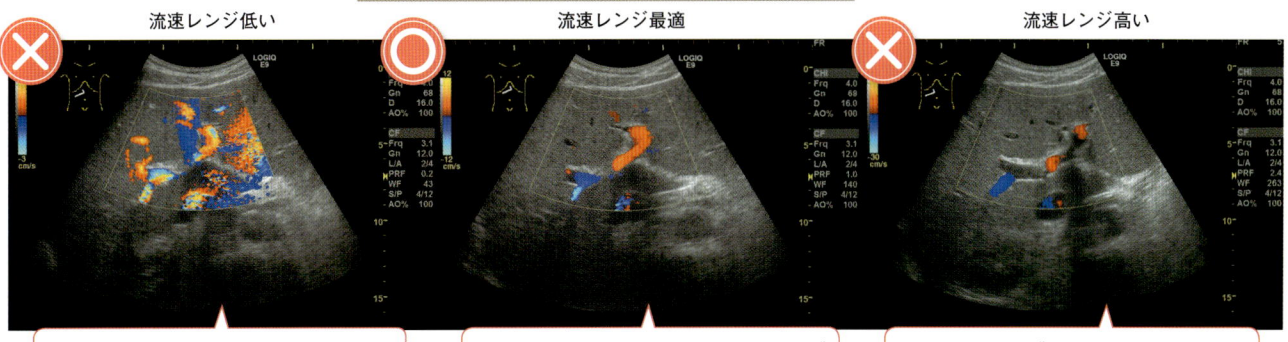

図24 流速レンジ調整例②
腫瘤内の微小血流シグナルや，細く流速の遅い血流シグナルを得る場合。

流速レンジ調整つまみ

流速レンジ低い／流速レンジ最適／流速レンジ高い

流速レンジが低すぎでノイズが発生。血流情報が分かりづらい

腎内の細い血管の血流シグナルが得られている

腎表面近くの，細い血管の血流シグナルが得られていない

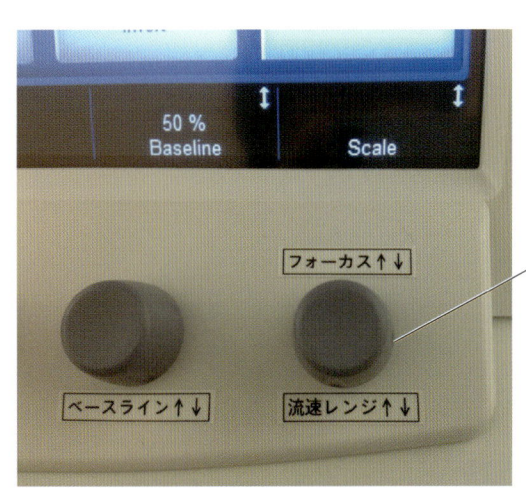

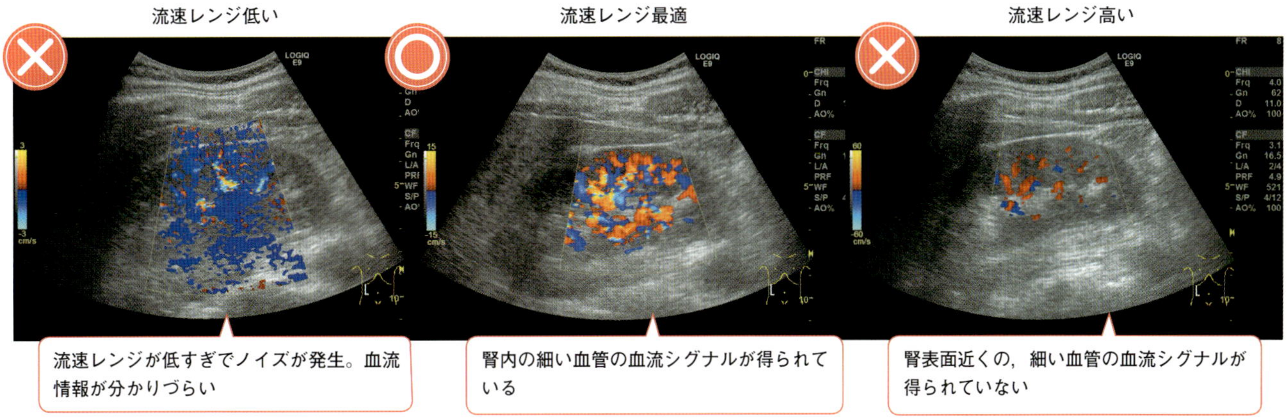

2 カラードプラゲインの設定（図25）

　流速レンジを最適に設定してもカラードプラのゲインが最適でなければ正確な血流情報が得られません。カラードプラノイズが入らない程度に，適度にゲインを調整しましょう。目安としては血管外ブルーミング（血管外までカラー表示されてしまう現象）が少なく，血管内腔全体が血流シグナルで満たされる程度の調整がよいでしょう。

図25　カラードプラゲイン調整例

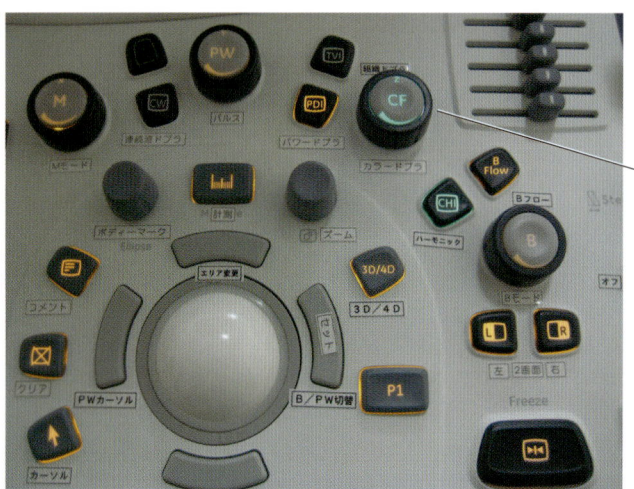

カラードプラゲイン調整つまみ

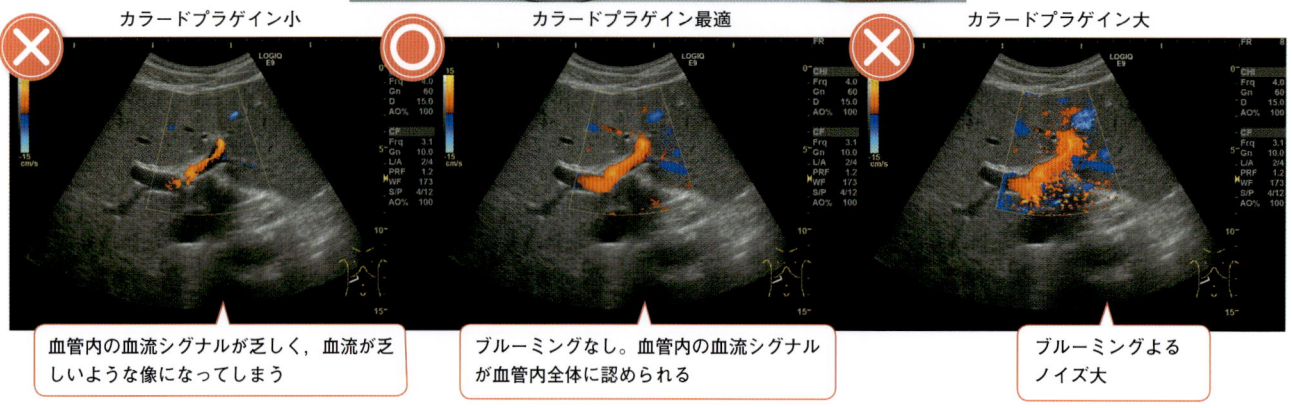

カラードプラゲイン小：血管内の血流シグナルが乏しく，血流が乏しいような像になってしまう

カラードプラゲイン最適：ブルーミングなし。血管内の血流シグナルが血管内全体に認められる

カラードプラゲイン大：ブルーミングよるノイズ大

3 カラードプラ観察領域の調整

　カラードプラでは，関心領域（ROI）を観察したい領域のサイズにサイズ調整をします。特に左右方向にROIを広げすぎると，繰り返し周波数（PRF）の低下により，リアルタイム性が低下し，無駄なノイズなども発生しますので，適切なROIのサイズ設定が肝要です。例えば，腫瘤像内のカラードプラ像では，『腫瘤のサイズ＋周囲の組織血流情報』程度のサイズに合わせると，腫瘤内血流情報と，周囲の血流情報を比較しながら血流情報を認識できます（図26）。

> **terminology**
> ROI：region of interest
> PRF：pulse repetition frequency

図26 カラードプラROIのサイズ設定例
観察目的(腫瘤の血流シグナル)＋周囲組織でROIを設定するとフレームレートの低下が生じる。また，小さすぎると周囲の血流動態との対比ができない。

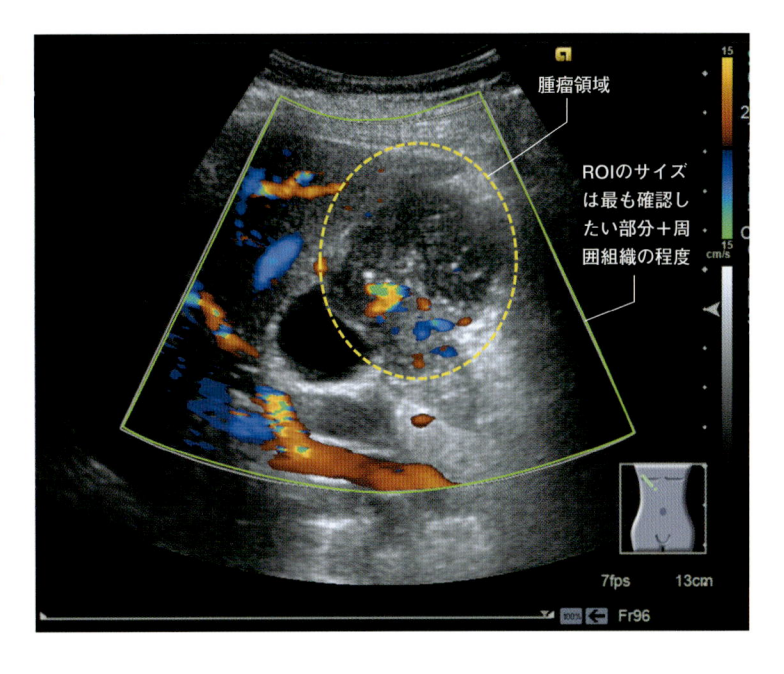

腫瘤領域

ROIのサイズは最も確認したい部分＋周囲組織の程度

③パルスドプラの設定とコツ
❶サンプルボリュームの設定(図27)

　パルスドプラでは，サンプルボリュームを血管の口径内に収まる程度に調整します。ただし，カラードプラ下でしか血管が認識できないほどに細い血管の場合，サンプルボリュームは最小にしても理論的には血管外にはみ出してしまいますが，ドプラ波形にノイズが出ない程度であれば問題ありません。

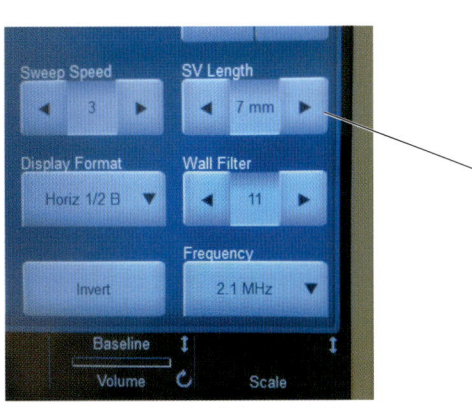

図27 パルスドプラサンプルボリューム調整例

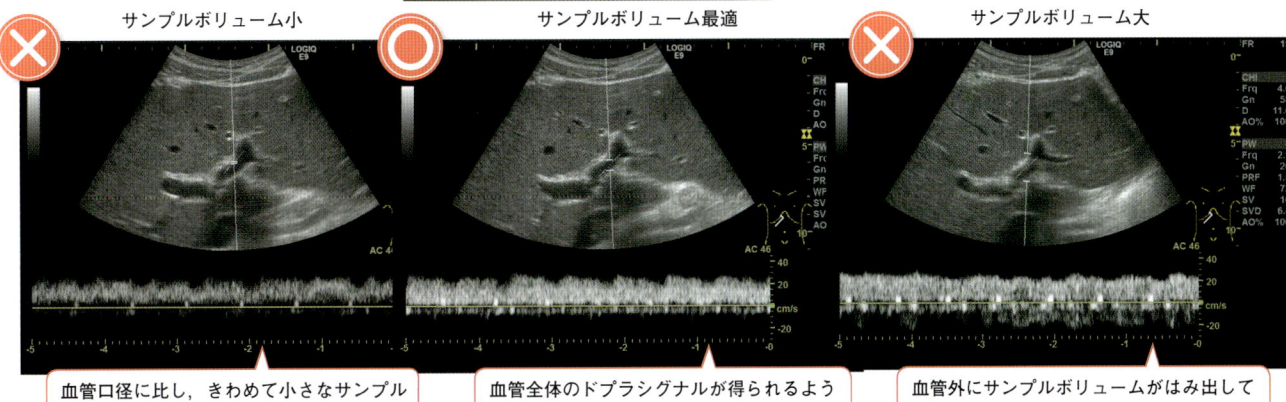

サンプルボリューム調整

サンプルボリューム小 ✗
血管口径に比し，きわめて小さなサンプルボリューム。血管内腔の一部しか血流情報を得られない

サンプルボリューム最適 ○
血管全体のドプラシグナルが得られるように血管口径をはみ出さない程度にサンプルボリュームを設定

サンプルボリューム大 ✗
血管外にサンプルボリュームがはみ出している(ノイズが多い)

2 角度補正の設定（図28）

　パルスドプラで血流測定する場合は，血管走行の角度に沿うようにパルスドプラのビームを当てることが理想です。パルスドプラのビームが血管に平行に沿わない場合は，角度補正ツマミで血管走行に角度補正のラインが沿うように調整します。角度補正は補正式で血流速を算出していますが，60°以上の角度補正は誤差が大きいので，必ず60°以内に角度補正が収まるようにします。そのため，必ず用手的になるべく血管走行に沿うようにプローブを操作します（**図28**）。

図28　パルスドプラ角度補正調整例
腹部エコーで主に使われるコンベックスプローブは，リニアプローブでの血流計測でよく利用される，ドプラのスラント機能は利用できない。用手的にプローブを走査し，血管がドプラビームに少しでも近くなるようにし，角度補正を少なくする手技が必要である。

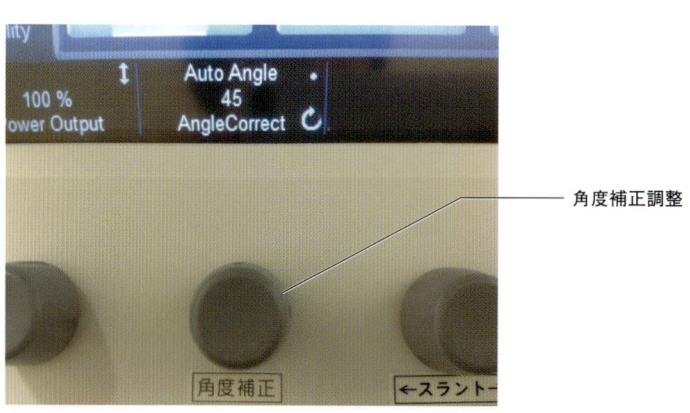

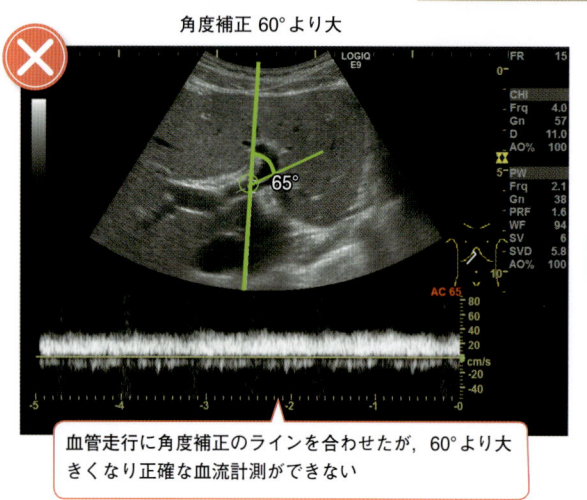

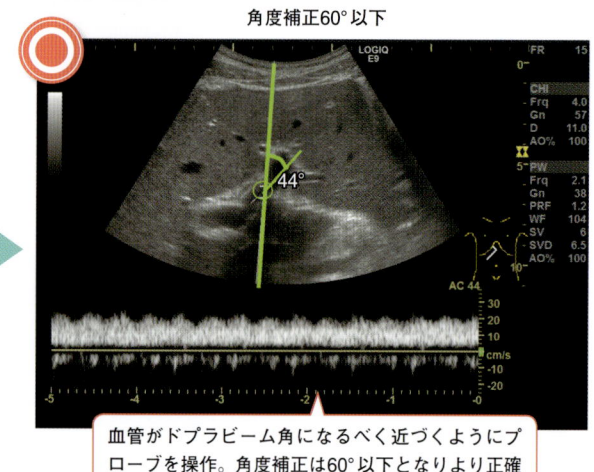

角度補正 60°より大：血管走行に角度補正のラインを合わせたが，60°より大きくなり正確な血流計測ができない

角度補正60°以下：血管がドプラビーム角になるべく近づくようにプローブを操作。角度補正は60°以下となりより正確な血流計測が可能になった

3 ウォールフィルタの設定（図29）

　心拍動や臓器の動きなどによる，動きの遅い物体からもドプラ信号は得られます。この信号はクラッタとよばれ，血流波形を得ようとする場合はノイズとなり，血流信号検出の妨げとなります。ウォールフィルタは，クラッタのような強い低周波の不要な信号を除去するものです。ウォールフィルタをかけ過ぎると低流速部分の真の血流信号が除去されてしまいます。ベースライン付近の血流，低流速部分の血流シグナル成分を測定する場合，血管走行の角度に沿うようなパルスドプラのビームの波形も確認し，できる限りノイズだけが除去されるように調整します。

図29 ウォールフィルタ調整例

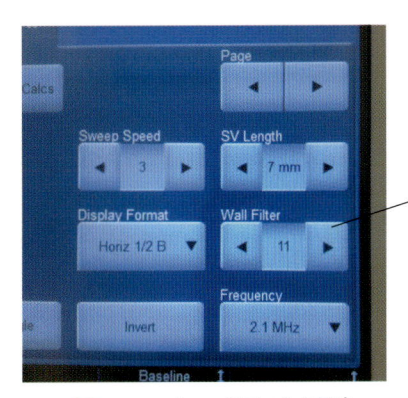

ウォールフィルタ調整

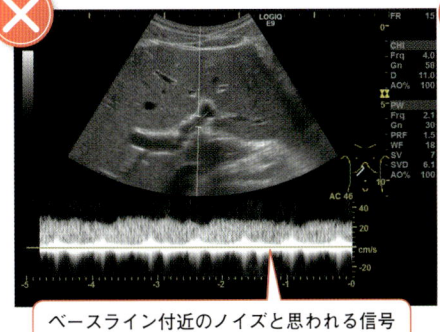

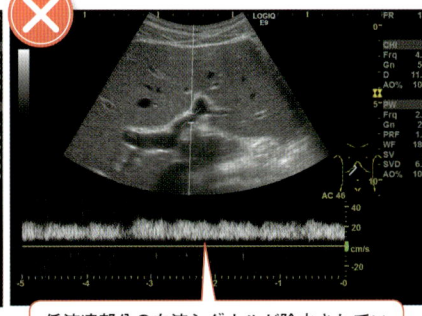

ウォールフィルタ低い　　　ウォールフィルタ最適　　　ウォールフィルタ高い

ベースライン付近のノイズと思われる信号が多く，正確な血流波形診断が行えない

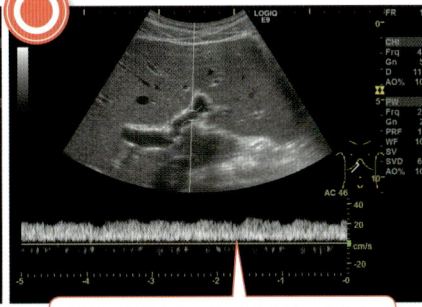

低流速部分の血流シグナルは認められ，ノイズも少ない

低流速部分の血流シグナルが除去されている

⑤ プローブ走査の基本

プローブの握り方(表3)

　腹部エコーで主に使用するコンベックスプローブの形状は弧状であり，圧迫するのに最適な形状です。肝・胆の観察で重要な右肋弓下走査や，下腹部の観察などでも，圧迫による走査がより効果的な場合があります。圧迫しやすく，しかも細かな動きができるように，指先全体でプローブを包み込むように握ります。

　また，プローブを横に持つか，縦に持つかでも，握り方は違いますので参考にしてみてください。

> **用語解説**
> 走査(Scan)：音波の方向やプローブの位置を移動させ横断すること
> 操作(handling)：プローブを移動する手技を指す

表3　プローブの握り方

a：横断像を得る場合

	握り方1	握り方2
横断像を得る場合の握り方	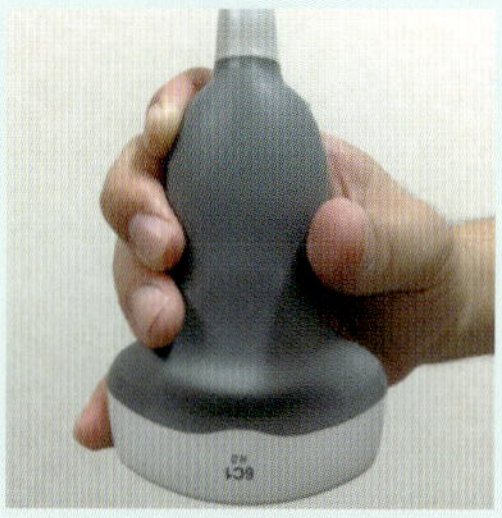	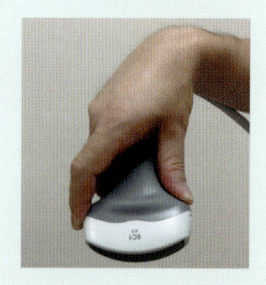
特徴	垂直操作，見上げ操作，見下げ操作など，幅広く対応	見上げ操作で検者の手が邪魔にならない。肋弓下操作でさらに見上げで肝の上縁などを見るのに最適

b：プローブ操作の実際

握り方1			握り方2
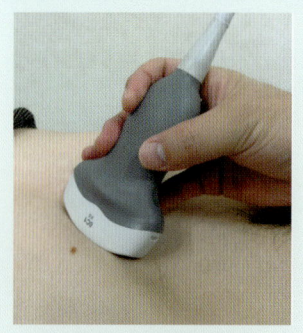 肋弓下での通常操作	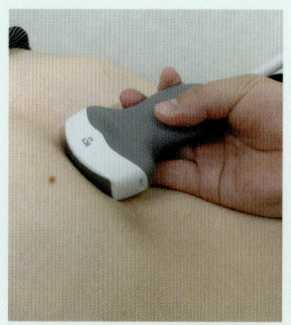 肋弓下での見上げ操作	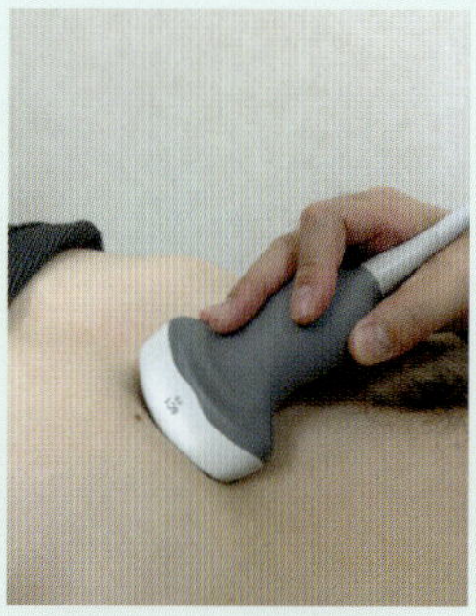 握り方1の応用 さらに見上げる場合	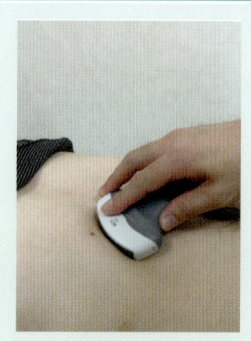 握り方2 肋弓下の見上げ操作

プローブ走査法の基本（表4）

①扇動（煽り）走査（腹部横断像）
右肋弓下走査や，膀胱の観察など，幅広く応用される走査法です。基本的にはプローブの位置を変えずに角度をつけ，適度な圧迫を加えながら走査していきます。煽り走査では，プローブを寝かせても手が邪魔にならないように，プローブの持ち方を変える場合もあります。

②平行移動
広範囲を一気に観察するときによく用います。腎の短軸断面をくまなく走査するときや，消化管も含めた腹腔全体を走査するときに用います。

③扇動（煽り）走査＋プローブ移動
肝臓など，大きい臓器で，全体的な走査などは煽り走査だけでは全体を観察できません。煽り走査を行いながらプローブの位置も徐々に移動するような走査を行います。

④縦断像での煽り走査
血管内の血流シグナルを効率よく得るためなど，プローブを縦方向に煽ることで血管に傾斜角度をつけてドプラ信号をより得やすくします。また，上腹部では肝の上縁を上方向に煽ることで描出したり，下腹部では縦断像で下方向に煽ることで描出したりすることで，より広範囲に観察できます。

表4　プローブの操作法

a：縦断像を得る場合

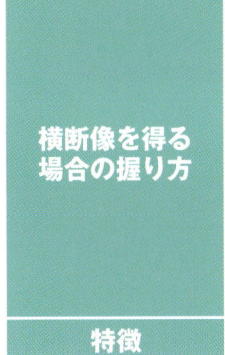

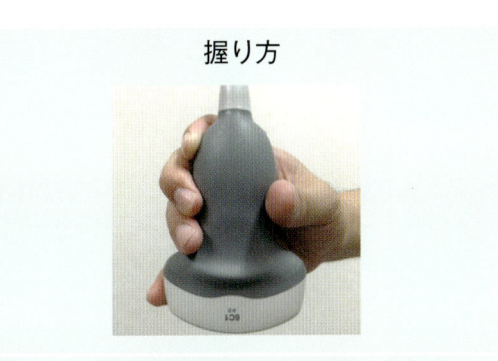

横断像を得る場合の握り方	握り方
特徴	煽り走査，左右の移動など幅広く対応

b：プローブ操作の実際

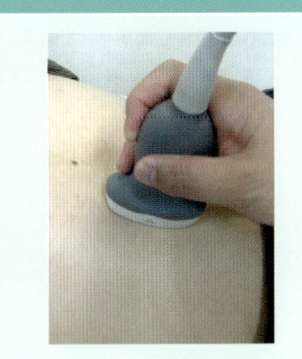

肋弓下での通常操作　　　　縦断像での煽り走査

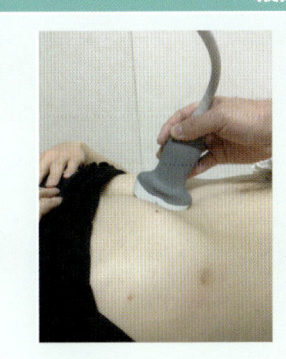

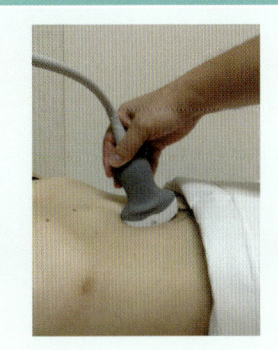

一般的な基本描出断面（表5）

①横断像（冠状断面）
腹側からの横断像では患者の左側が画像の右になります。背側からの横断像描出では必然的に患者の右側が画像の右側になります。

②縦断像（矢状断面）
縦断像では頭側（上側）が画面左側，足側（下側）が画面右側になるように描出します。

注意点：厳密には，斜め45°を境にして縦断像と横断像が区別されます（例：横断像が0°とするとプローブの右端が45°より大になれば縦断像になるので，上記の縦断像の描出法に準じてプローブを走査します）。

表5　一般的な基本描出断面

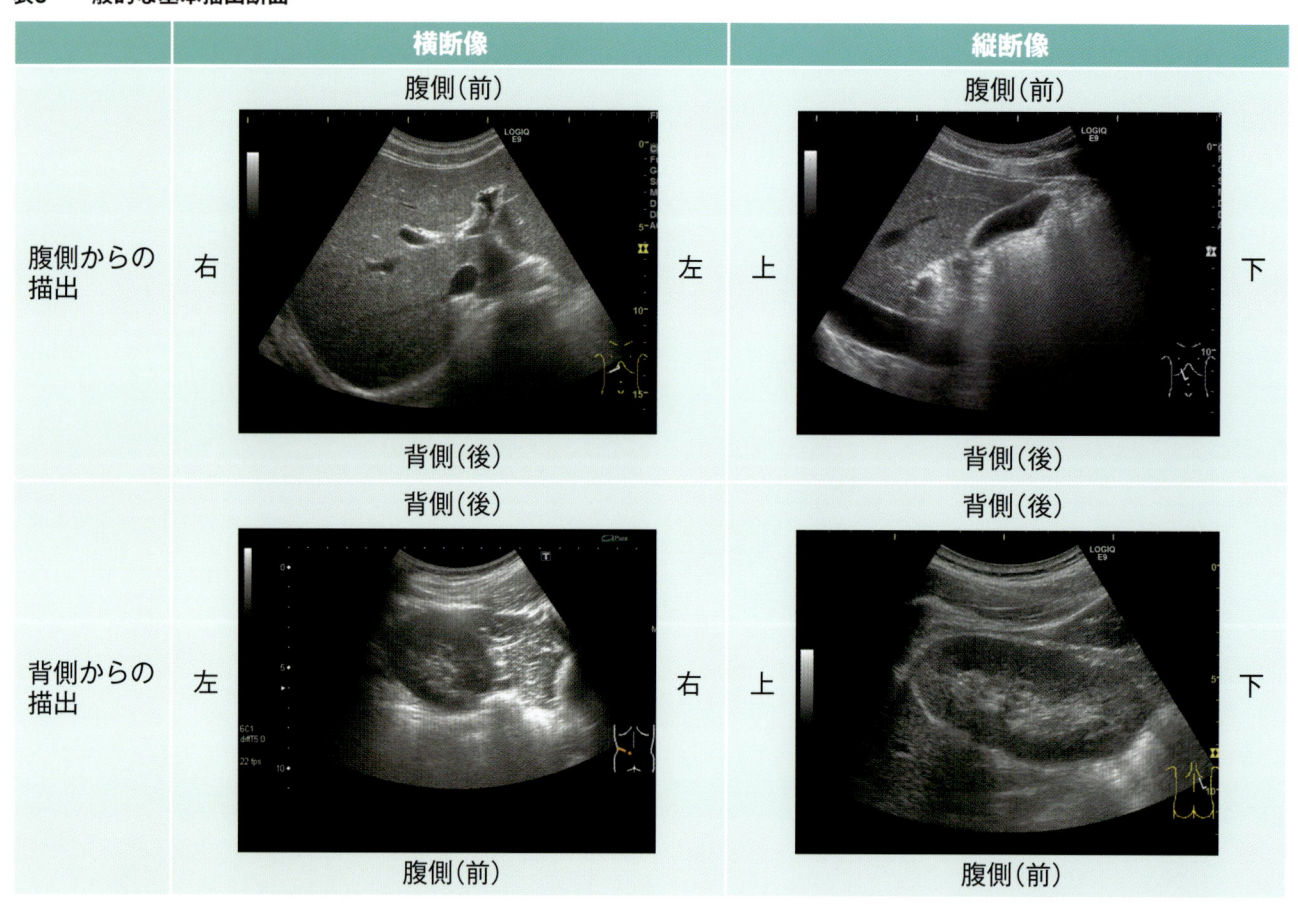

	横断像	縦断像
腹側からの描出	腹側（前）／右　左／背側（後）	腹側（前）／上　下／背側（後）
背側からの描出	背側（後）／左　右／腹側（前）	背側（後）／上　下／腹側（前）

II 腹部エコーの実践教習－検査法の実際－

1 肝臓・脾臓

1 肝臓・脾臓

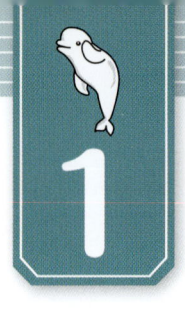

丸山憲一（東邦大学医療センター大森病院臨床生理機能検査部）

① 解剖（図1, 2）

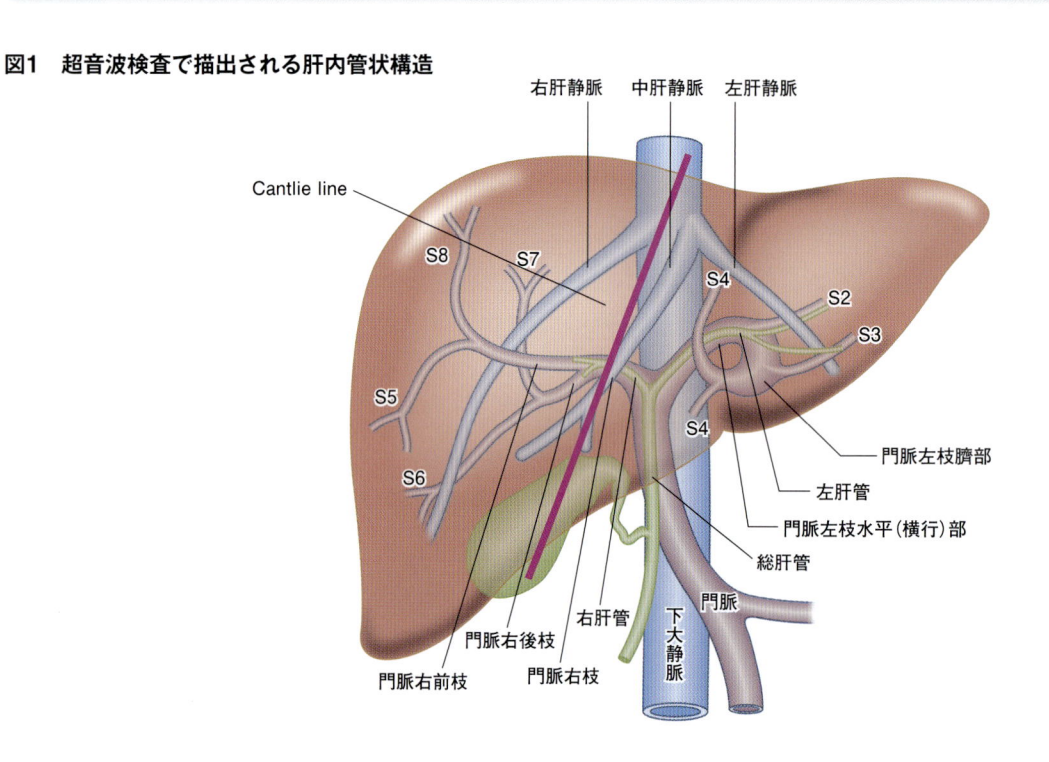

図1 超音波検査で描出される肝内管状構造

図2 肝区域（クイノー：Couinaudの分類）

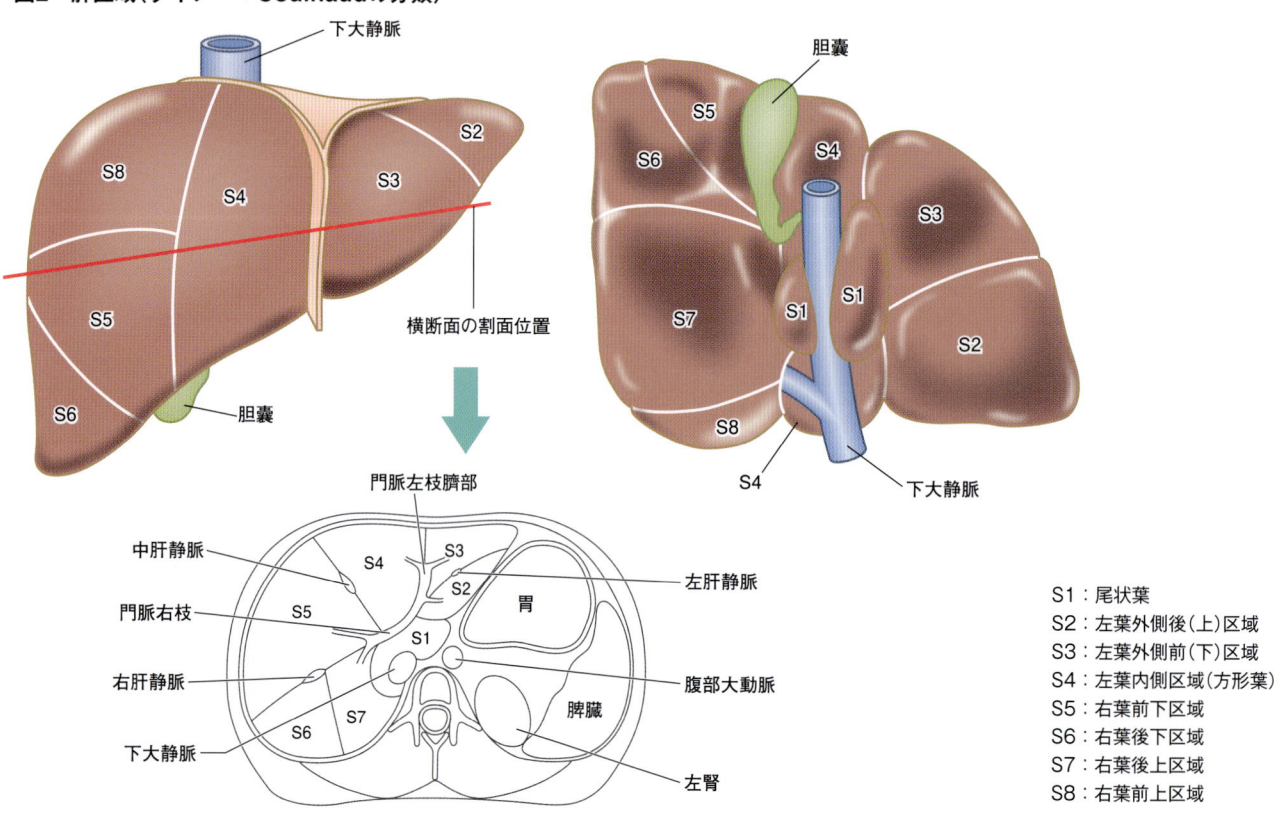

S1：尾状葉
S2：左葉外側後（上）区域
S3：左葉外側前（下）区域
S4：左葉内側区域（方形葉）
S5：右葉前下区域
S6：右葉後下区域
S7：右葉後上区域
S8：右葉前上区域

肝臓は横隔膜直下の右上腹部を中心に位置する腹部最大の臓器で，重量は1,000〜1,300g程度です。肝臓は下大静脈と胆嚢窩を結ぶ架空の線(Cantlie line)によって右葉と左葉の2つに分けられ，これらの境界を中肝静脈が走行しています。肝の区域分類としてはCouinaud(クイノー)の8区域分類とHealey-Schroyの4区域分類が用いられます(**表1**)。

　Healey-Schroyの4区域分類では，肝左葉を外側区域(S2・S3)と内側区域(S4)に，肝右葉を前区域(S5・S8)と後区域(S7・S8)に分けています。さらにこれらの4区域をそれぞれ2区域に分けたものがCouinaudの8区域分類です。8区域分類では肝を尾側からみた断面で，尾状葉をS1として反時計回りにS8まで番号がつけられています。

表1　肝の区域分類

	Healey-Schroyの4区域分類	Couinaudの8区域分類
肝左葉	外側区域	S2：左葉外側後(上)区域 S3：左葉外側前(下)区域
	内側区域(広義)	S1：尾状葉 S4：左葉内側区域(方形葉)(狭義)
肝右葉	前区域	S8：右葉前上区域 S5：右葉前下区域
	後区域	S7：右葉後上区域 S6：右葉後下区域

脈管

　肝内の脈管には門脈，肝動脈，肝静脈，および胆管があります。肝に流入する血液量の約3/4は門脈，残りの約1/4が肝動脈からの供給で，そのため，肝動脈の径は門脈と比べて細いといえます。門脈本幹は膵頭部の背側で上腸間膜静脈と脾静脈が合流し形成され，肝門部において右枝と左枝に分岐しています。さらに右枝は前・後区域枝に分かれたのち，それぞれ上・下区域枝へ分岐し，左枝は水平部と腹壁方向へ立ち上がる臍部に分岐します。

　一般的に見られる肝動脈は解剖用語では固有肝動脈といい，腹腔動脈から出た総肝動脈が胃十二指腸動脈と固有肝動脈の2つに分岐して生じ，門脈の腹側を走行します(中肝動脈)。

　また，このほかに2種類の肝動脈が観察されることもあります。1本は，腹腔動脈から出た左胃動脈から起こり小網内を走行し肝門に達するもので，左副肝動脈(左肝動脈)とよばれています。他の1本は上腸間膜動脈から(まれに腹腔動脈から)起こり肝門に達する右副肝動脈(右肝動脈)で，門脈の背側を通ることが特徴です。頻度として，中肝動脈はほぼ恒常的に存在していますが，左肝動脈は20％程度に，そして右肝動脈も10〜15％の頻度で観察されます。

　肝静脈も右・中・左の3本からなり，肝内門脈枝と交差するように走行し，下大静脈に流入しています。中肝静脈と左肝静脈は共通幹になっていることが多いです。また，肝右葉より下方のレベルで下大静脈へ流入する副肝静脈(右下肝静脈)が認められることがあります。

　肝内胆管は肝内門脈枝の分枝と併走しています。

肝臓の正常超音波像

　健常者の肝表面は平滑で肝辺縁は鋭角です。肝実質は微細な点状エコーが均一に分布しており，エコーレベルは腎皮質と同等かやや高めを呈しています。

　肝動脈は門脈と比べて細いため，正常例では，肝門部レベルでかろうじて観察できる程度で，肝内ではほとんど描出されません。門脈は肝門部で右枝と左枝に分岐し，右枝は4次分枝レベル，左枝は3次分枝レベルくらいまで描出されます。肝静脈は右・中・左の3本からなり，3次分枝くらいまで描出されます。肝静脈の壁のエコー輝度は門脈のそれに比べて弱く，呼吸により径の太さが変化するのが特徴で，呼気時に太く，吸気時に細くなります。肝内胆管は肝内門脈枝と併走しており，拡張している場合では3次分枝レベルくらいまで描出されます。

脾臓の解剖（図3）

図3　脾臓の解剖
a：肋骨面　　　　　　　　　　　　　　b：脾側面

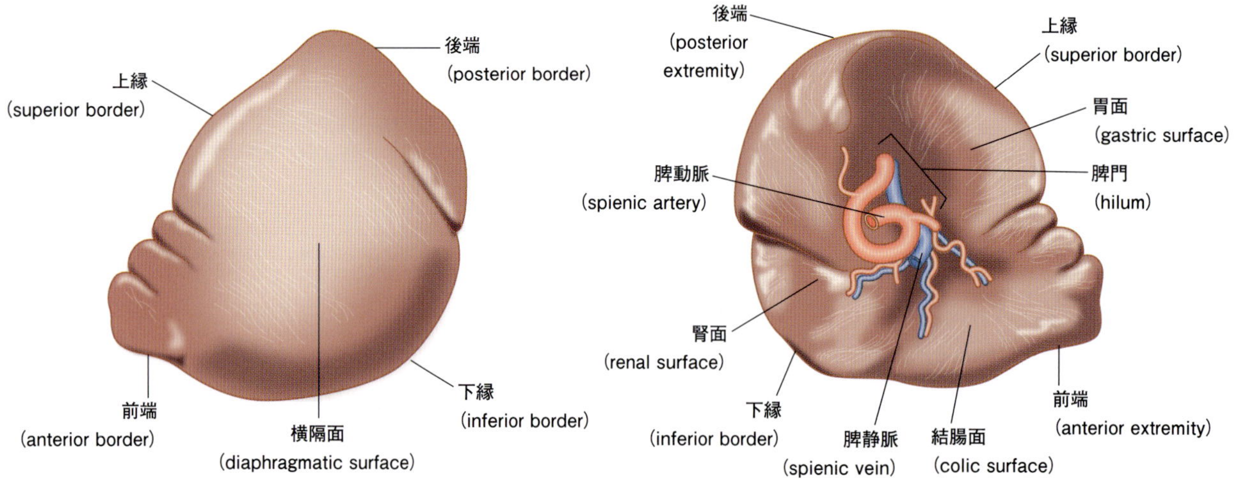

　脾臓は左横隔膜下で，左第8～11肋骨の直下にある赤紫色の柔らかい臓器です。脾内側には膵尾部，左腎上極とその腹側に存在する大腸脾彎曲部が接し，上部前面には胃底部が接しています。脾腫がない限り左肋骨弓より尾側に存在することはまれです。

　通常，脾臓は第9～10肋間からの走査で描出されます。大きさは，長径10～12cm，厚さ5cm程度であり，重量100～150gで，6～20歳代で脾は最大となります。つまり，脾臓は思春期あたりで最大の大きさになり，成人以降は萎縮するといえます。通常，脾腫は約2倍の重量の，250gを超える場合をさしますが，この定義には加齢に伴う萎縮は考慮されていません。

　脾の内側面には切痕が存在します。この切れ込みが著しい場合，副脾と見誤ることがありますが，多方向から観察することで，脾との連続性を確認し，脾臓との連続性が認められなければ副脾と判断します。なお，副脾は正常人の4人に1人の割合で存在するとの解剖による報告がありますが，大きさは米粒程度であり，周囲に大腸の脾彎曲部が存在することもあり，この頻度ほど

には超音波で描出はされません。逆に副脾を認めた場合，小児から20歳台を除いて脾腫がある可能性を考慮して検査を行いましょう。これは脾腫に伴い副脾も腫大してくるため，超音波で観察しやすくなったものと考えられるからです。なお，脾の最大長軸は第9〜10肋骨の走行に一致します。画像の記録は脾門部を通る断面(脾静脈を認める断面)でほぼ最大のところを描出するとよいでしょう。

脾臓の正常超音波像

脾の実質エコーは，脾動静脈が存在する脾柱の部分が管腔構造あるいは高輝度な線状構造として高エコーとして認められる以外，均一な高エコーのスペックルパターンを示します。脾では音響インピーダンスの高い脾柱と細胞成分に富み，インピーダンスの低い赤・白脾髄との境界部で散乱が起こり，スペックルパターンを形成します。

② 心窩部走査　基本断面（図4）

図4　心窩部走査

a：縦断走査

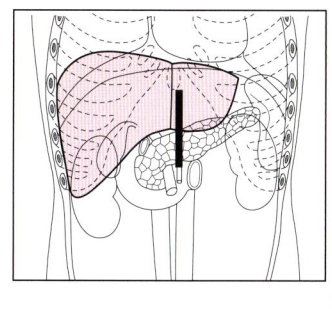

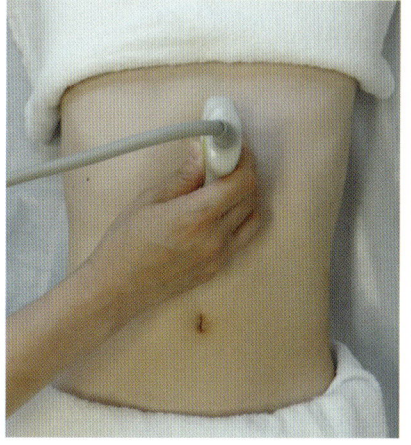

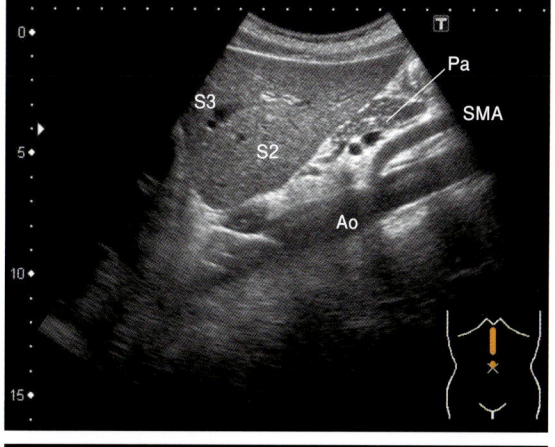

b：横断走査

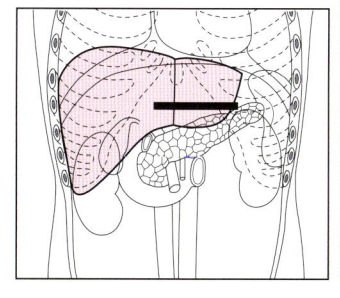

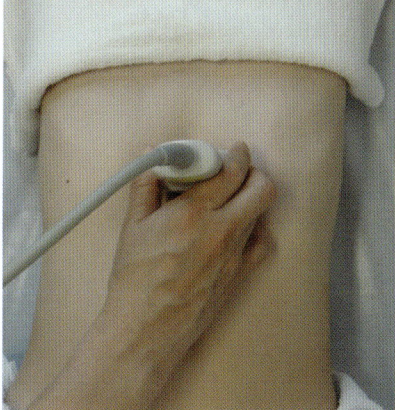

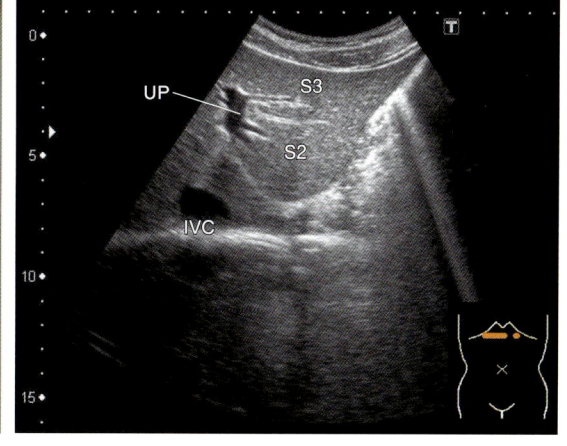

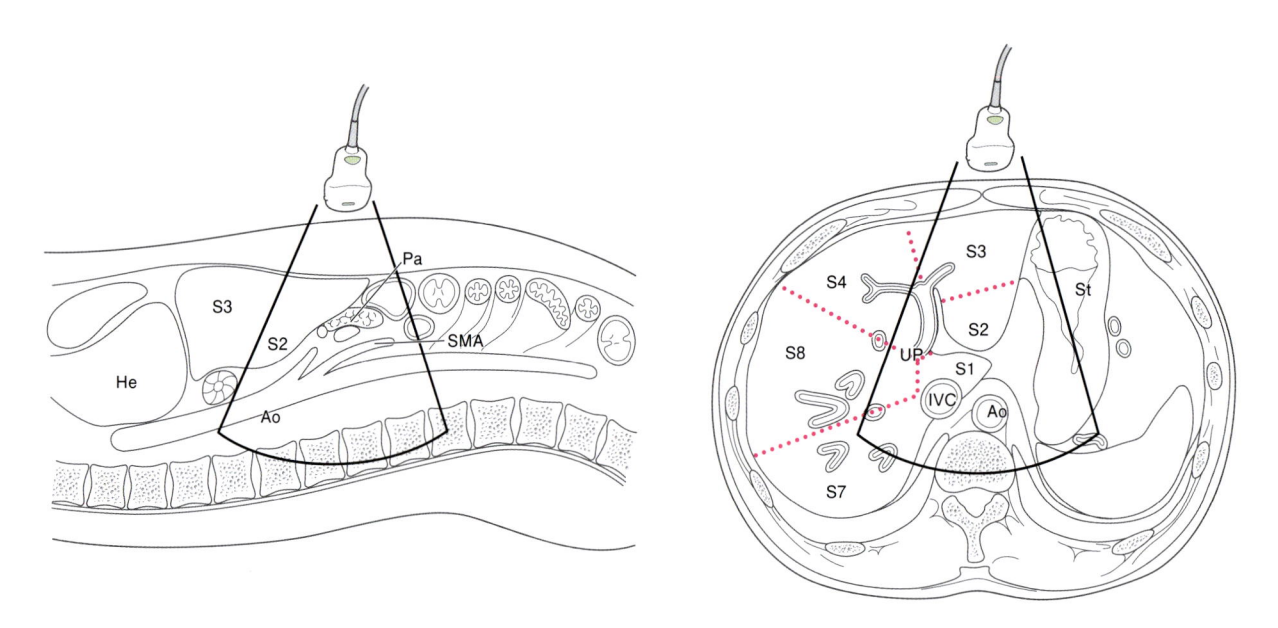

S1：尾状葉，S2：左葉外側後区域，S3：左葉外側前区域，S4：左葉内側区域，S5：右葉前下区域，S6：右葉後下区域，S7：右葉後上区域，S8：右葉前上区域，GB：gall bladder（胆囊），R(L)-kid：right(left) kidney（右・左腎），Sp：spleen（脾臓），UP：umbilical portion（門脈左枝臍部），TP：transverse portion（門脈左枝水平部），RP：right portal vein（門脈右枝），RHV：right hepatic vein（右肝静脈），MHV：middle hepatic vein（中肝静脈），LHV：left hepatic vein（右肝静脈），IVC：inferior vena cava（下大静脈），St：stomach（胃），Ca：cardia（噴門部），SMA：superior mesenteric artery（上腸間膜動脈），Ao：aorta（大動脈），Ca：cardia（噴門部），SMV：superior mesenteric vein（上腸間膜静脈），Pa：pancreas（膵臓），He：heart（心臓）

心窩部縦断走査（図4a）

プローブを剣状突起下よりやや左側へ縦におき，吸気位でまず腹部大動脈を描出します。腹部大動脈の腹側に肝左葉外側区域が描出されます。

心窩部横断走査（図4b）

上記断面が描出されたら，プローブを反時計方向に90°回転すると左葉外側区域全体が観察されます。
　この左葉外側区域の縦断像と横断像が左葉外側区域の観察断面の基本となります。

③ 心窩部縦断走査（図5）

①心窩部縦断走査の基本断面（**図4a**）から，プローブを左側へ平行および扇動走査を行いながら左葉外側区域（S2，S3）の端まで，肝が見えなくなり胃が描出されるところまで観察します（**図5a**）。
②再びプローブを心窩部正中，剣状突起下に向かって平行および扇動走査を行いながら，左葉外側区域全体を観察します（**図5b**）。
③そのままプローブを右側に平行および扇動走査を行っていくと深部には尾状葉（S1）が描出され，次に肝左葉内側区域（S4）の一部が描出されます。肝左葉内側区域では下大静脈が描出されなくなるまで走査します（**図5c**）。
　この断面では，次項（p36）の心窩部横断走査で見落とされやすい肝の辺縁（上下左右方向）に特に目を向けて観察を行うとよいでしょう。

図5

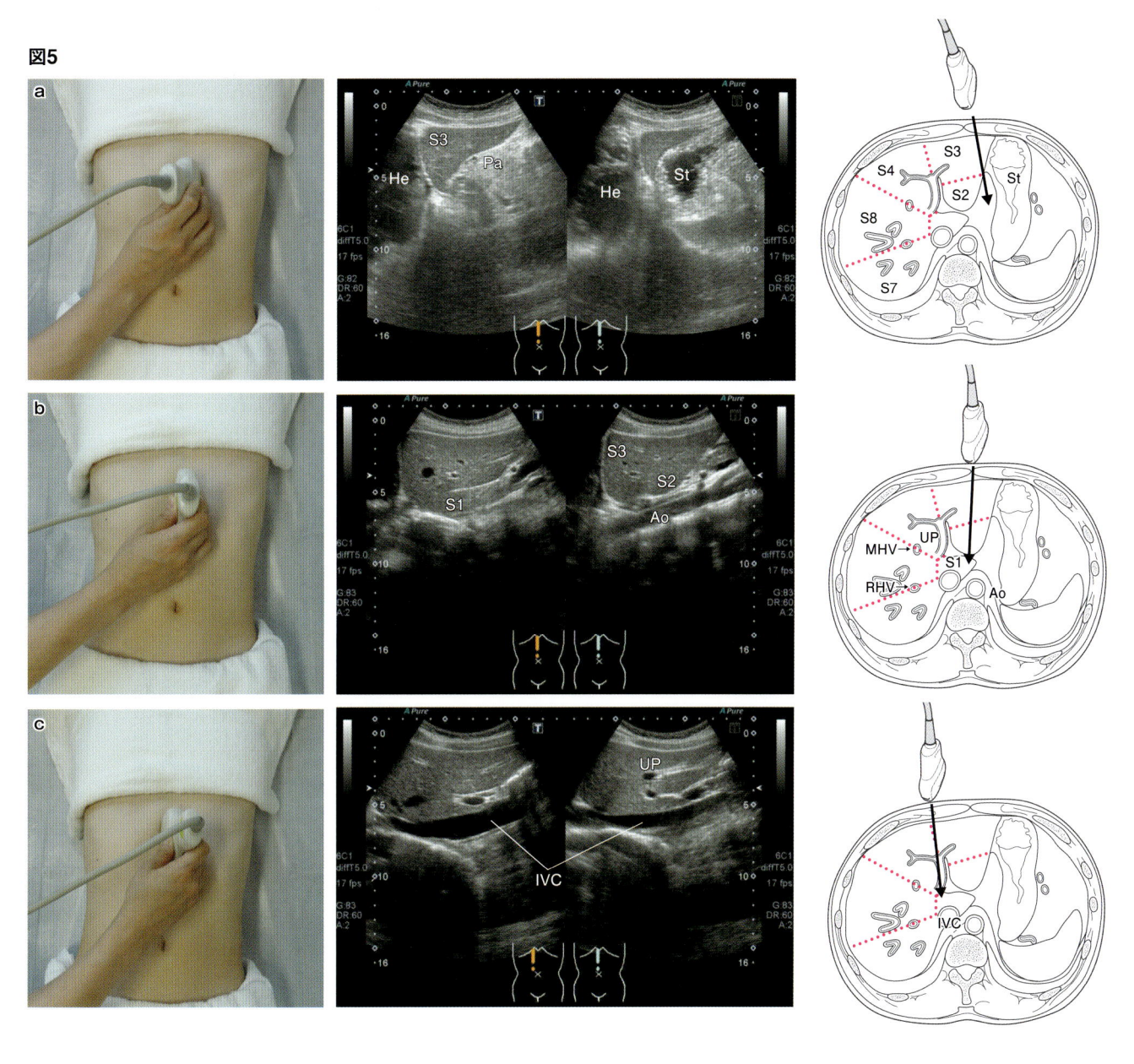

S1：尾状葉，S2：左葉外側後区域，S3：左葉外側前区域，S4：左葉内側区域，S8：右葉前上区域，St：胃，UP：門脈左枝臍部，MHV：中肝静脈，RHV：右肝静脈，Ao：大動脈，IVC：下大静脈

One Point Advice

- **心窩部縦断走査**

　この走査では肝左葉の形態、特に表面および下面の凹凸不整や、肝辺縁の鈍化、尾状葉の腫大を見るのに適しています。あわせて用手圧迫による肝の変形の程度も確認してください（**図6a**）。完成された肝硬変ではこの変形が乏しくなるので要注意です（**図6b**）。

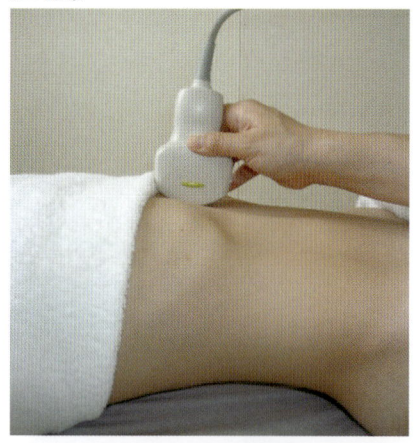

図6　　a：正常　　　　　　　　　　　　　　b：肝硬変

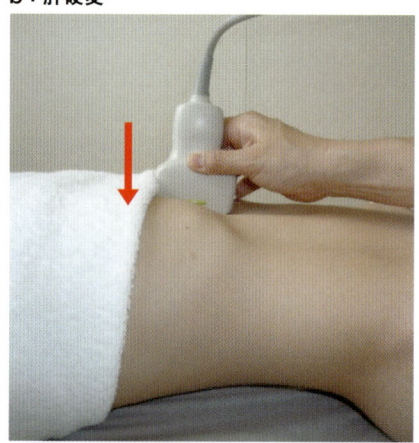

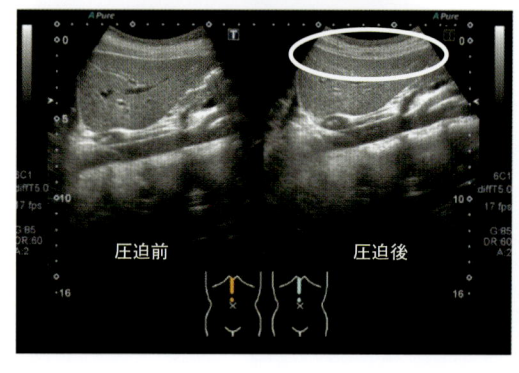

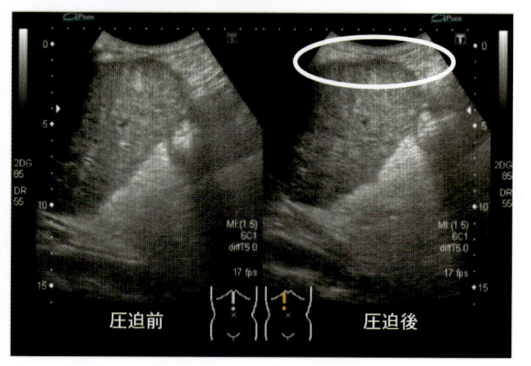

圧迫前　圧迫後　　　　　　　　　　圧迫前　圧迫後

④ 心窩部横断走査（図7）

①プローブを心窩部に横におき、吸気位で肝左葉外側を中心に上端から下端まで扇動走査を行います。

②次に、プローブを最も寝かせた状態にして頭側を見上げていくと、左葉外側後区域（S2）の上縁と心臓が見えてきます。肝が見えなくなるまで見上げたのち、少しずつプローブを起こしていくと左肝静脈が描出されます（**図7a**）。

③そのままさらにプローブを起こしていくと、門脈臍部（UP）および臍部より連続する門脈外側区域枝と門脈内側区域枝が描出されます（**図7b**）。

④この状態から、プローブを少し起こして、ほぼ腹壁に垂直にした状態で足側までわずかに扇動走査を行いながら肝が見えなくなるまで平行走査を行います（**図7c, d**）。

図7 心窩部横断走査

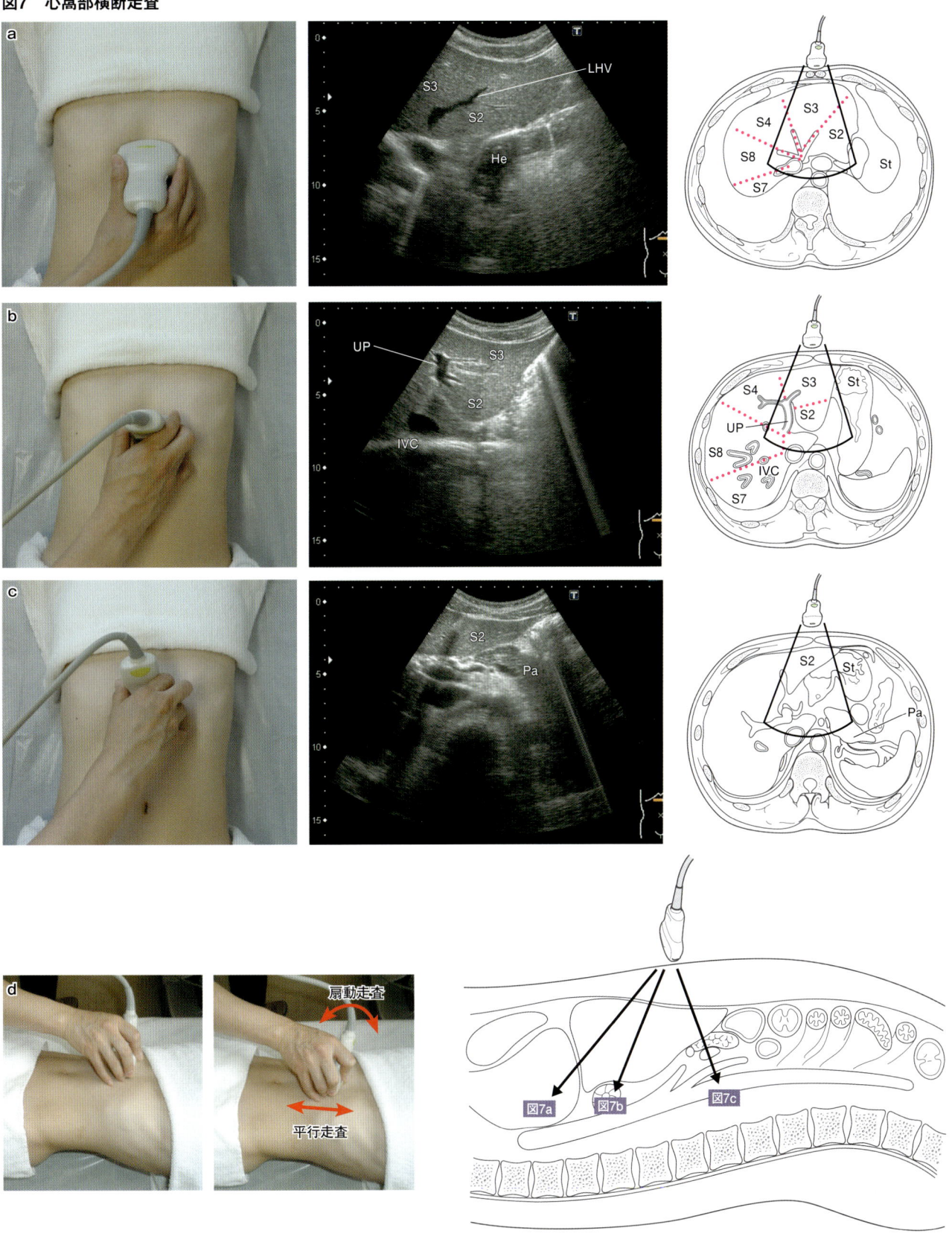

S2：左葉外側後区域，S3：左葉外側前区域，S4：左葉内側区域，S7：右葉後上区域，S8：右葉前上区域，St：胃，UP：門脈左枝臍部，IVC：下大静脈，Pa：膵臓

One Point Advice

- **心窩部横断走査**

    心窩部横断走査における左肋骨弓下走査の活用

    肝左葉外側の上縁を狙うようにしてプローブを左肋骨弓下におき，吸気位でプローブを肝左葉上縁が見えなくなるまで倒した後(**図8a**)，徐々に立てていきながら左葉の辺縁を観察します。足側へ傾けていく途中で，胃の噴門部(Cardia)から穹窿部にかけての観察も可能です(**図8b**)。プローブを起こしたのち，時計方向もしくは反時計方向へわずかに回転させることで，左枝臍部から分枝する左葉外側後区域枝(S2)と左葉外側前区域枝(S3)を末梢まで観察できます(**図8c**)。特にS2領域は胃の背側に潜り込んでいる例も多く，左葉外側後区域枝の末梢まで観察することで肝辺縁の見落としを防ぐことが可能となります。なお，当院ではこの断面で左葉のサイズも評価しています(p56肝のサイズ計測参照)。その後，プローブを水平移動させ外側区下端を観察していきます(**図8d**)。

    この走査方法は，痩せていて心窩部の幅が狭くプローブの両端が心窩部横断走査時に浮いてしまう場合や，左葉の辺縁が左肋骨弓下に張り出している症例で特に有効です。

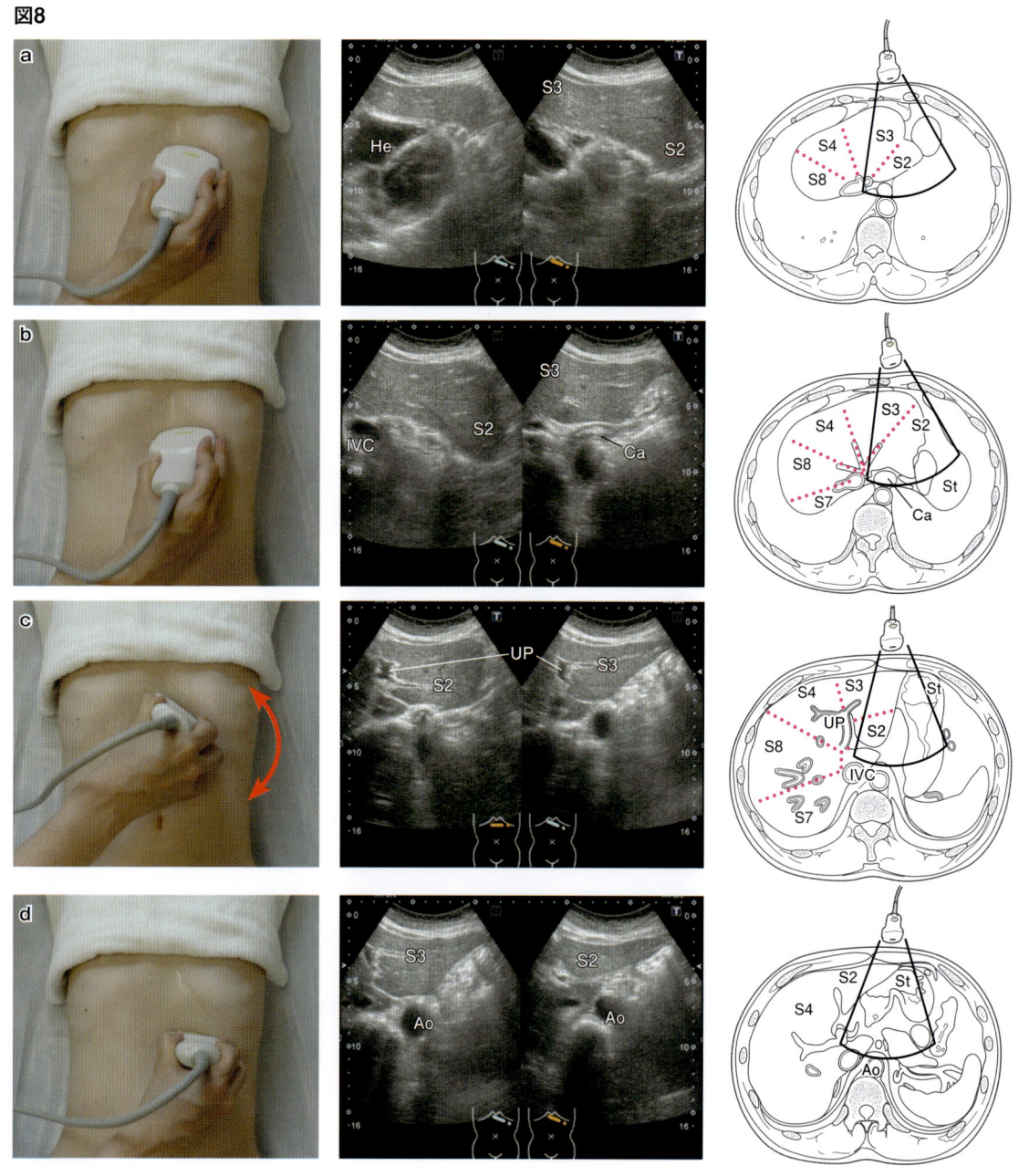

図8

S2：左葉外側後区域，S3：左葉外側前区域，S4：左葉内側区域，S7：右葉後上区域，S8：右葉前上区域，Ca：噴門部，St：胃，IVC：下大静脈，Ao：大動脈

⑤ 右肋弓下横断走査

①プローブを心窩部寄りの右肋骨弓下縁に沿っておき，吸気位で肝右葉が描出されなくなるまで扇動走査および平行走査を行います（**図9a**）。この断面では，S4，S1，S8，S7を中心に観察します。プローブを徐々に右側へ移動しながらこの走査を繰り返し行い，S8，S6なども含め肝右葉全体を観察していきます（**図9b**）。

②基本断面からプローブを最も寝かせた状態で右葉のドーム直下を観察しにいきます（**図9c**）。そこから徐々にプローブを起こして肝右葉を観察していきます。ドーム直下から中肝静脈が見え，門脈の左右両方の走行全体が観察されます（**図9d**）。門脈は走行異常の有無（ほとんどは正常だが，まれに先天性奇形を伴うことがある）や，口径不整（肝硬変などに伴う変化）などに注意して観察します。さらにプローブを起こしていき（扇動走査），かつ平行走査を組み合わせながら走査を行うと，右肝静脈，胆嚢，右腎が描出されます（**図9e**）。

　肝臓は大きい臓器であり，右葉（S5～S8）や左葉内側区域（S4）を右肋弓下走査では画面全体に肝実質が描出されることになります。初心者は，よく画面の中心に視線が向いてしまい，画面の両端に病変が描出されているのにもかかわらず見落とす傾向が強いです。これを防ぐには，いかなる場合（呼気と吸気の両方）でも画面から目を離さずに，画面全体を4分割ぐらいの視点で4回ほどスキャンを行って観察するとよいでしょう。

　慣れてくると，画面全体をぼんやりと眺めるような感覚で同じ断面を数回スキャンすることで，周囲と違う像（腫瘤像）を認識できるようになります。このような状況になってくるとスキャンする回数が減ってくるので検査時間も短時間で行えるようになってきます。

基本断面①（図9a, b）

図9

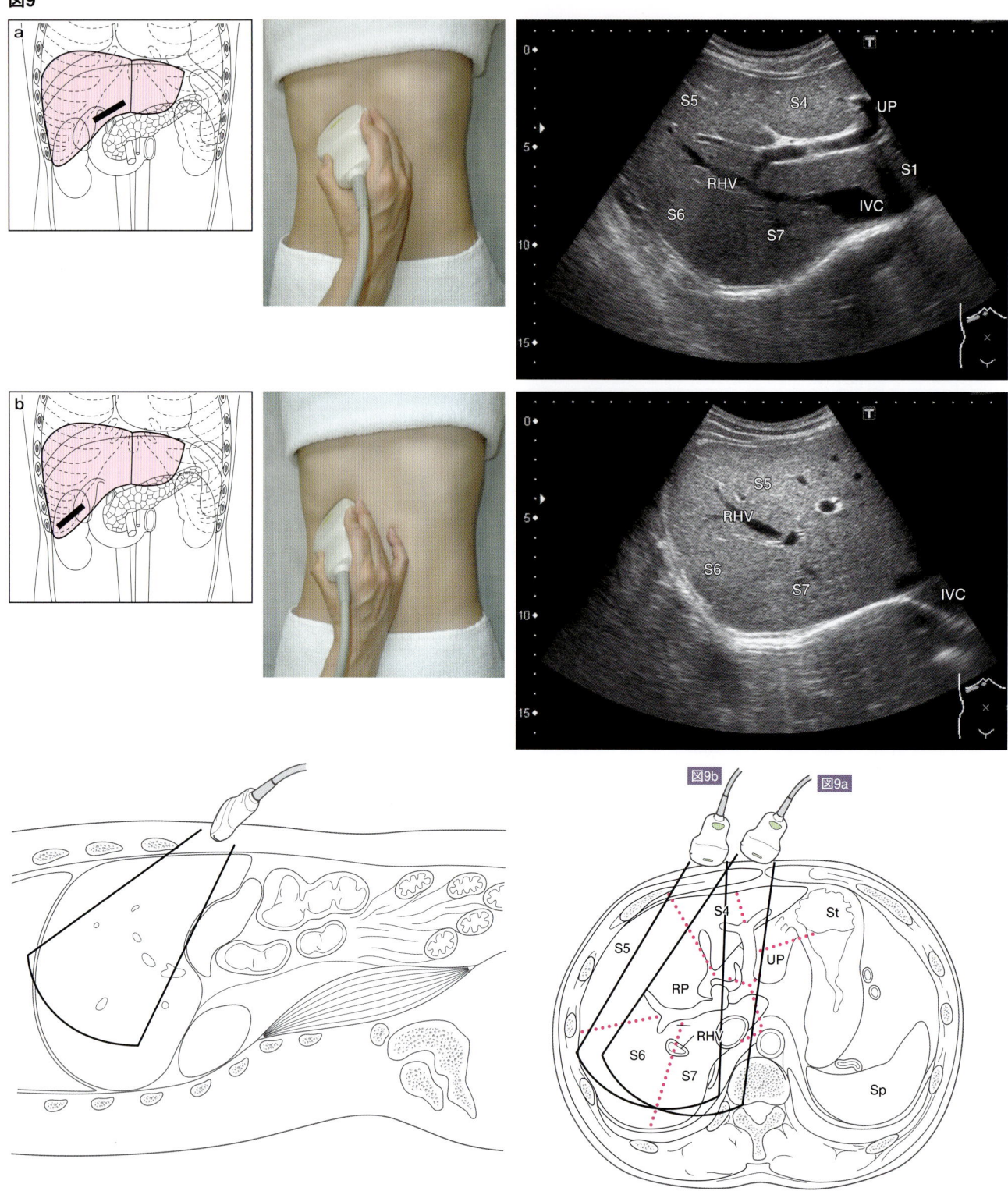

S1：尾状葉，S3：左葉外側前区域，S4：左葉内側区域，S5：右葉前下区域，S6：右葉後下区域，S7：右葉後上区域，UP：門脈左枝臍部，RHV：右肝静脈，IVC：下大静脈

基本断面②(図9c〜e)

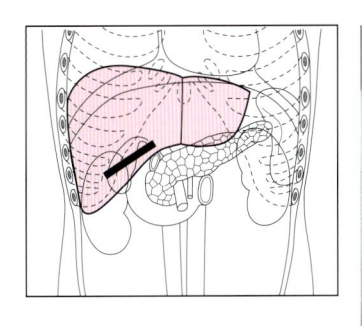

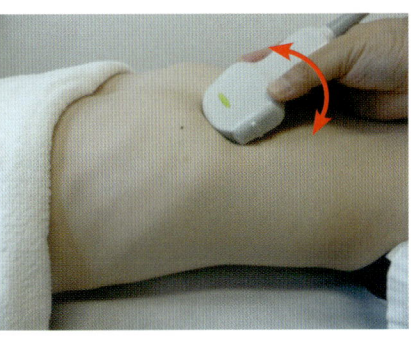

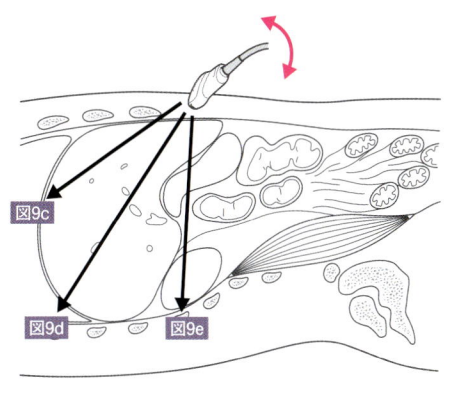

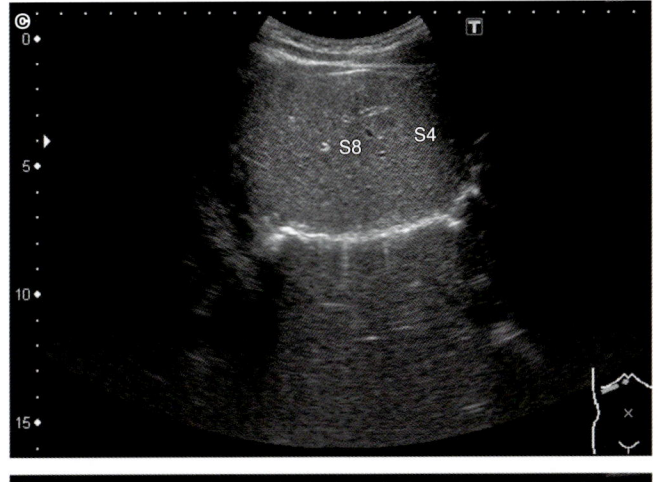

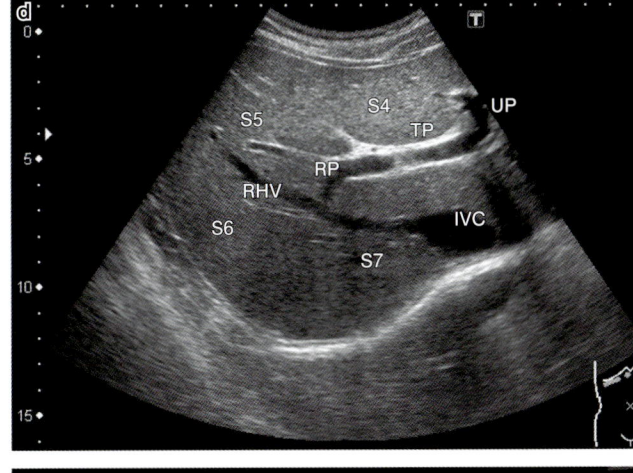

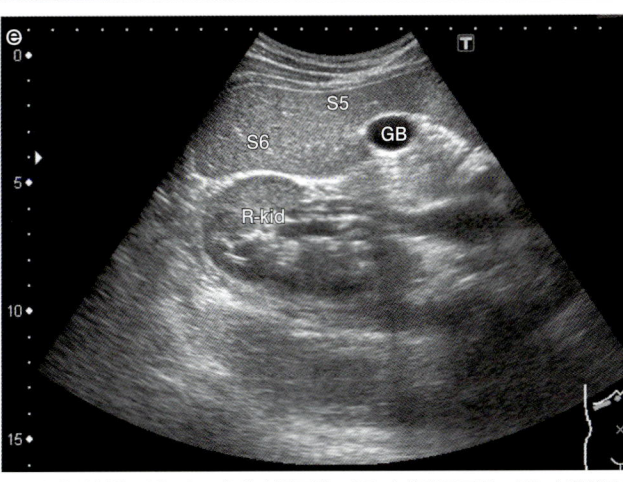

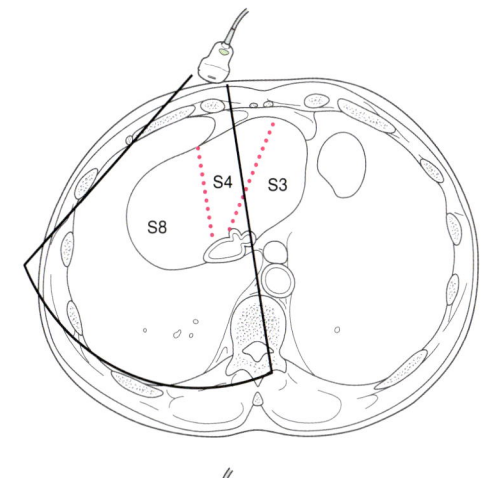

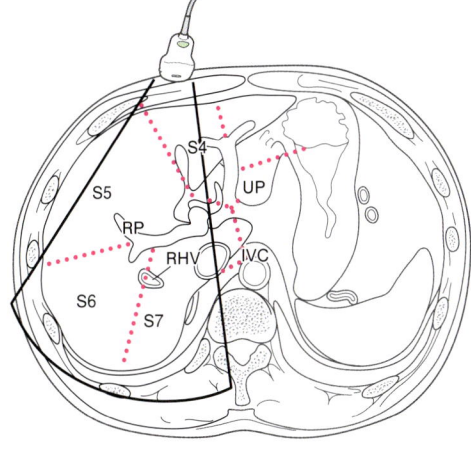

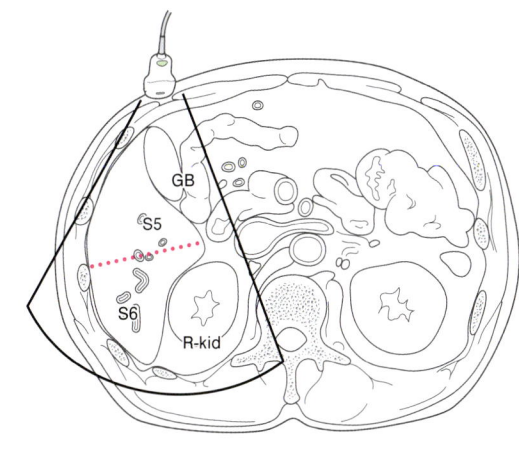

S3：左葉外側前区域，S4：左葉内側区域，S5：右葉前下区域，S6：右葉後下区域，S8：右葉前上区域，UP：門脈左枝臍部，RHV：右肝静脈，IVC：下大静脈，R-kid：右腎，RP：門脈右枝

肝の見落としやすい場所（図10）

　いずれも頭側は横隔膜が見えなくなるまで，足側は肝下面の辺縁が見えなくなるまでプローブを振り上げおよび振り下げを行うことが重要です。この際，超音波検査による肝の観察で，見落としやすい部位を認識したうえでの走査を常に心がけて行う必要があります。**図10**は見落としやすい部分を表したものです。特に肝右葉の頭側（S8）はドーム部ともよばれ，描出も容易ではなく，最も死角となりやすいです。また，右葉外側縁（S6）も同様です。これらを観察するには肋骨弓下からのみでなく，後述の肋間走査や体位変換（左側臥位など）および呼吸の調整などあらゆる手段を駆使しながら検査を行う必要があります。

図10　見落としやすい部分

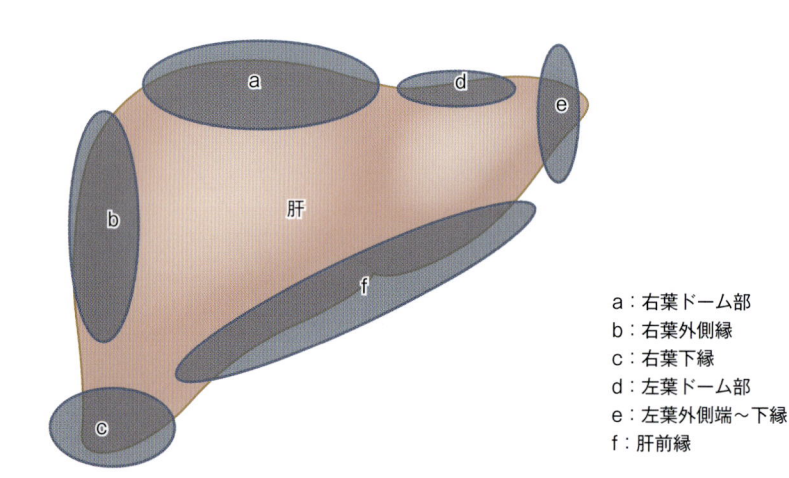

a：右葉ドーム部
b：右葉外側縁
c：右葉下縁
d：左葉ドーム部
e：左葉外側端〜下縁
f：肝前縁

横隔膜直下（ドーム下）の観察法のコツ（図11）

　右葉のドーム直下は，最も観察しにくく，かつ見落としやすい部分の一つです。そのため，ただプローブを当てるだけでは十分な観察とはいえません。

図11

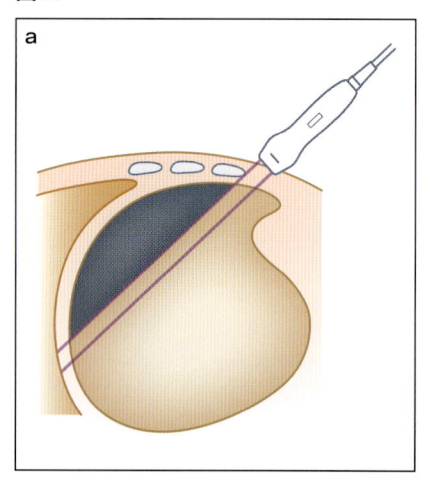

a：肋骨弓下に漠然とプローブをおき，見上げるだけでは横隔膜ドーム直下の腹壁側の部分は観察できない。

b：肋骨弓下にプローブを潜り込ませるように押しつけて見上げることで，横隔膜ドーム直下の腹壁側の部分が観察できるようになる。ただし，これだけでは，まだ不十分である。

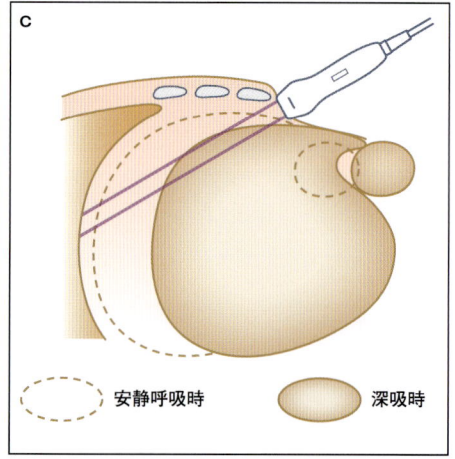

c：楽に呼吸をしてもらい，かつお腹の力を抜いてもらった状態でプローブを肋骨弓下に潜り込ませるように押しつけて見上げておき，その状態のまま深吸気をしてもらうことで，肝が下がり死角部分を少なくすることが可能となる。当たり前だが，必ず声をかけながらプローブを強く押しつける配慮が必要である。

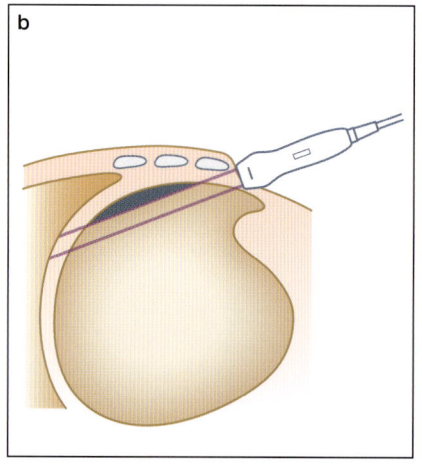

プローブの持ち方（図12）

　右葉や左葉のドーム直下を観察する際には，プローブを最も寝かせた状態で観察することとなりますが，大多数の人は図9の持ち方で行っているのではないでしょうか。この持ち方でもプローブを浅く持つことでほとんど問題になることはありませんが，自分の手の甲がプローブと患者の間に位置するため，手の甲が邪魔となってプローブを十分に寝かせられないことがあります。その際に筆者はプローブを図12の持ち方に切り替えて，肋骨弓下にプローブを潜り込ませ，えぐるような感覚で肝のドーム直下を観察しています（横隔膜直下（ドーム下）の観察法のコツを参照）。

　また，吸気状態でいきなりプローブを強く押し当てるのではなく，息を吸ってもらう前（自然な呼吸状態）からプローブを押しつけ，潜り込ませた状態にしてから深吸気をしてもらったほうが患者への苦痛も少なく，プローブも押しつけやすいことが多いです。その際にも画面から目を離すことなく，呼吸により肝が移動していく様子に注意を払うことで，特に多重反射の影響を受けやすい肝表面の病変の見逃しを防ぐこともできます。

　図12a〜dは，実際の走査で特に見落としやすいとされる右葉ドーム直下（S8）から右葉外側縁（S5・S6）および右葉下縁（S6），肝前縁（S7）における当院の観察断面を示したものです。**図12a，b**は主に扇動走査で観察しています。その後，扇動走査だけでなく平行走査を組み合わせながら，**図12c，d**の断面の観察を行っていきます。しつこいようですが，肝が見えなくなるまでプローブ走査を行い，画面から目を離さないことが重要です。

図12　　　　　　　　　　　　　　　　　　　　　　　　　　　　　　　　　　　　　　　◯は見落とさないポイントを示す。

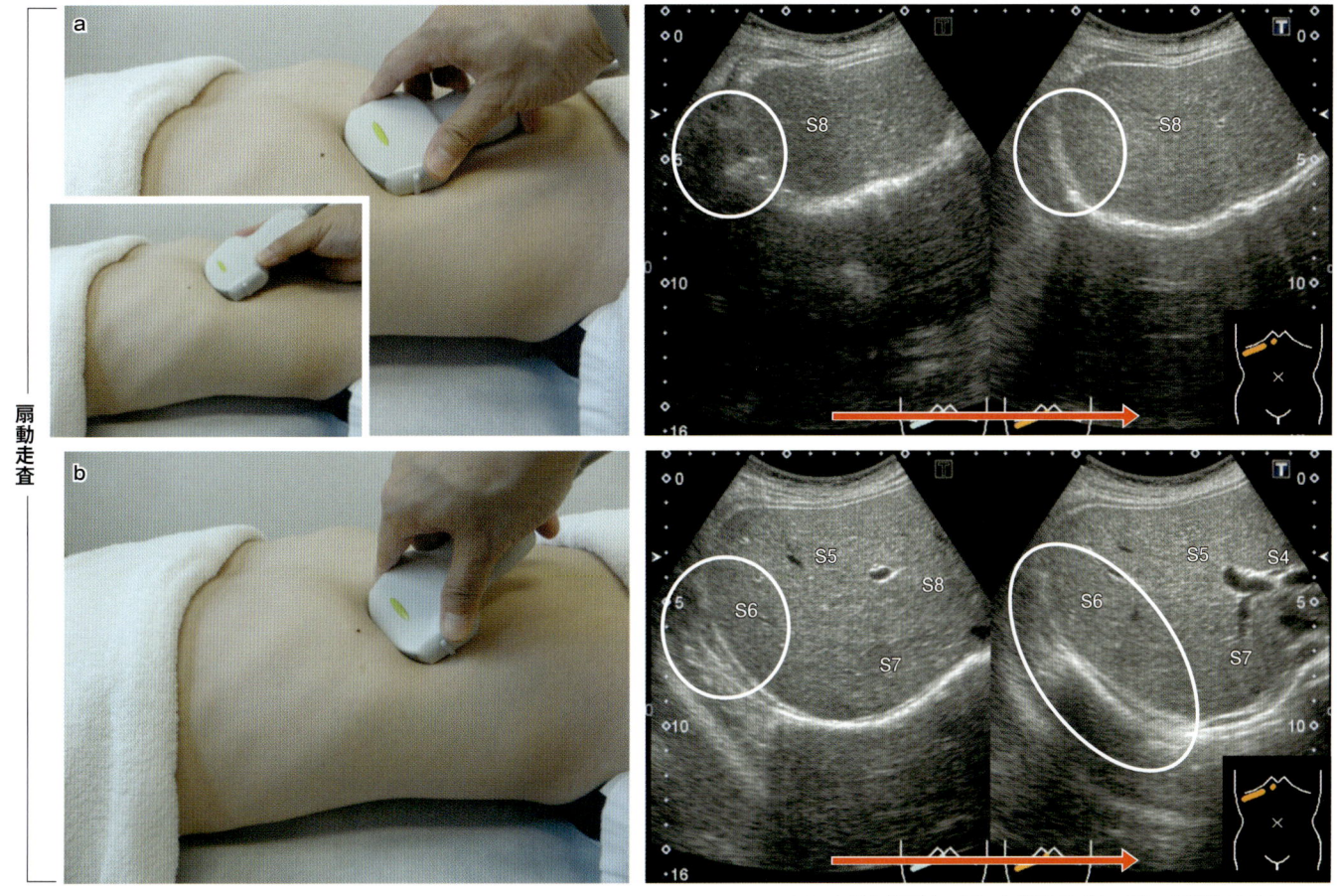

扇動走査

S4：左葉内側区域，S5：右葉前下区域，S6：右葉後下区域，
S7：右葉後上区域，S8：右葉前上区域，GB：胆囊，R-kid：右腎

図12 つづき

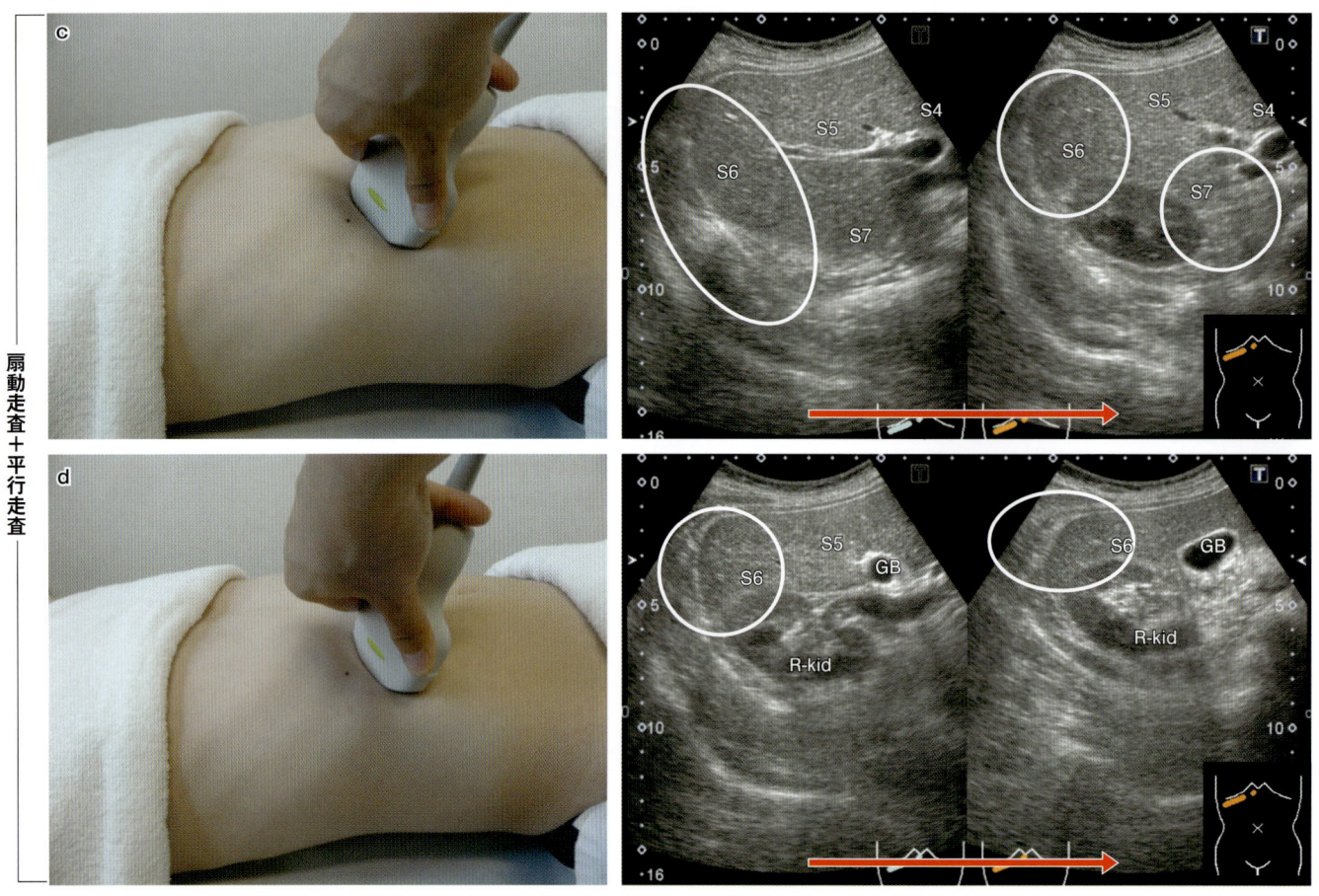

扇動走査＋平行走査

S4：左葉内側区域，S5：右葉前下区域，S6：右葉後下区域，S7：右葉後上区域，S8：右葉前上区域，GB：胆嚢，R-kid：右腎

⑥ 体位変換の功罪（図13）

　肝臓や胆嚢が横隔膜側へ挙上し，肝前面に消化管ガスが覆い被さっているような症例では，仰臥位での肋弓下走査で観察困難なことが多いです。そのような場合，左下側臥位にして検査を行うと，肝臓が左前下方，つまり腹壁側へ覆い被さるように移動するため，観察がしやすくなることが多いとされています。

　実際にそのとおりですが，左下側臥位での観察が必ずしも万能というわけではなく，逆に体位変換を行うことで見にくくなる状況も起きうることを知っておく必要があります。当院では仰臥位で観察困難な症例でも，まず基本として仰臥位での検査を一通り行うように指導しています。これは，"必要最低限な情報を仰臥位でも得られるようになっておくべき"といった考えからきており，寝たきりなどで体位変換が困難な症例はうまく検査できないといった状況に陥らないようにするためです。また仰臥位で，普通に観察できる場所が見えない場合でも単純に体型の問題と決めつけるのではなく，何らかの異常事態（所見）が影響を及ぼして観察困難となっている可能性も考慮しなければないけません。超音波検査において限られた時間内で異常を発見するためには，手技や体位を含む検査環境を一定にすることも重要であり，仰臥位で一通り検査を行ったのちにどうしても視野が得られなかった場所について，さまざまな体位変換を行い検査するように指導を行っています。

図13　体位変換
a：仰臥位　　　　　　　　　　　　b：左下側臥位

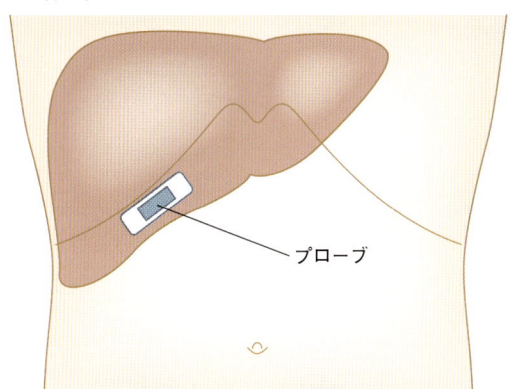

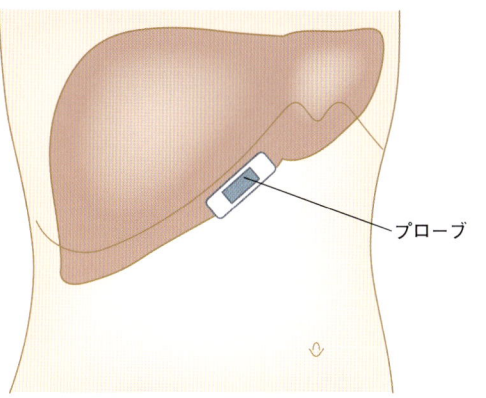

プローブ

プローブ

● 左下側臥位での観察

　左下側臥位で観察することで，個人差はありますが図13a，bのように肝の位置が変化します。プローブを同じ位置においた状態では，当然ながら仰臥位で観察した場合とは病変の位置が異なってきます。特に腹壁に近い病変は体位変換によって，よりプローブに近づくため多重反射などの影響をうけ，逆に見えにくくなることもあります。このため仰臥位での観察時と異なり，呼吸も深吸気ではなく少し吸った程度で観察したほうがよい場合もあります。超音波検査の極意の一つとして，患者の呼吸を自在に操るテクニック（話術）も身につけておきましょう。

⑦ 右肋弓下縦断走査　基本断面（図14）

　観察は横隔膜直下右葉ドーム→右側面を含む右葉中部（観察が困難な場合は左側臥位にして観察）→腎を含む右葉下部→右葉中央上方→右葉中央肝門部周辺→横隔膜直下左葉内側区域の順に右肋弓下横断走査で画像の記録（図9，図12）を行ったのち，次いでブラインドになりやすい肝前縁を（左葉から右葉まで）まんべんなく縦断走査で観察します。

図14

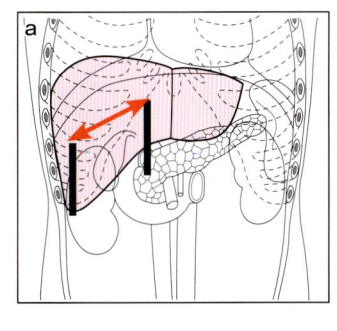

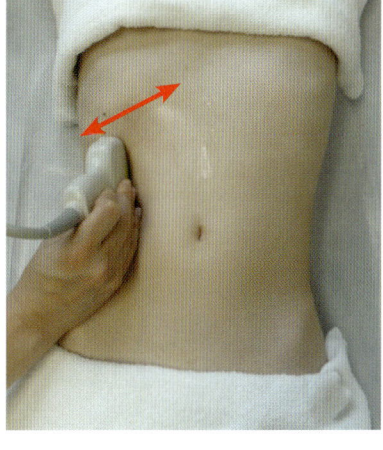

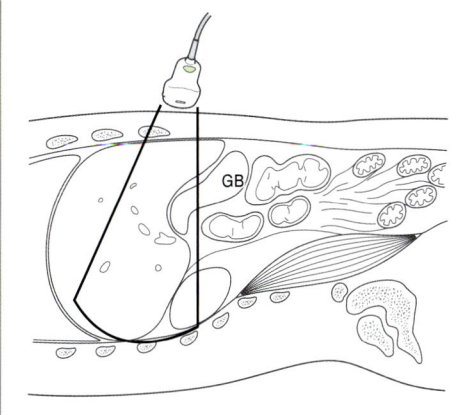

GB：胆嚢

図14　つづき

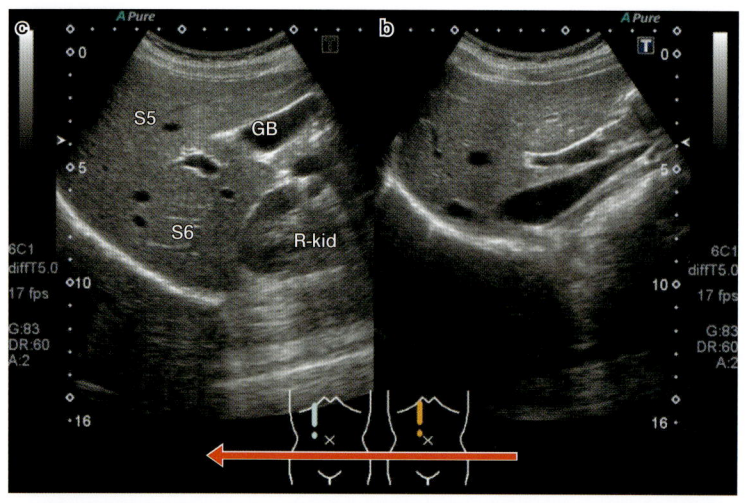

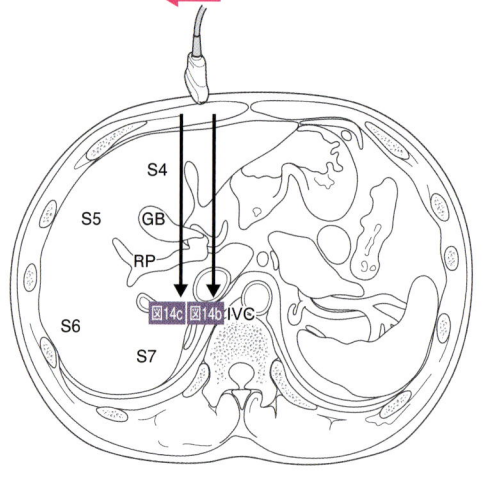

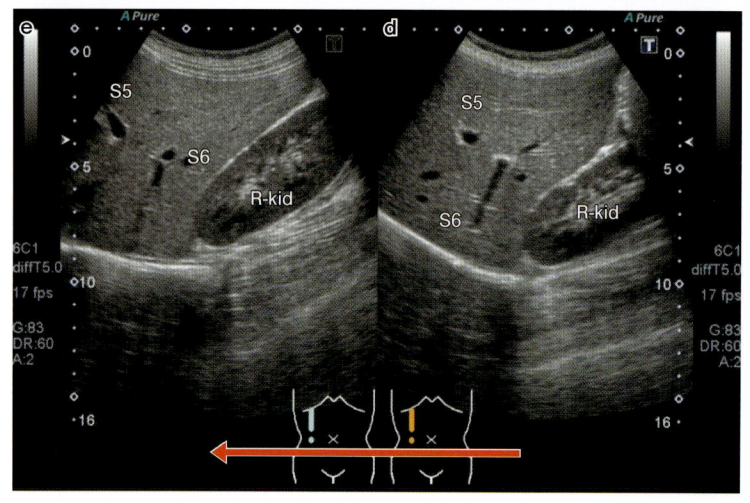

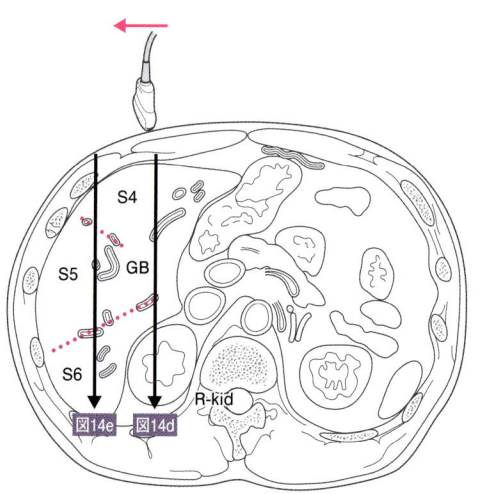

S4：左葉内側区域，S5：右葉前下区域，S6：右葉後下区域，S7：右葉後上区域，GB：胆嚢，RP：門脈右枝，IVC：下大静脈，R-kid：右腎

　プローブを右季肋部に縦におき，基本は吸気位で観察を行います(図10a)。肝前縁周辺の病変，前縁から下方に突出するような病変は，右肋弓下横断走査では見落とす危険性が高いとされています。基本的に見づらい部位ではなく，注意して前縁に沿って縦断走査で連続的に観察し，見落としのない検査を心がけましょう(図14b，c)。この走査では，併せて後述の胆嚢長軸断面や門脈本幹，肝外胆管などが観察できます。

　なお，当院では，走査中に病変を見つけた場合でも，まずは一通りスクリーニングを終えた後，病変の観察を行うように指導しています。これは初心者の頃は，病変ばかりに気を取られることで，全体の観察に注意がいかなくなってしまう傾向にあるためです。なお，限局性病変の記録をとる場合には，横断・縦断・肋間走査の3方向から十分に観察し特徴的な像の記録を行うようにします。

プローブ走査(図15〜17)

　プローブ走査のコツとしては，図15に示すような走査方法(扇動・平行・回転)が主に挙げられます。扇動走査が最も重要な走査法です。図17は縦断走査による扇動走査の一例ですが，なるべく支点(超音波ビームの入射部)をずらさないようにしてプローブを傾けるのが重要といえます(前後扇動走

査）。しかし，扇動走査のみでは**図16**のように肝表面の上縁・下縁が死角となってしまいます。この点を理解したうえで扇動走査と平行走査および回転走査を上手に使いわけ，プローブによる圧迫を調整しながら，患者の呼吸を自在にコントロールして，プローブ走査を行っていくとよいでしょう。

図15　プローブ走査のコツ①

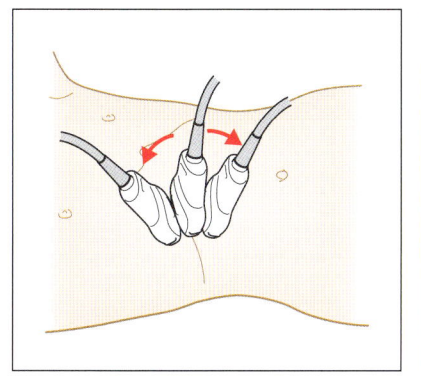

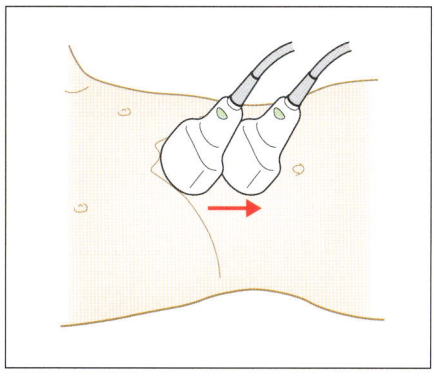

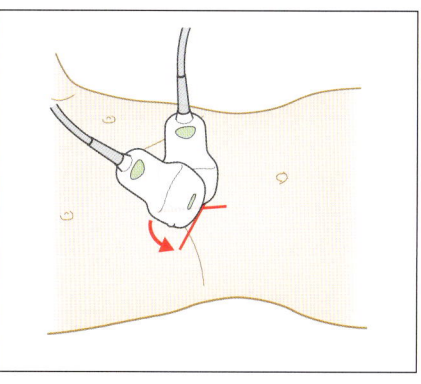

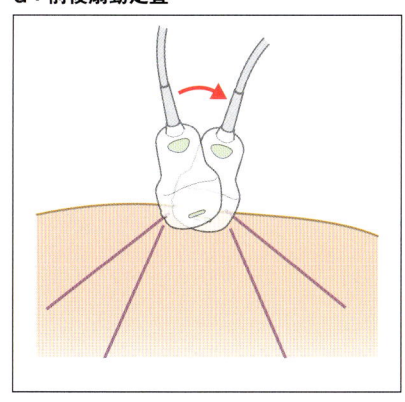

a：左右扇動走査　　b：左右平行走査　　c：回転走査

d：前後扇動走査　　e：前後平行走査

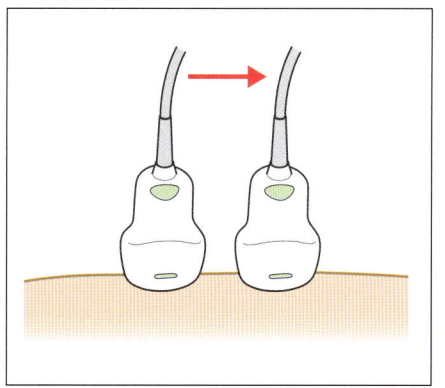

図16　プローブ走査のコツ②

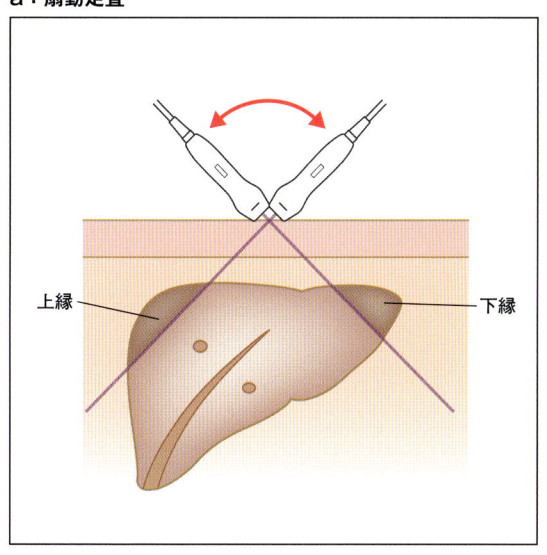

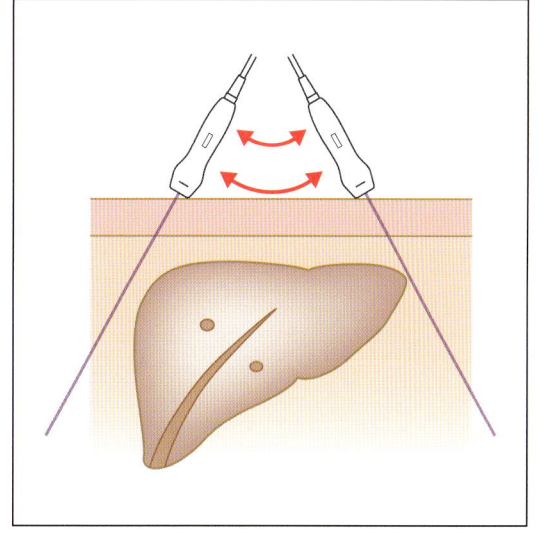

a：扇動走査　　b：平行走査

上縁　　下縁

図17　プローブ走査のコツ③

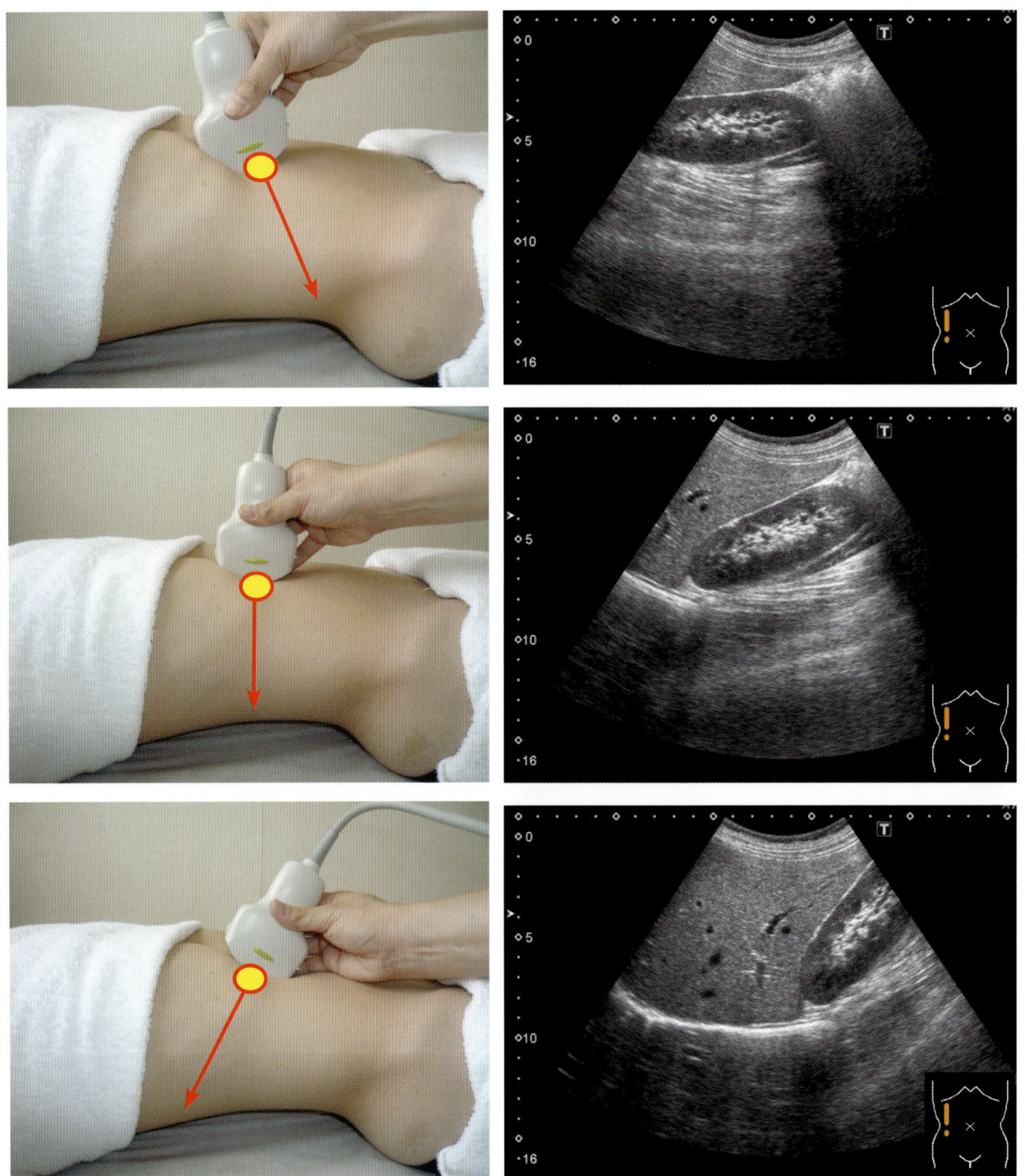

48

⑧ 肝腎コントラストの観察（図18）

　脂肪肝の有無を観察するのに多く用いられる断面である肝腎コントラストの観察は，漠然と肝・腎を描出すればいいというわけではありません。肝腎コントラストの有無をみるのには，腎が肝の背面に位置するような断面での評価は極力避け，肝と腎がなるべく同じ高さになるように前後の扇動走査を行い（p48**図17**走査参照）画像を記録します。

　また，肝実質の減衰の程度を評価するには，なるべく脈管の長軸断面が描出されない断面で減衰を評価するとよいといえます。これは脈管が写り込むことによって，減衰の評価が正しくできないこともあるためです。なお，肝実質の減衰がないのにもかかわらず，肝腎コントラストが陽性を示す場合は，必ず脾腎コントラストも観察して比較を行います。脾腎コントラストが陽性の場合は，単純に腎皮質の透過性がよいために肝腎コントラストが偽陽性として観察されているだけであり，安易に脂肪肝と判断してはいけません。この肝腎と脾腎コントラスト記録時の注意点としては，肝腎コントラストを記録したときと同じ条件（GAIN，STCなどを変えない）で比較画像を記録する必要があります。なお，当院での肝腎コントラストの有無を記録する断面では，**図18a**の写真を記録し，肝腎コントラスト陽性例では，比較のため脾腎コントラストを並べた像を記録するようにしています（**図18b，c**）。

One Point Advice

・脂肪は高エコー？

　「脂肪肝では肝実質が高エコーを呈する」。これは，脂肪だから高エコーなのか？ということですが，そうではありません。その理由は，脂肪滴と非脂肪組織との境界面が無数に存在するためで，脂肪自体が高エコーを呈するわけではないことを理解しておく必要があります。

　一つの実験例として，マーガリンを温めて溶かし液状となった状態を超音波でスキャンすると水と同様，無エコーに描写されます。しかし，冷やして固形化したマーガリンをスキャンすると高エコーに描写されます。これは冷えて固形化する過程でマーガリンの内部に無数の微小気泡が混入するためで，脂肪＝高エコーと単純に考えてはいけない一つの証明です。表在性腫瘤の脂肪腫が必ずしも高エコーでなかったり，普段の腹部超音波検査で当たり前に経験していることではありますが，同じ脂肪組織であっても後腹膜や腸間膜の脂肪織は高エコーに，腹壁の腹膜前脂肪組織は低エコーに描出されるなどがよい例であり，脂肪組織は間質の多寡により高エコーにも低エコーにも描出されることがあることを知っておく必要があります。

図18

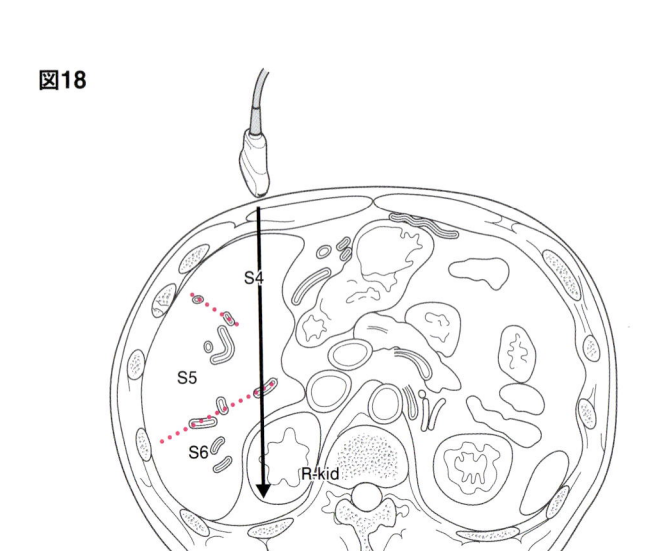

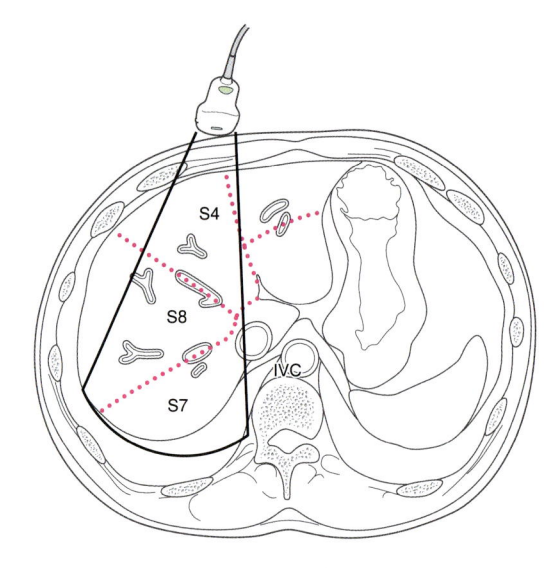

a：当院での脂肪肝の評価断面

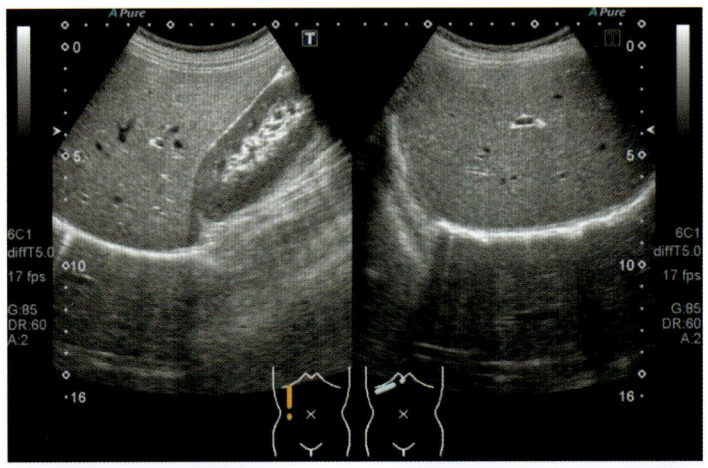

b：肝腎コントラストやや陽性（±）　脾腎コントラスト陽性（＋）

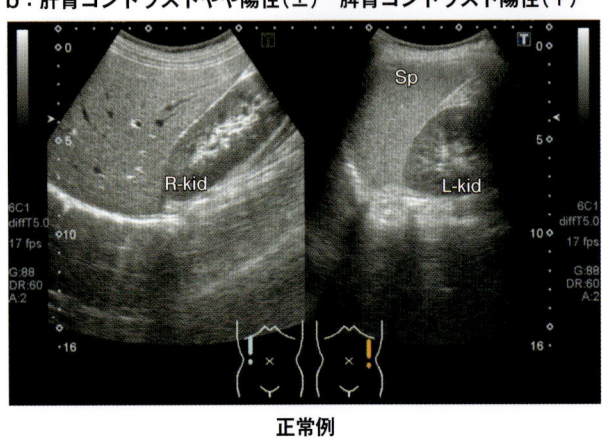

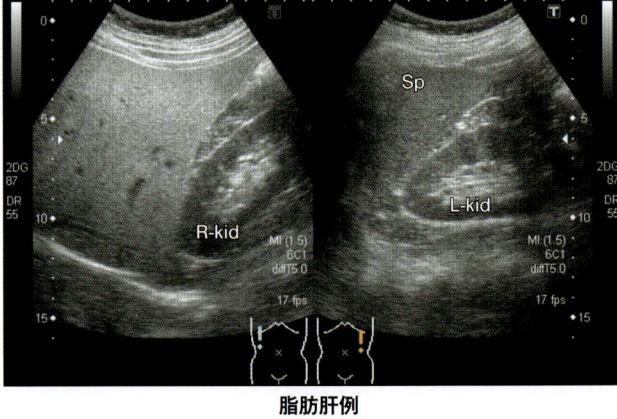

正常例

c：肝腎コントラスト（＋）　脾腎コントラスト（－）

脂肪肝例

S4：左葉内側区域，S5：右葉前下区域，S6：右葉後下区域，S7：右葉後上区域，S8：右葉前上区域，IVC：下大静脈，R-kid：右腎，L-kid：左腎

⑨ 右肋間走査　基本断面（図19）

　プローブを右肋間の前腋窩線くらいの位置におき，呼吸を調節しながらそれぞれの肋間において肝右葉が描出されなくなるまで扇動走査を行います。呼気位においてプローブをやや腹側寄りの肋間におくと，基本画像である門脈前区域枝から前上区域枝と前下区域枝が分岐する断面が描出されます（**図19**）。肋間走査のはじめとして，深吸気と呼気位のどちらがより広く肝を観察できるかは，個人によって異なるため，まずは通常の呼吸状態で観察を始めてください。

図19

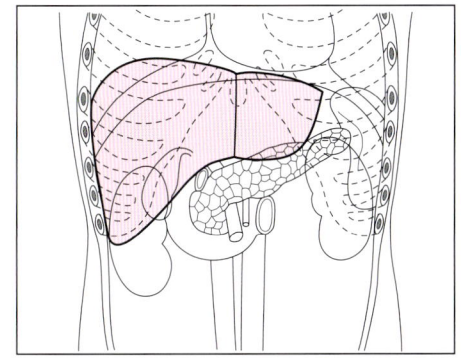

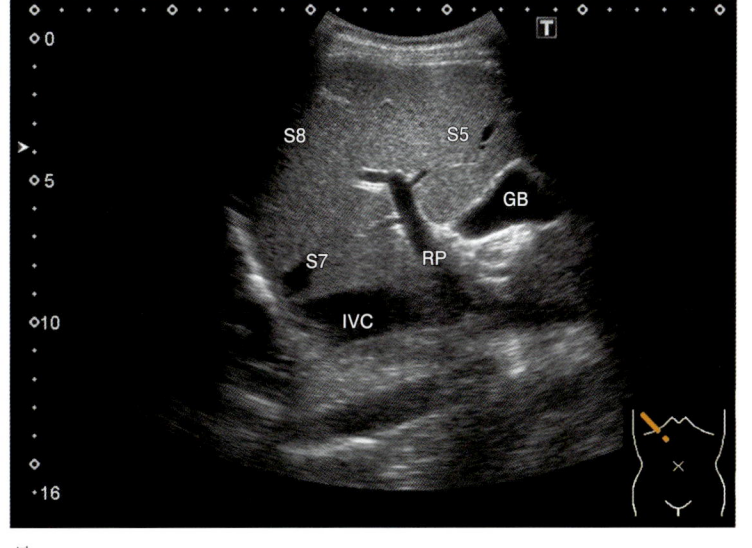

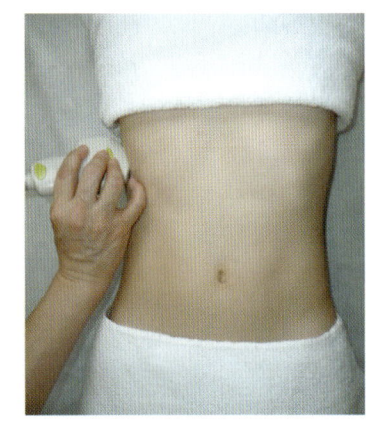

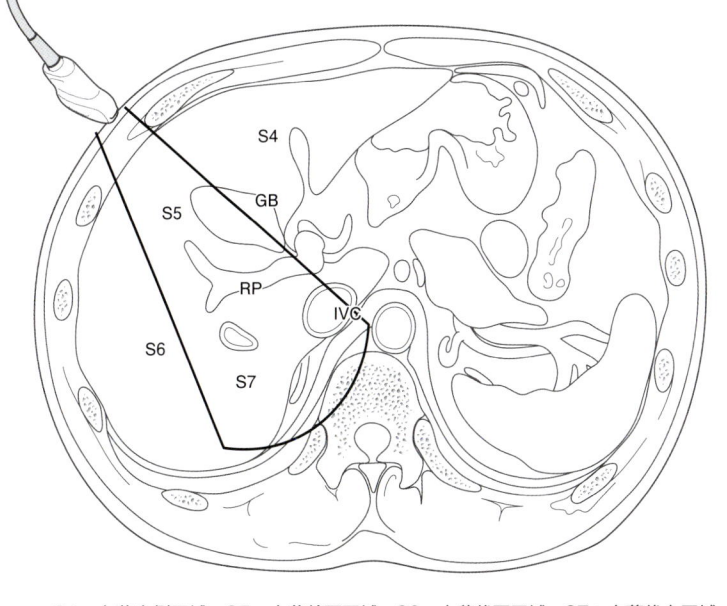

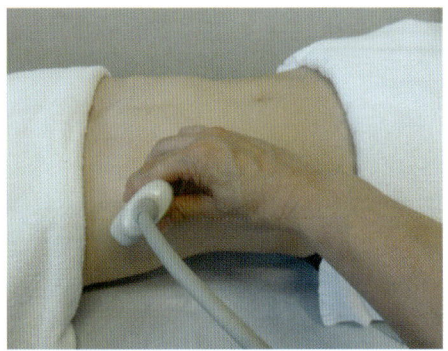

S4：左葉内側区域，S5：右葉前下区域，S6：右葉後下区域，S7：右葉後上区域，S8：右葉前上区域，GB：胆嚢，RP：門脈右枝，IVC：下大静脈

⑩ 右肋間走査　基本断面の検査法（図20）

　基本断面の位置（**図20b**）でプローブを左側（心窩部寄り）に傾けると中肝静脈が比較的長く描出されます（**図20a**）。再びプローブを基本画像に近い断面（**図20b**）に戻し，今度は背側にプローブを扇動走査していくと，門脈後上区域枝と後下区域枝が分岐する断面が描出されます（**図20c**）。そこからさらに背側にプローブを傾けていくと肝右葉と接する右腎が描出されます。これら一連の扇動走査をあらゆる肋間で行う必要があります。

　なお，肋間走査では肝右葉のみの観察しかできないと思い込んでいる人も多いようですが，少なくとも左葉内側区域（S4）までは十分に観察することが可能であり，時には肋骨を無視してダイナミックに観察することも重要です。

図20

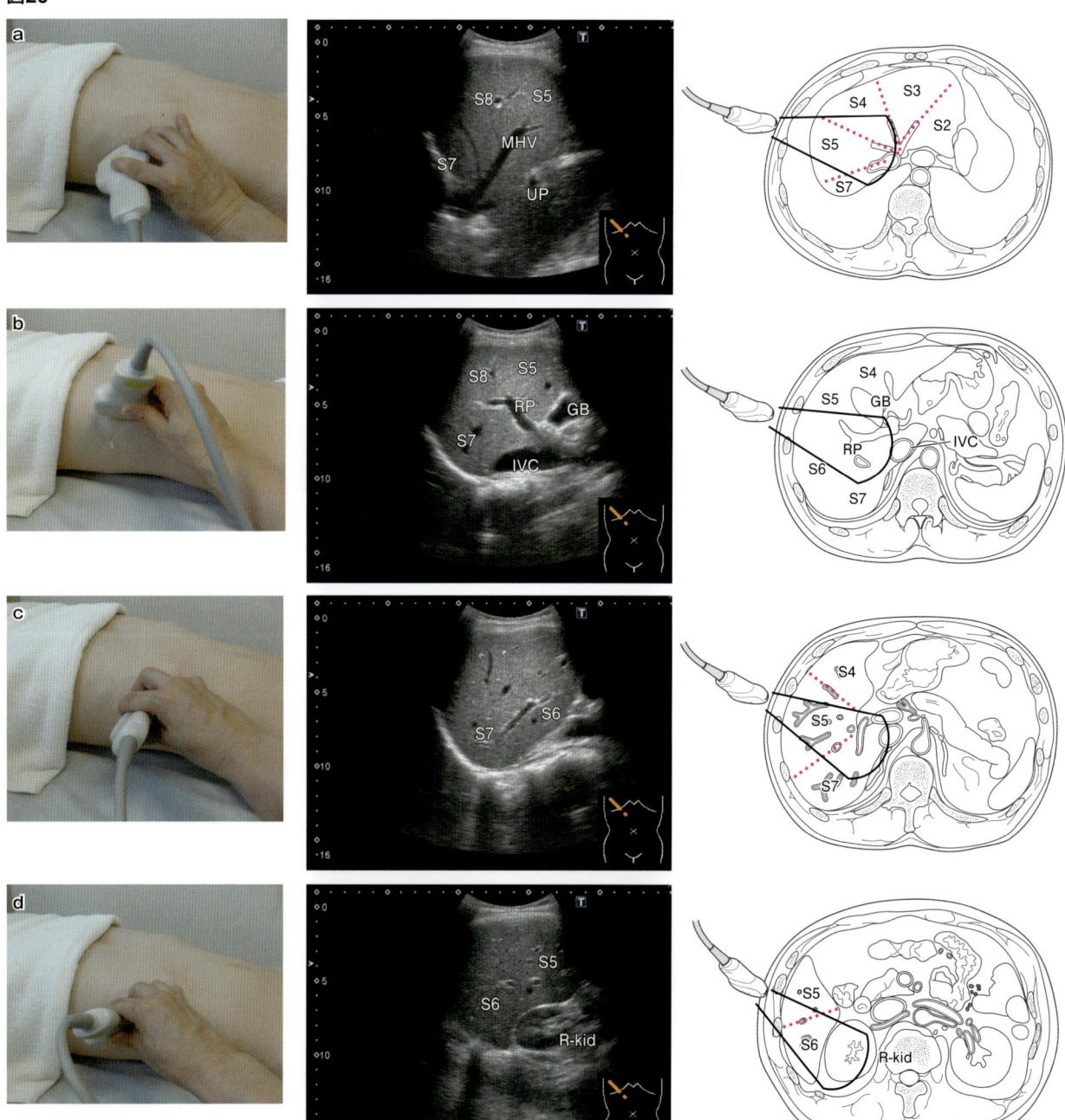

S2：左葉外側後区域，S3：左葉外側前区域，S4：左葉内側区域，S5：右葉前下区域，S6：右葉後下区域，S7：右葉後上区域，IVC：下大静脈，R-kid：右腎

⑪ 右肋間走査 プローブの位置と持ち方（図21）

　肋間走査のプローブの持ち方で一般的なのは，**図21a**のような持ち方ではないでしょうか。しかし，肝臓が極端に挙上しているような例では，プローブをより肋間の背側にずらして観察しないといけない場合があります。そのような場合に，筆者はプローブを**図21b**のように握り，走査を行っています。また，この背側寄りの肋間走査は特に右葉後区域の横隔膜直下の観察に優れており，プローブを最も頭側に傾けると右肝静脈と中肝静脈の合流部付近が描出され（**図21b**），そこから徐々に起こしていくとS7領域が大きく観察できます（**図21c**）。さらに足側へ見下ろすように傾けていくと，右腎と接するS6領域が観察できます（**図21d**）。**図20**の断面と大差がないようにみえますが，より横隔膜側と右葉の辺縁が観察できていることとなり（p43**図10b，c**の領域），この部分は肋弓下走査で観察しにくい部分でもあります。なお，これらはすべて観察する部位に応じて呼吸を工夫することが重要です（どちらかというと吸気での観察が多い）。

図21

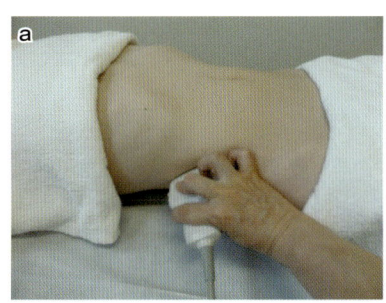

S2：左葉外側後区域，S3：左葉外側前区域，S4：左葉内側区域，S5：右葉前下区域，S6：右葉後下区域，S7：右葉後上区域，S8：右葉前上区域，St：胃，IVC：下大静脈，R-kid：右腎

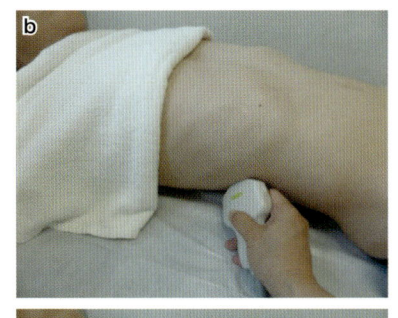

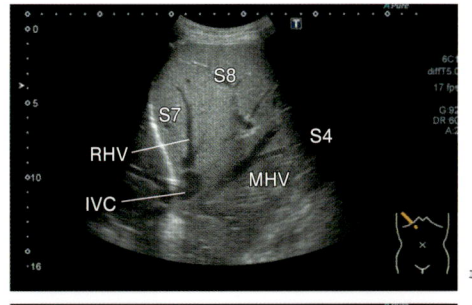

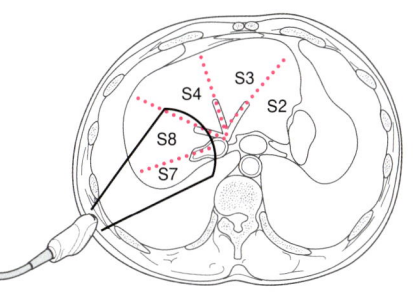

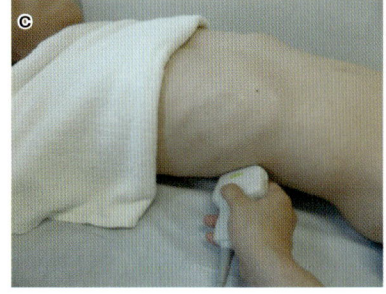

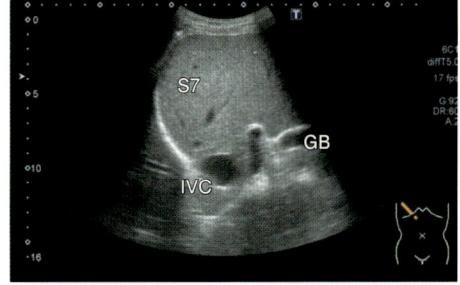

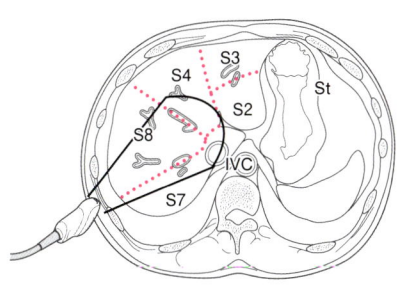

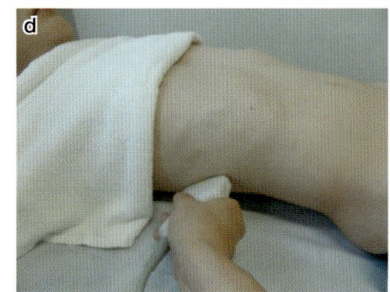

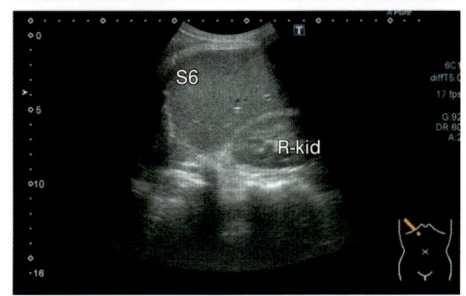

肋間走査でのプローブ走査のコツ（図22）

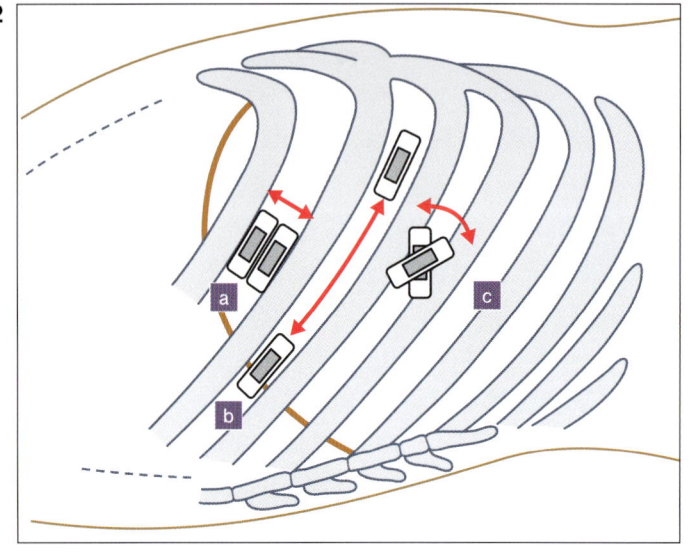

図22

多くの初心者は，肋間にプローブを当てたらそのままの位置で扇動走査をし，肋骨が邪魔をして視野が得られないと考えがちです．しかし同じ肋間の位置でも肋間の幅が広い症例においては，ほんの少しですがプローブを上下に平行移動するだけで，思いのほか，視野が広がります（**図22a**）．さらに，各肋間を順番に観察する際には，肋間の腹側から背側にかけてプローブをずらしながら肝全体をくまなく走査していきます（**図22b**）．また，肋間から門脈や胆管など細長いものを描出するのは容易ではありませんが，その場でプローブをある程度回転（**図22c**）させて観察することで描出可能となることも多く，肝区域を判断する際に有効といえます．これらの走査により肋骨の音響陰影が気になってしまうと思われるかもしれませんが，多方向からの観察と呼吸調整により肝を移動させることで，これらの死角も観察することが可能であるため，ぜひ試してみる価値はあるといえます．特に，肝が挙上していて肋弓下走査での観察が困難な症例では，肋間走査の重要性が高くなるため，肋間走査のテクニックを身につけることが，病変の見落としを防ぐことにつながります．なお，肋間の幅が狭い症例ではセクタプローブでの観察も有用です．

肋間走査での呼吸調節（図23）

肋間走査では，肋弓下走査以上に呼吸調節がポイントとなります．肋弓下走査ではほとんどの場合で深吸気での観察となりますが，肋間走査で横隔膜直下を観察する際には呼気で行うほうがよい場合が多いです．吸気もしくは呼気のどちらでの観察が見やすいのかは患者によって異なるため，肋間走査では自然な呼吸の状態で観察を始めるとよいでしょう．

図23

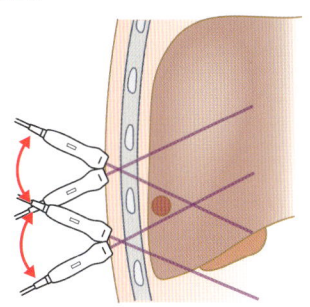

呼吸を止めた状態で走査を行っても，肋骨直下の病変は観察困難となる。

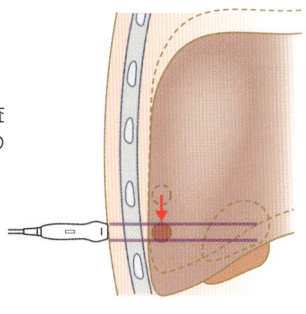

呼吸を止めない状態であれば，肝が呼吸によって移動するため，見落としを減らすことができる。

肝の計測方法①大藤らによる評価法[1]（図24）

　最も多く用いられている手法と思われます。左葉と右葉に分け大きさを計測します。左葉は，最大吸気時に腹部大動脈を含む矢状断面像で計測し，右葉は最大描出時に右側胸壁中腋窩線付近での前額面像で計測します。しかし，この方法は経過観察には問題ありませんが，個々のばらつきが大きいため個体間の比較は困難なことが多いといえます。

　また，痩せ形の症例では左葉の上下径は正常値を超える例が多くみられます。しかし，そのような場合のほとんどは前後径の厚みがないことが多く，上下径と前後径のバランスを鑑みて評価を行います。

図24

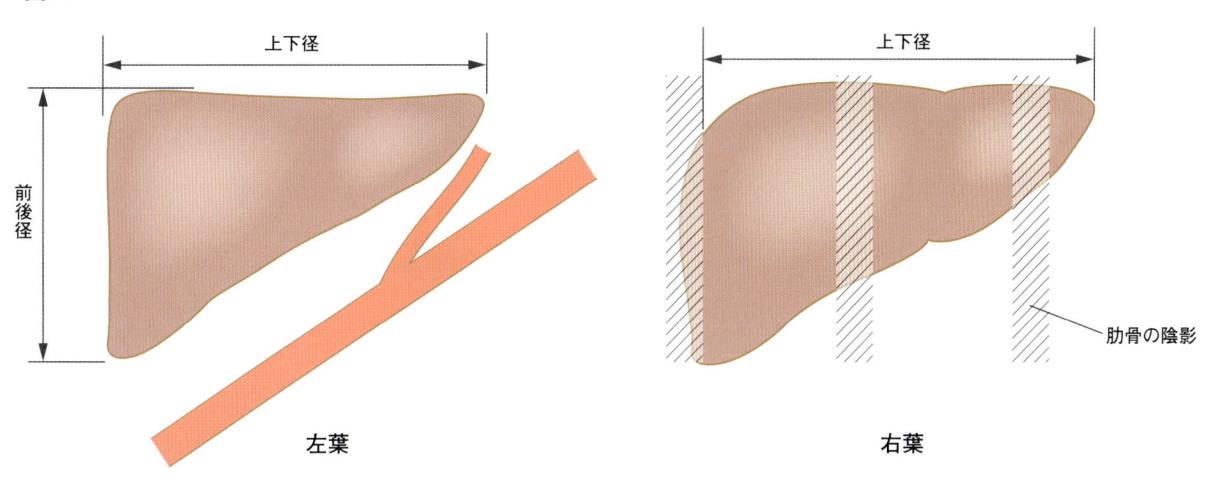

左葉　　　　　　　　　　　　右葉

肋骨の陰影

		正常値* M±SD（cm）	腫大 （cm）	萎縮 （cm）
左葉	上下径	8.8±2.1	≧11	≦7
	前後径	5.8±1.0	≧7	≦5
右葉	上下径	12.4±1.8	≧16	≦9

＊：健常者

肝の計測方法②羽鳥らによる評価法[2]（当院による計測法）（図25）

　肝左葉径は，心窩部横走査で門脈左枝臍静脈部と外側左枝（P3）を同時に描出し，その画面上で，臍静脈の中心部より肝の最外側までの距離を計測します。肝右葉径は，右肋間走査により門脈右枝（1次）と前区域枝（2次）が明瞭に，しかも肝が最大に描出される断層像で，門脈右枝が肝下面と交差する点から前区域枝に沿って延長した線が肝表面と交差する点までの距離を計測します。Liver index（LI）＝左葉径／右葉径とすると，ウイルス性肝疾患の検討のLIは，肝の線維化の進展と有意に正の相関を示します。肝の大きさは身長，体重と関連することがこれまでにも指摘されていますが，LI は，身長，体重と相関せず肝病変の進展と高い相関を示します。

図25　羽鳥らによる評価法

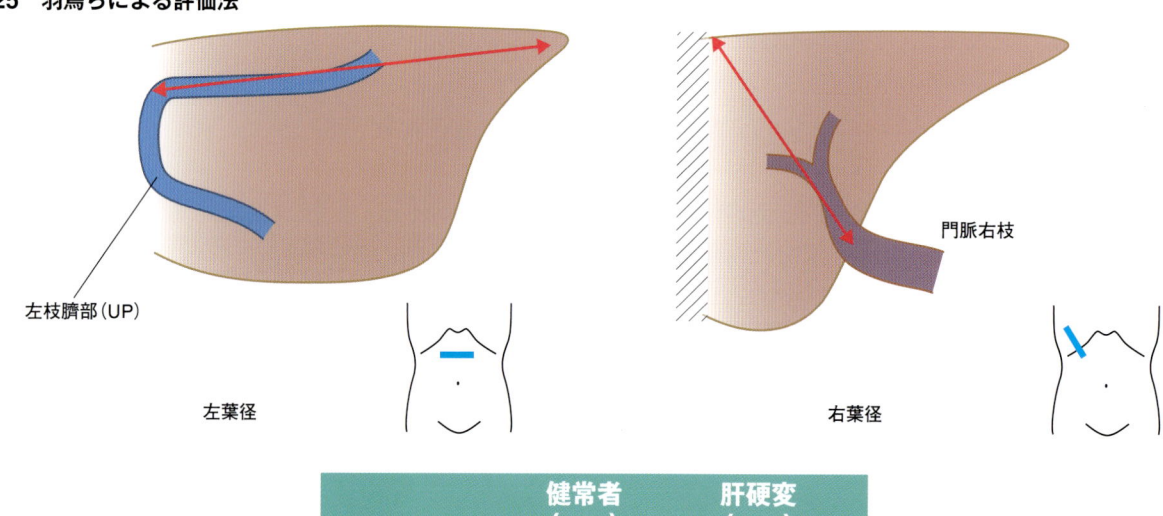

	健常者 (mm)	肝硬変 (mm)
左葉径	81.4±8.4	98.5±13.4
右葉径	84.9±4.7	74.0±12.6
Liver index	0.96±0.07	1.35±0.21

肝の計測方法③左葉計測時の注意点（図26）

　脂肪肝症例における超音波像（図26a）とCT画像（図26b）ですが，左葉のサイズ計測に関しては大藤らによる評価法（肝の計測方法①：図24）で十分なことが多いです。しかし当施設では，より客観性を持たせるためにCT断面に近い肝左葉横断像での計測も行っています（肝の計測方法②：図25）。このときの注意点としては，左葉の端をしっかりと描出することが挙げられます。CTを見てみると左葉の外側端というのが，思いのほか長いことが分かります。この外側端を描出するコツとしては，S3（左葉外側前区域）の門脈枝（P3）ではなく，S2（左葉外側後区域）の門脈枝（P2）を描出する意識を持つことです。これにより外側端の病変の見落としも防ぐことが可能となります。

図26　左葉計測時の注意点
a：超音波像　　　　　　　　　　　　　b：CT画像

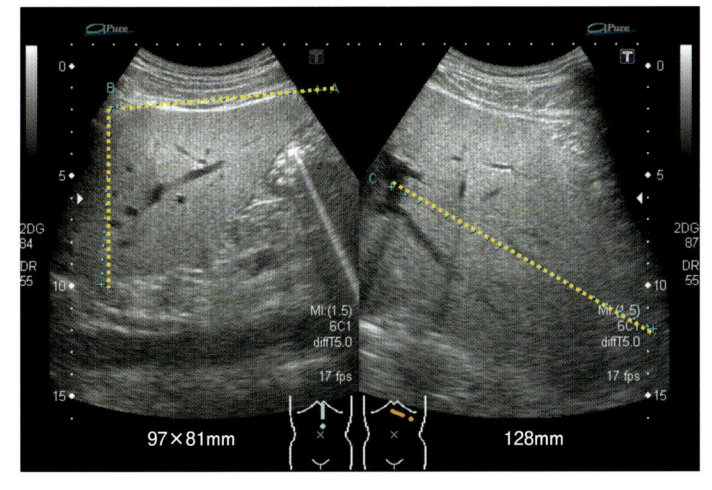

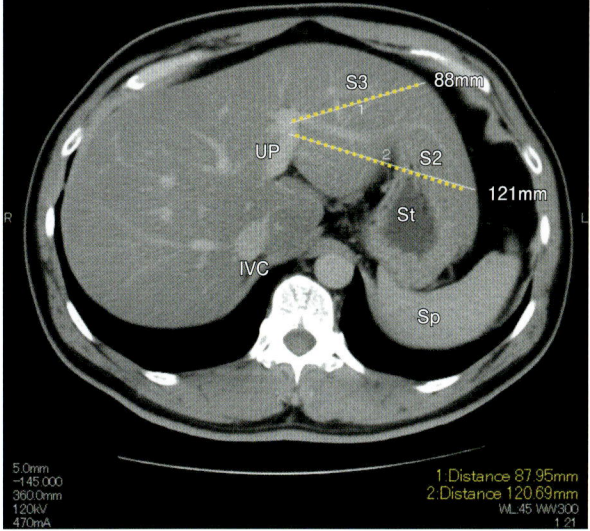

肝の計測方法④右肋弓下走査での肝右葉計測時の注意点（図27）

　右肋弓下走査で肝右葉の横断像を描出し，その最大断面を計測する方法です。目安は130mm以上が腫大とされています。簡便ですが，患者の体型や肝の挙上，また呼吸による影響（最大深吸気ができるかどうか）で計測値が大きく変わってくる点に注意が必要です。**図27a**は**図26**と同じ脂肪肝症例の超音波像ですが，微妙に呼吸を止めるタイミングを変えた状態での記録となっています。左は計測値が128mm，右は計測値が155mmとなっており，その結果，左では「腫大なし」，右では「腫大あり」となってしまうのです。**図27b～d**はCT検査で徐々に右葉前区域から後区域へと断面を下げていった像です。本症例のCTによる最大断面での右葉の厚みは150mm前後であり，超音波検査では**図27a**の左の画像の計測値が正しい値となりますが，CT検査のように客観的に最大断面が計測できない超音波検査では，このような計測誤差が生じることを念頭において検査を行う必要があります。なお，当院ではこのような誤差を少しでも解消する計測法として，**図25**の右葉の計測方法を用いています。

　肝のサイズ計測は，急性や慢性肝炎，肝硬変などの症例で重要となるため，経過観察を行ううえでも各施設で計測方法を統一しておく必要があります。

図27　右肋弓下走査での肝右葉計測時の注意点

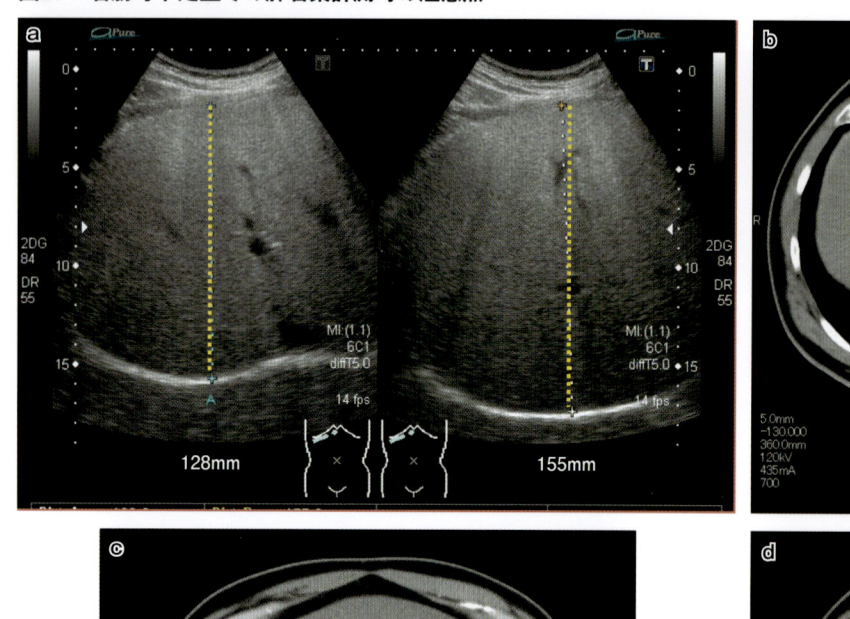

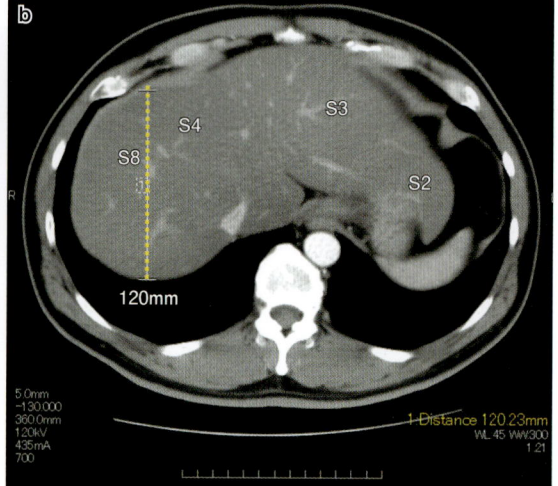

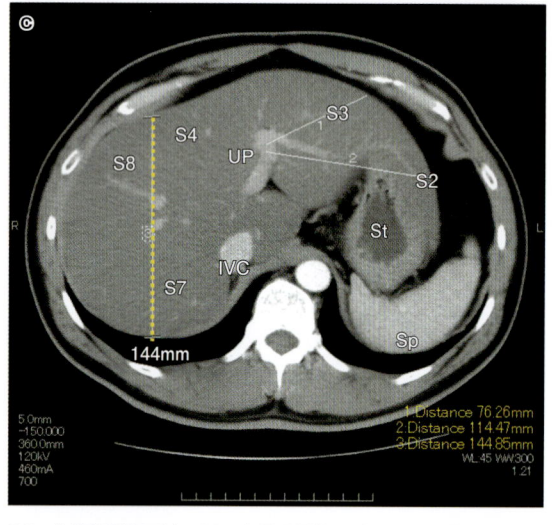

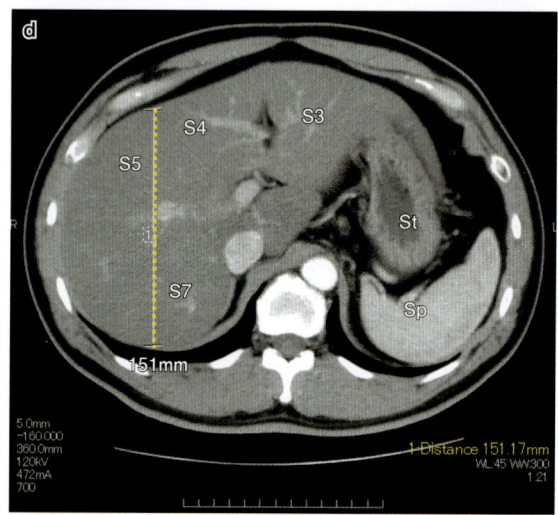

S2：左葉外側後区域，S3：左葉外側前区域，S4：左葉内側区域，S5：右葉前下区域，S7：右葉後上区域，S8：右葉前上区域，IVC：下大静脈，Sp：脾臓，St：胃

⑫ 左肋間走査　基本断面（図28）

　プローブを左肋間，一般的には左腎の縦断像（長軸断面の最大割面）を当てる位置から1～2肋間斜め上の位置におき，呼吸を調節しながら脾臓を描出します。肺が被って観察しにくい場合も多く，すぐに描出できないときは，それぞれの肋間で呼吸を調整しながら，脾臓を見つけ出し，脾の全景が観察される最大断面を記録しましょう（**図28a**）。最大断面を描出した位置からプローブを足側かつ背側に傾けていくと，左腎の上極が観察されます。当院では脾腎コントラストの観察として，この断面の記録も行っています（**図28b**）。肋間走査であるため，右肋間走査と同様，まずは通常呼吸で観察を始め，その後は呼吸を随時調節しながら左横隔膜下を観察します。

図28

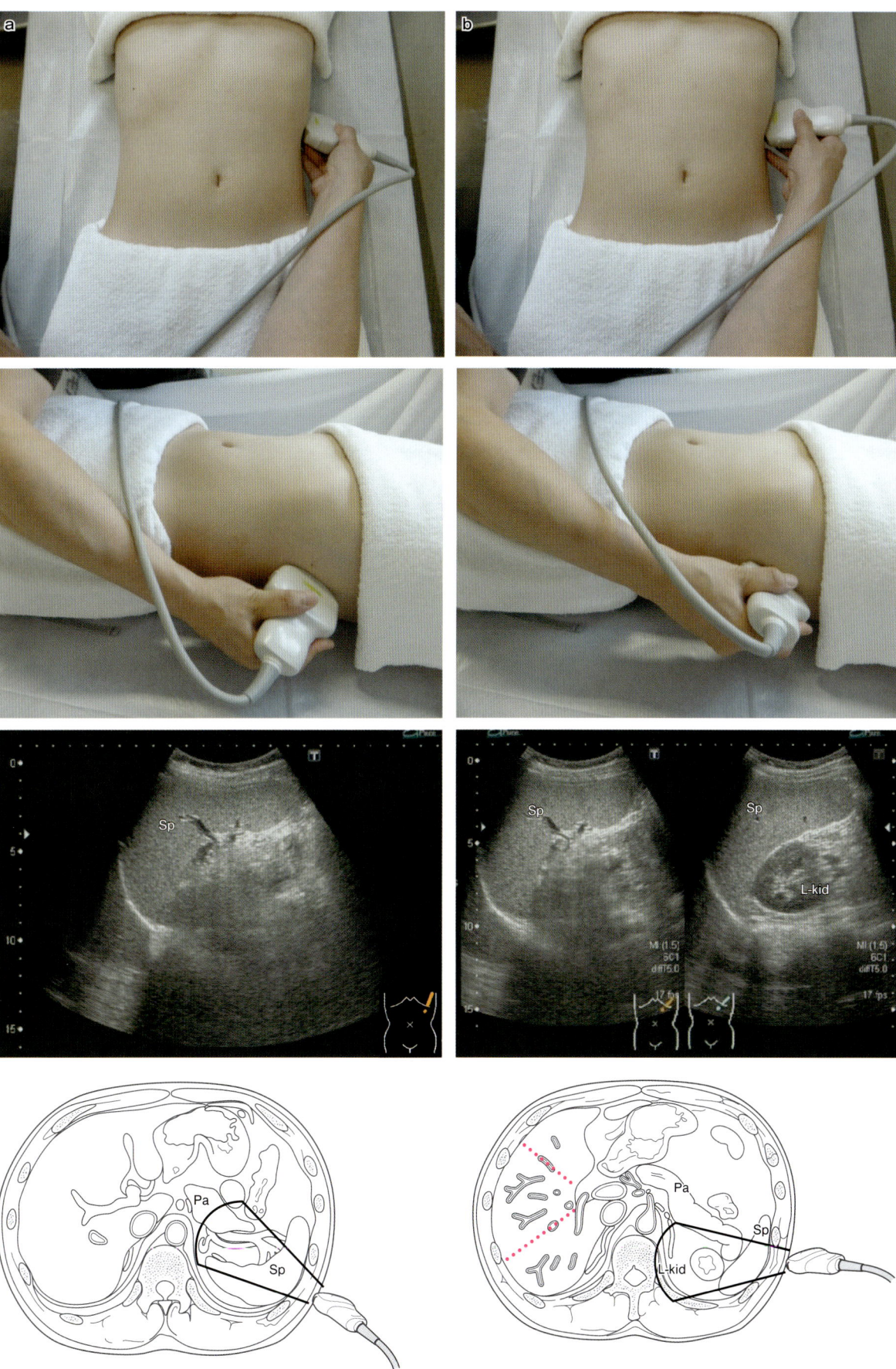

Sp：脾臓，L-kid：左腎，Pa：膵臓

> **One Point Advice**
>
> ・**脾臓の見落としやすい場所（図29）**
>
> 　脾臓は左横隔膜直下のドーム下に位置しており，通常の大きさでは左肋弓下下縁にはみ出している部分がほとんどないため，脾臓全体の観察が困難であることが多いです。特に頭側の横隔膜ドーム下は肺のガスが被りやすく，描出しづらいといえます。より頭側の肋間からの観察や呼吸調節（特に呼気の状態），右下側臥位にするなどの工夫をしながら検査を行うようにしましょう。また，右肋間走査同様に肋骨の陰影を無視した観察もときには必要です。
>
> 図29　横隔膜／大動脈／左腎／見落としやすい部位／やや見落としやすい部位

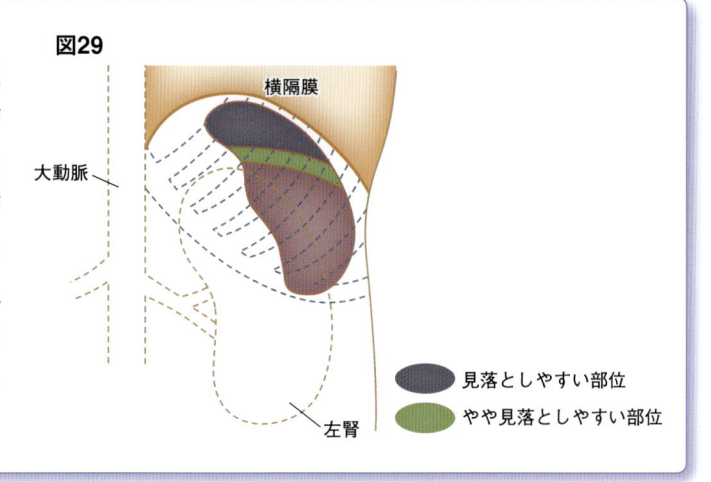

脾臓における超音波検査の意義

　脾の大部分は左横隔膜のドーム下に位置しているため，肺が被り全体像を描出するのが困難な場合があります。このため，超音波検査では脾の一部が観察できているにすぎないということを常に心得ておく必要があり，全体像が観察できない場合は腫瘤性病変の存在を否定することはできません。

　もちろん，通常の仰臥位で脾臓全体が観察できなければ体位変換（右下側臥位・座位・背臥位）を駆使して観察を試みる必要がありますが，脾臓における腫瘤性病変の臨床的意義は悪性リンパ腫を除けば小さいといえます。なぜなら脾の腫瘤性病変の頻度は少なく，日常臨床でよく遭遇する病変としては，単純嚢胞，リンパ管腫，過誤腫，血管腫，膿瘍などが挙げられますが，これらはいずれも良性疾患であり，悪性リンパ腫や転移性病変など悪性疾患の頻度となるとさらに低くなるためです。

　脾臓の転移性病変は進行した病期であることがほとんどであり，ほかの臓器にも転移を認めることが多く，仮に脾臓の腫瘤性病変を見落としたとしても臨床上問題となることは少ないです。

　超音波検査で最も重要なことは，「脾腫の有無を判定すること」であり，脾腫は感染症，血液疾患，肝疾患，代謝異常でみられます。肝硬変，悪性リンパ腫，急性リンパ性白血病，溶血性貧血では軽度から中等度の脾腫が，骨髄線維症，慢性骨髄性白血病，マラリア，真性赤血球増多症，特発性門脈圧亢進症などでは高度の脾腫がみられます。

One Point Advice

- 左肋間走査①（図30）

　脾臓のサイズ計測は最大描出断面で行いますが，最大断面描出を見つけ出すコツとして右肋間走査のときのアドバイス同様に，肋間走査でもプローブの回転走査を行うとよいでしょう（**図31a，b**）。まず脾の断面がある程度広く描出できる肋間を見つけ出したら，その肋間の位置でプローブをほんのわずかですが，時計もしくは反時計方向へゆっくりと回転させていくと，脾の正確な長軸方向を見つけ出すことができます。

　なお，脾臓の一連の観察のなかで忘れてはいけないのが膵尾部の観察です。膵尾部は脾臓を音響窓として脾静脈を描出した後，検索すると描出しやすいです。

図30

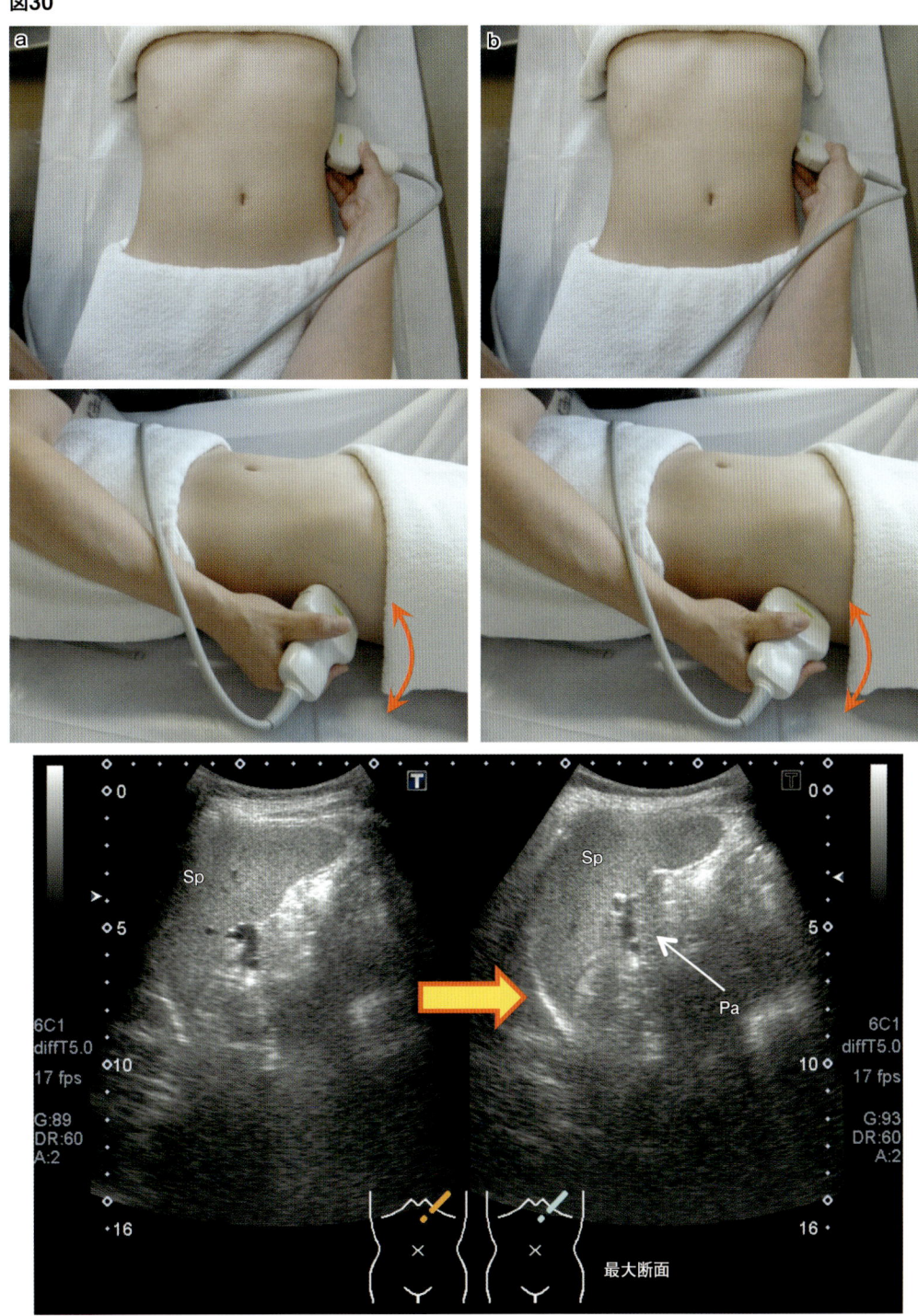

Sp：脾臓，Pa：膵臓

One Point Advice

- **左肋間走査②（図31）**

高齢者などで脾臓が萎縮している場合は，通常の肋間（第9〜10肋間）より頭側の肋間もしくは背側寄りからのアプローチが必要となります。

図31

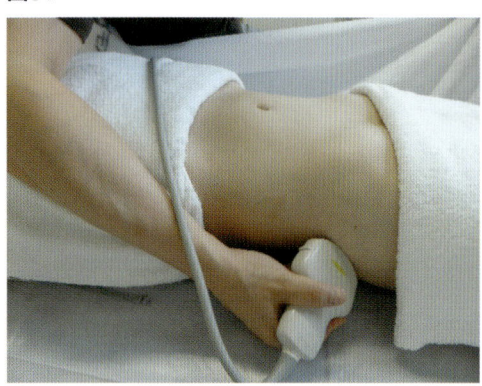

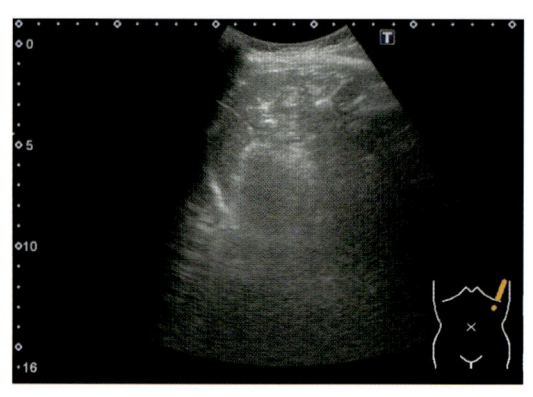

One Point Advice

- **左肋間走査③（図32）**

肝左葉が脾臓側へ張り出している例では，肝と脾が隣接しているため脾臓の頭側に肝臓が張り付くようにして描出されることがあります。エコーレベルの差がないことも多く，脾臓の計測時に肝臓も含めて計測しないように注意が必要です。このような例は，肝腫大でみられますが正常例でも多く観察されます。特に痩せ型の女性で遭遇する機会が多いようです。

図32

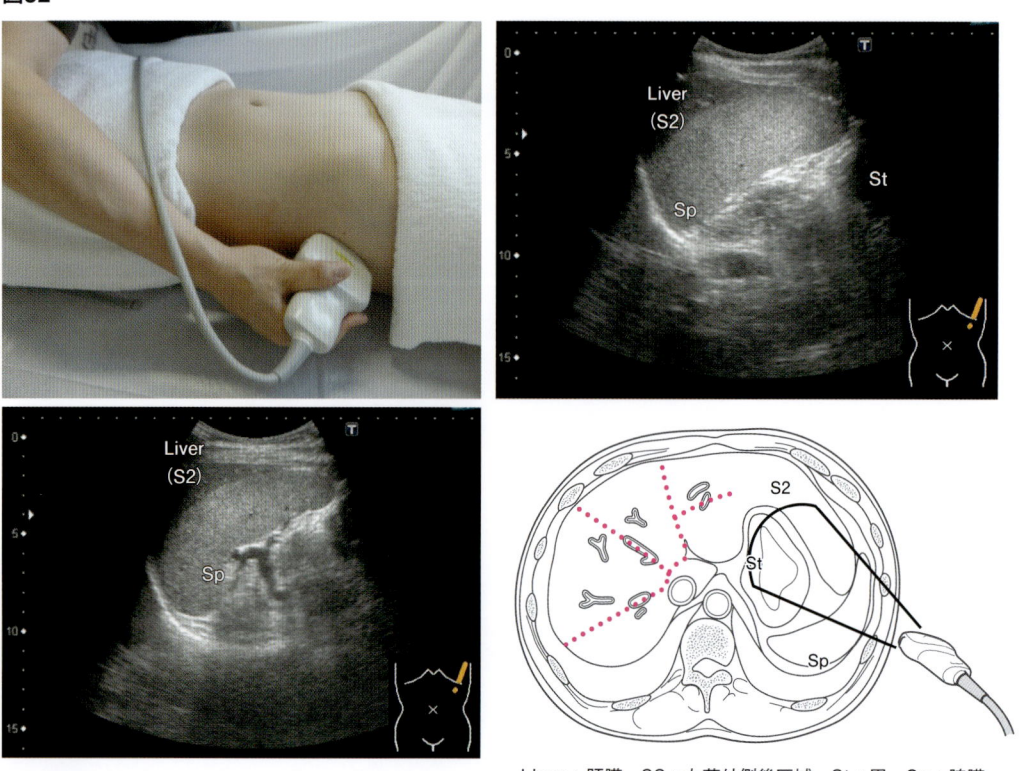

Liver：肝臓，S2：左葉外側後区域，St：胃，Sp：脾臓

⑬ 脾臓の計測（図33）

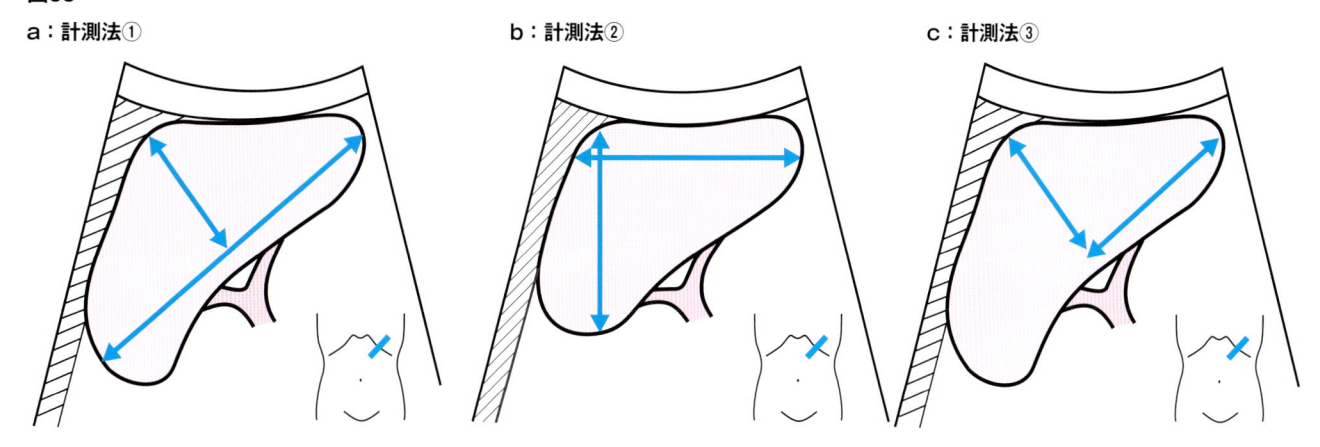

図33
a：計測法①　　　　　　　　b：計測法②　　　　　　　　c：計測法③

計測法①：古賀ら[3]は，リニアプローブにおいて右側臥位左肋間走査で脾の最大面積が得られる断層像から脾の最大径（脾の上端と下端）と，それに直行しかつ脾門部を通る短径の積を求めました（spleen index＝SI）。当時は成人でSIが30を超えれば脾腫と報告されていましたが，コンベックスプローブやセクタプローブを用いた検討では，脾臓の全体像が大きく描出できるようになった影響もあり，40くらいまでを正常範囲とすることが多いです。

計測法②：朝井ら[4]は左肋間走査で脾の最大断面を描出し，長径×厚みをSIとし30以下を正常としました。

①と②の方法は，肺のガスなどで脾臓が隠れてしまう場合には，計測不能となります。

計測法③：脾上端を描出できない場合，古賀らの簡易型ではありますが，脾の上端と下端の最大径を計測する代わりに下端と脾門部までの距離を用いるもので，20以下を正常としています[5]。

　脾の大きさの判定にはいわゆるSI（spleen index）（**図33c**）が用いられることが多いですが，脾の大きさは年齢（脾はリンパ組織として機能するため小児期から思春期は大きめであり，高齢者は萎縮傾向）や体格，患者の全身状態によりかなり変化します。計測値だけに頼ることなく，患者の年齢や疾患などのバックグラウンドを考慮したうえで脾腫の判定を心がける必要があります。超音波検査で"脾腫"という診断は，実際には臨床的に大きな影響力を与えるため，他の臓器の所見（腫大の有無）やその他の検査所見を総合して判断する必要があります。

　筆者はバックグラウンドに脾腫をきたさないような例で，脾の長軸方向最大面が12cm未満で，かつSIが22～23以下の計測上軽度な脾腫で短径方向の厚み（4cm以上）を伴わないときには，正常上限サイズと報告しています。

疾患説明

びまん性肝疾患における観察のポイント

肝サイズ

　急性肝炎やアルコール性肝障害，原発性胆汁性胆管炎（PBC）などは，腫大性変化を基本とします。一方，ウイルス性慢性肝炎は萎縮性変化を基本とする疾患です。そのため，大きさから疾患を推測しながら検査を進めるのは，よい方法と考えられます。また，反対に，疾患が分かっていれば大きさから病変の進展度などを評価することも可能です。

　大きさの判断をどうするかが問題となり，肝サイズにおいては古くからさまざまな方法が報告されているにもかかわらず，普遍的に臨床の場で使われているものはありません。つまりどの方法にも一長一短があるのです。それらの方法を理解したうえ，客観性には欠けますが，経験的に患者の年齢と体格も考慮しながら判定するのが一番正しいように思われます（p55～58撮像法の肝の計測方法を参照）。ただし，そのためにはかなり多くの経験を積む必要があります。しかし，統一性を持たせるためにも各施設で基準となる計測方法を決めておくことをおすすめします。

> **terminology**
> PBC：primary biliary cholangitis

肝辺縁の評価

　正常例では鋭角に，腫大した肝臓の多くで辺縁の鈍化を認めます。術創などの影響で肝左葉辺縁の評価が困難な場合には，右葉で評価するのも一つの方法です。

肝表面の評価

　表面の不整は背景とする肝疾患によって，多少の違い（微細な不整や大きな凹凸像）がありますが，不整が観察された時点で肝硬変への進展を疑います。肝表面を観察するコツとして，腹壁直下となるため多重反射の影響を受けやすいことから，あまり圧迫走査を行わずに観察することが挙げられます。もちろん，高周波プローブによる観察も非常に有用です。

　また，腹側の肝表面だけでなく，肝下面の不整についても評価を行うことを忘れてはいけません。なお，高齢者ではaccessory fissure（図34）による，やや大きめな凹凸像が横隔膜面に多くみられることがあるため，腫瘤や肝硬変的な変化と見誤らないような注意が必要です。

図34　accessory fissure
右葉ドーム直下(S8)にみられる大きな切れ込み(→)。

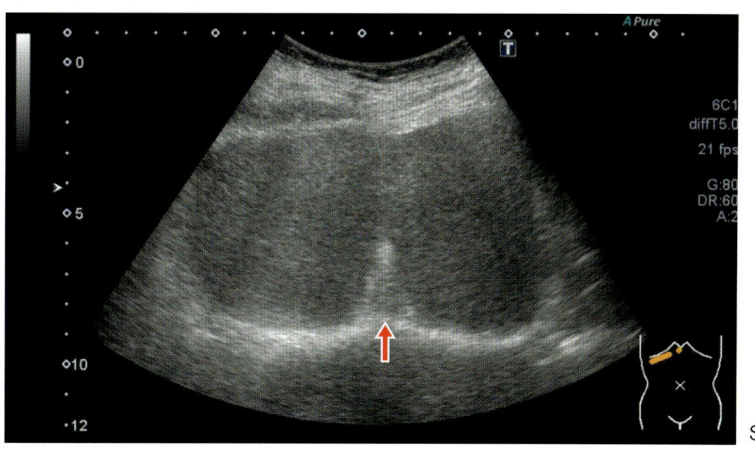

S8：右葉前上区域

実質エコーレベル，エコーパターン評価

　エコーレベルの上昇(脂肪肝など)や低下(急性肝炎など)，実質エコーが均一もしくは粗雑であるかを確認します。しかし，実際のところエコーパターンに関しては評価に悩むことも多いでしょう。これも多くの症例を経験することで，みずからの診断基準を確立する必要があります。

肝内脈管の評価

　肝静脈や門脈などの静脈系血管は低圧系であり，肝硬変などによる門脈圧亢進に伴い，拡張や狭小化といった口径不同がみられます。このような例では，カラードプラを用いて門脈血流が求肝性もしくは遠肝性なのかを必ず確認する必要があります。また，肝動脈は門脈血流低下に伴う代償性変化として拡張や蛇行が認められます。

肝外所見

　脾腫の有無，胆嚢所見(壁の肥厚や内腔の虚脱)，門脈側副血行路の有無，総肝動脈および肝門部周囲のリンパ節腫脹の有無，腹水の有無などの所見を確認します。特に，門脈側副血行路の観察は，カラードプラを用いることでBモードでは発見できないようなわずかな側副路まで確認することが可能です。

① びまん性肝疾患(脂肪肝)

病態

　正常肝はおよそ5%の脂質を含有しており，脂肪酸，中性脂肪，コレステロール，リン脂質などから成り立っています。そのうち中性脂肪は生理的に肝内で合成され，3〜4%を占めます。脂肪肝は，中性脂肪が肝に異常に増量・蓄積した状態であり，組織学的には肝小葉の30%以上の領域にわたって肝細

胞に脂肪が蓄積した状態と定義されています。ほとんどが肥満，高脂血症や糖尿病などの生活習慣病や，アルコール多飲に起因します。

　肝臓の脂肪沈着は可逆性の変化ですが，アルコール飲酒がないにもかかわらず脂肪肝にアルコール性肝障害と同様な変化が加わる非アルコール性脂肪肝炎（NASH）とよばれる病態があります。NASHは非アルコール性脂肪性肝疾患（NAFLD）という疾患概念の一部として存在し，NAFLDには肝組織に脂肪沈着のみを認め，炎症・線維化を伴わず，病的意義が少ないと現在考えられている単純性脂肪肝と，アルコール性肝障害と同様に肝組織の脂肪沈着に加えて，肝組織の壊死・炎症や線維化を伴い肝硬変へと進行するNASHが存在します。

　単純性脂肪肝とNASHを分けうる決定的な因子は明らかになっていませんが，アディポサイトカイン，インスリンシグナルの変化，遊離脂肪酸，酸化ストレスなどが病態形成に深く関与することが明らかになってきています。わが国においては，現在のところ成人人口の9〜30％がNAFLDを，1〜3％がNASHを合併していると考えられており，NAFLDからの発癌率は0〜0.5％，NASHからの発癌率は0〜2.8％と報告されています。超音波検査では脂肪肝の存在が指摘できるのみで，現時点での最終診断には肝生検による組織学的検査が必要となります。

　超音波検査は肝内脂肪化の感度が高く，肝細胞内の脂肪滴とそれを取り囲む組織成分との間に大きな音響インピーダンスの差があるため，脂肪化が10％程度であっても肝実質が高エコーになるとされています。

用語解説

アルコール飲酒：アルコール摂取量が純エタノール換算で20g／日以下。これは，ビールなら400mL，グラスワイン1杯，日本酒1合程度に相当。この飲酒量以下であれば，アルコール飲酒なしとされる。

terminology

NASH：non-alcoholic-steatohepatitis
NAFLD：non-alcoholic-fatty liver disease

超音波像（図35〜39）

①肝腎コントラスト（hepato-renal echo contrast）（図35a）

　脂肪滴により輝度の上昇した肝臓（高エコー）が，脂肪化をきたさない腎の皮質（低エコー）に比べ強いコントラストを呈します。健常人においても肝実質は腎実質に比べ，ややエコーレベルが高いので，肝脂肪化診断の感度は86％と良好ですが，特異度は60％と低いことが報告されています。このため，肝腎コントラストを認めた際には，脂肪沈着をきたさない脾臓とのコントラストを比較する目的として，脾腎コントラストも必ず確認します。肝腎・脾腎コントラストを同等程度に認めた場合は，肝腎コントラストが脂肪化の指標とならなくなる点に注意が必要です。

②高輝度な実質エコー像（bright liver）（図35b）

　肝実質内に存在する多数の脂肪滴により，肝内で超音波の反射や散乱が生じ，肝実質のエコーレベルが上昇します。

③肝実質エコーの深部減衰（deep attenuation）（図35c）

　多数の脂肪滴による反射，散乱が肝臓の浅い部分で起こるため，深い部分で超音波が減衰し，深部の像が見にくくなります。

④肝内脈管の不明瞭化（vascular blurring）（図35d）

　①の機序により，門脈や肝静脈などの脈管壁や内腔が不鮮明となります。

＊肝内脈管の不明瞭化と深部エコーの減衰は，肝脂肪化50％以上でみられる所見とされています。

図35　肝腎コントラスト陽性像（a），bright liver（b），深部エコーの減衰（c），脈管の不明瞭化（d）

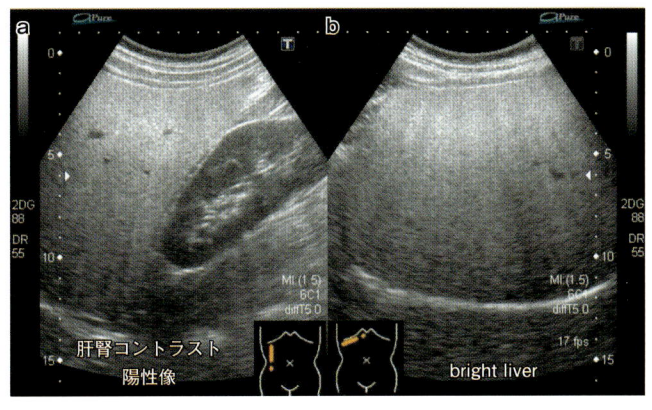

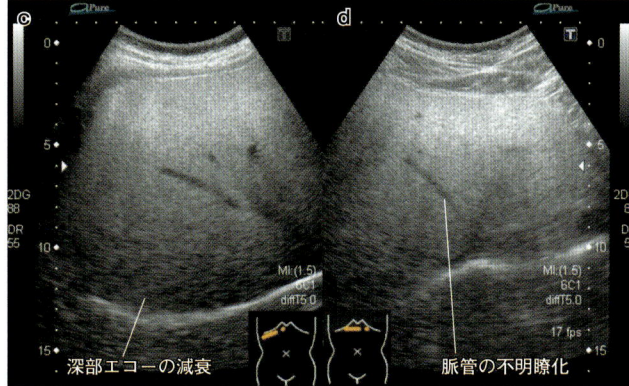

図36　軽度脂肪肝（肝生検で脂肪は20％程度）

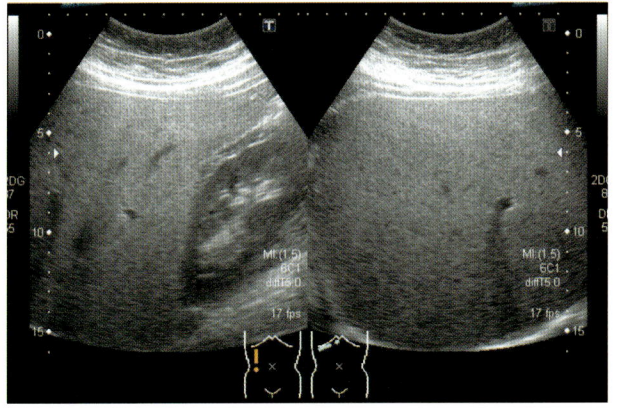

皮下脂肪が厚いため，深部減衰が強く認められている。

図37　高度脂肪肝（肝生検で脂肪は80〜90％程度）

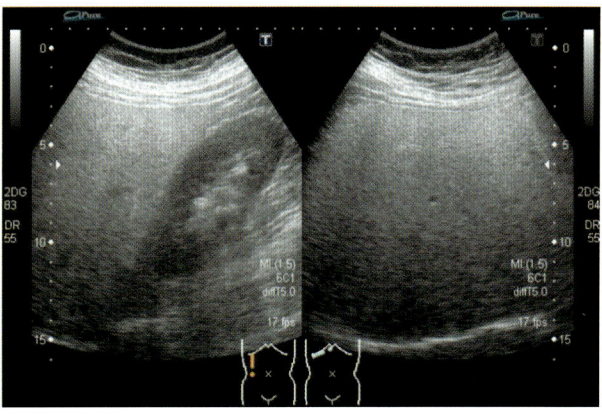

肝と腎との境界が不明瞭となっている。

One Point Advice

図35〜37の注意点

　これらの脂肪肝の所見で，重要なのは深部エコーの減衰と脈管の不明瞭化ですが，腹壁（皮下脂肪）が厚い症例では肝臓に超音波が届く前に減衰が起こってしまい脂肪肝の程度（軽度・中等度・高度）を評価するのが困難となります。

NAFLDとNASH鑑別の試み

図38の肝臓には，非常の細く細かな縦方向の櫛状エコー（簾状エコー）が認められます。筆者の施設では，この簾状エコーがNASHもしくは高度の脂肪肝で観察される点に注目して検討を行い，脂肪肝の経過観察を行っています。

ただし，この櫛状エコーにおいては，アルコール性肝硬変でみられる肝表面からの簾状エコー（flag sign：**図39**）や腹壁から同様に発生するアーチファクトに伴う櫛状エコーとの鑑別が必要となります。flag signは肝表面の凹凸に伴う屈折により発生するものであり，NASHでみられる簾状エコーに比べやや太い筋状の櫛状エコーです。また，腹壁から発生する櫛状エコーは肝臓から発生していないため，呼吸により肝臓が動いても櫛状エコーが常に同じ位置（腹壁）から発生していることで鑑別可能です。なお，この腹壁からの櫛状エコーの鑑別には肝の呼吸性変動が把握しやすい肋間走査での観察が適しています。

図38　高度脂肪肝

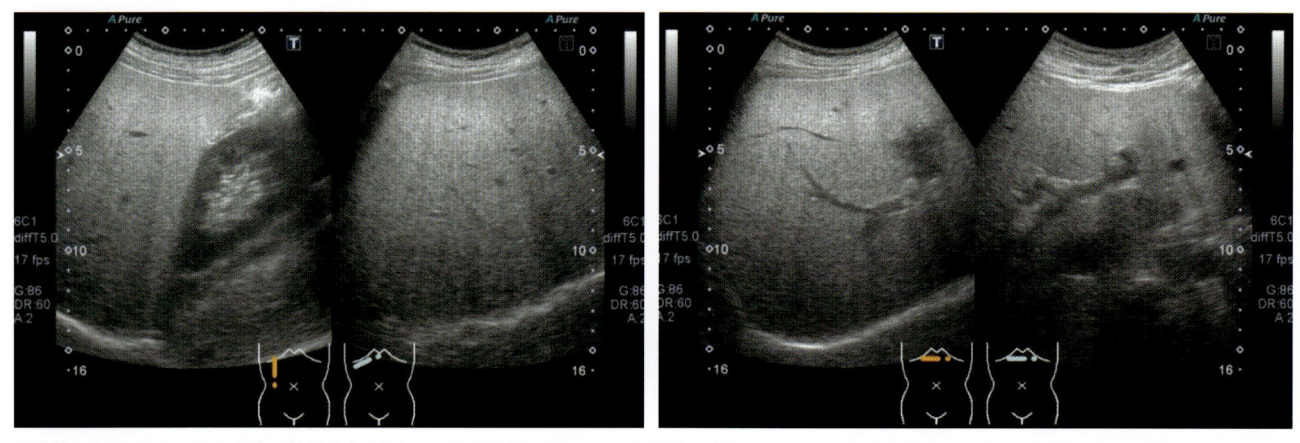

肝生検で脂肪は80〜90％程度で線維化もみられNASHと診断。**図35〜37**と同様に肝腎コントラストと深部減衰がみられるが肝実質には櫛状エコーが認められている。

図39　アルコール性肝硬変（flag sign）

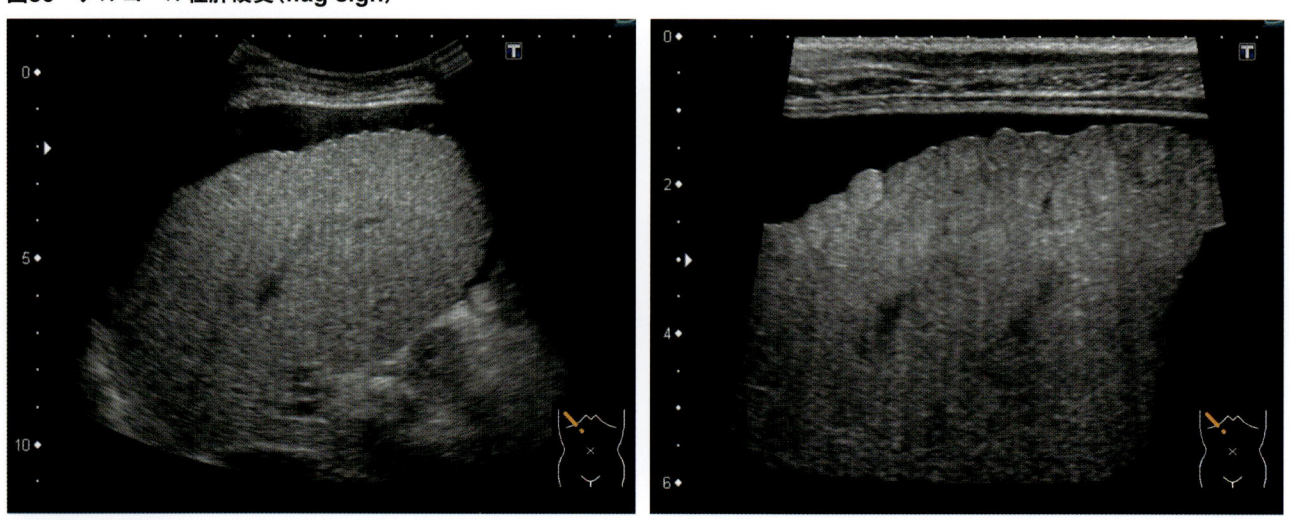

同一症例で右は高周波リニアプローブで肝表面を観察している。

異所性還流による脂肪肝の限局性の低エコー域や高エコー域（図40〜44）

　肝の脂肪化はびまん性に起こりますが，部分的に脂肪沈着に程度の差がみられ，周囲より脂肪化が少ない領域が，区域性あるいは限局性〜巣状の低エコー域（focal spared area）として肝内に観察されます。好発部位としては，胆嚢床近傍が最も多いとされています（**図42**）。要因としては，胆嚢床近傍は胆嚢静脈の還流領域であり，周囲より門脈血流の還流が少ないため脂肪沈着を少なくしていると考えられます。その他の好発部位としては右胃静脈の還流領域があり，門脈左枝横行部腹側（S4）や外側上区域（S2）（**図43**）などで観

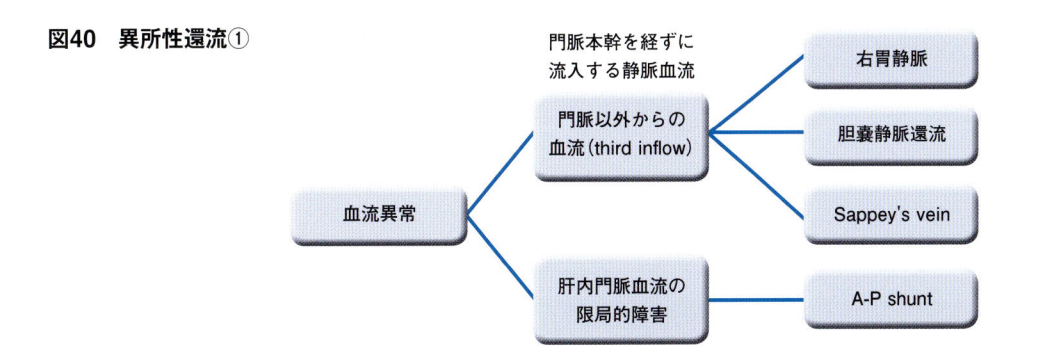

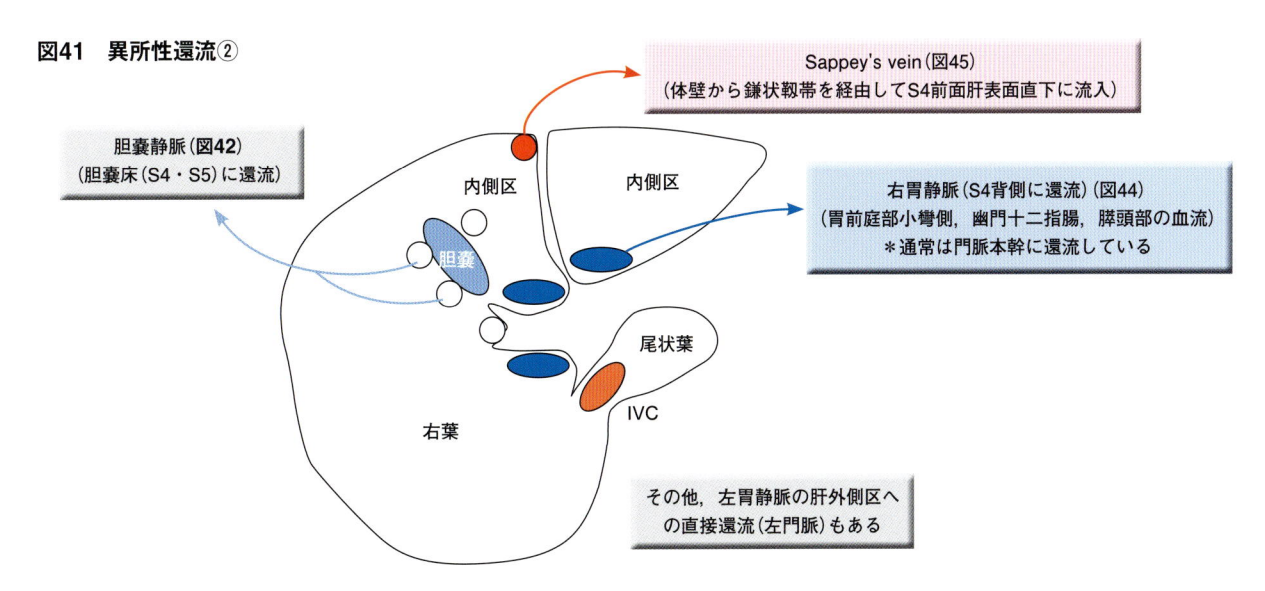

図40　異所性還流①

図41　異所性還流②

図42　胆嚢静脈の還流領域

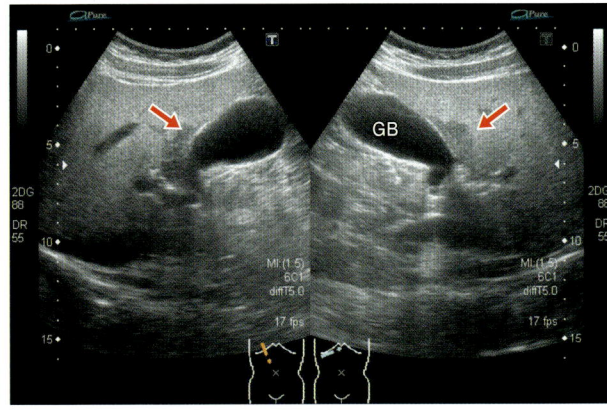

GB：gall bladder（胆嚢）

図43　右胃静脈の還流領域

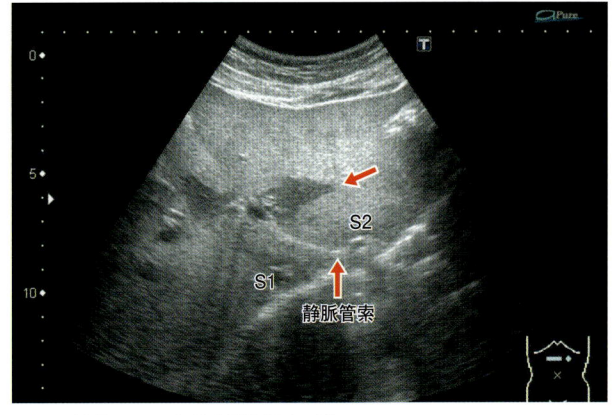

S1：尾状葉，S2：左葉外側後（上）区域

察されます。また，門脈血流の不均衡（還流低下）といった同様な機序では，肝内の動脈-門脈短絡（A-P shunt）などにより動脈血の還流領域が肝臓の末梢に向かう楔状の低エコー領域としてみられます。このA-P shuntは，先天性のものから生検などによる医原性のものや，腫瘍（肝細胞癌やshuntを伴う血管腫）などにより生じるため，脂肪肝で限局性の低エコー域を認めた際にはカラードプラなどで動脈の拡張や門脈血流シグナルの方向などにも注意が必要です。

　Sappey's veinは肝円索に接した肝表面に形状不整な高エコー病変として観察されます（**図44a**）。必ず肝鎌状靱帯を経由して，この高エコー病変（脂肪沈着）に流入し貫通する血管像（**図44b**）を観察する必要がありますが，低流速であるため，ドプラ調整が重要となります（**図44c**）。貫通する血管像が確認できない場合や，類円形の腫瘤像として認められた場合には，腫瘍である可能性も考慮しましょう。

図44　Sappey's vein

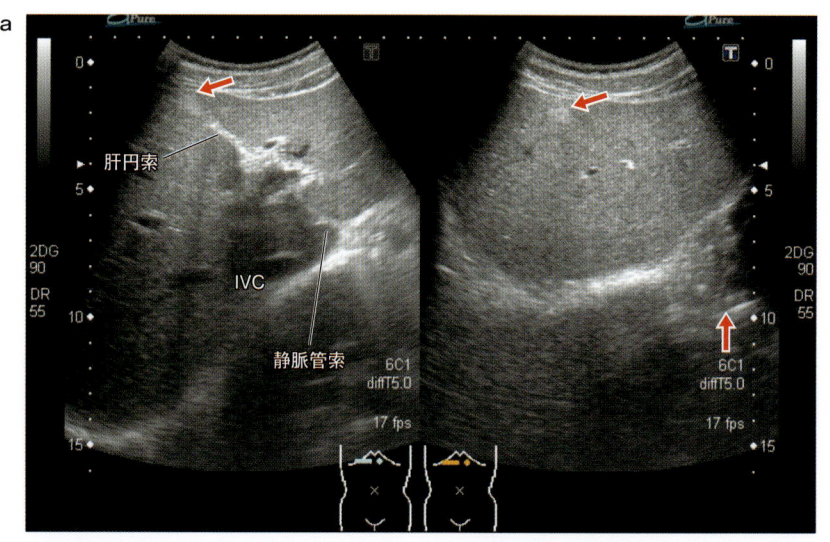

IVC：inferior vena cava（下大静脈）

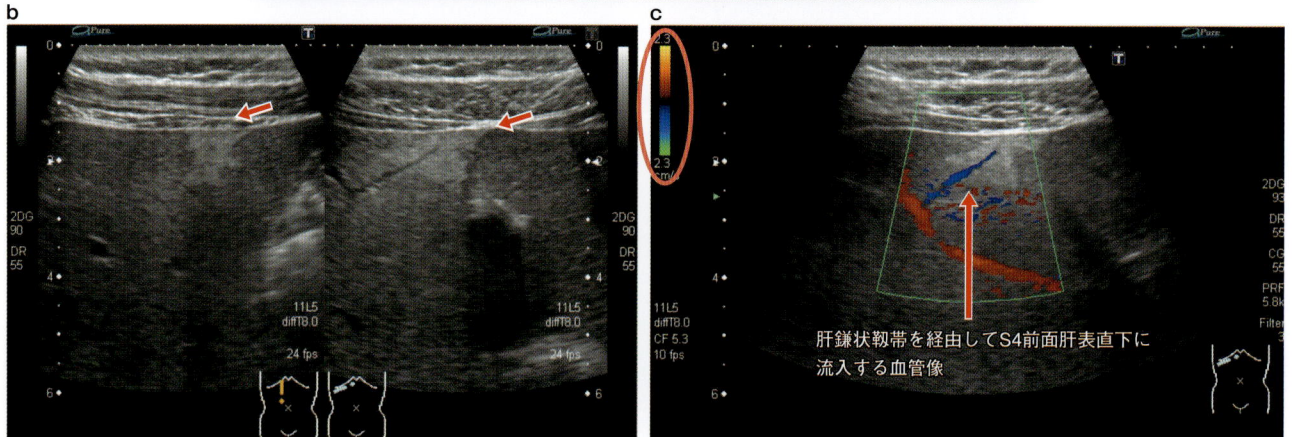

限局性低脂肪化域（focal spared area）の注意点（図45）

　低エコー域を呈するため，肝腫瘤との鑑別が必要になります。前述した好発部位（胆囊床近傍・門脈左枝横行部腹側など）に存在し，内部のエコーパターンが周囲の肝実質と差がないことや，内部あるいは辺縁を既存の血管が走行していれば，腫瘤との鑑別は容易なことも多いです。しかし，好発部位ではなく，境界明瞭で類円形であったり，圧排性の変化や後方エコーの変化などが認められるようなときには，安易にfocal spared areaと判断しないように注意が必要です。

　また，低エコー域ではなく，逆に限局性の脂肪沈着が高エコー領域（限局性脂肪肝）として認められることもあるので，その際にも同様の点に注意をはらい鑑別していきましょう。

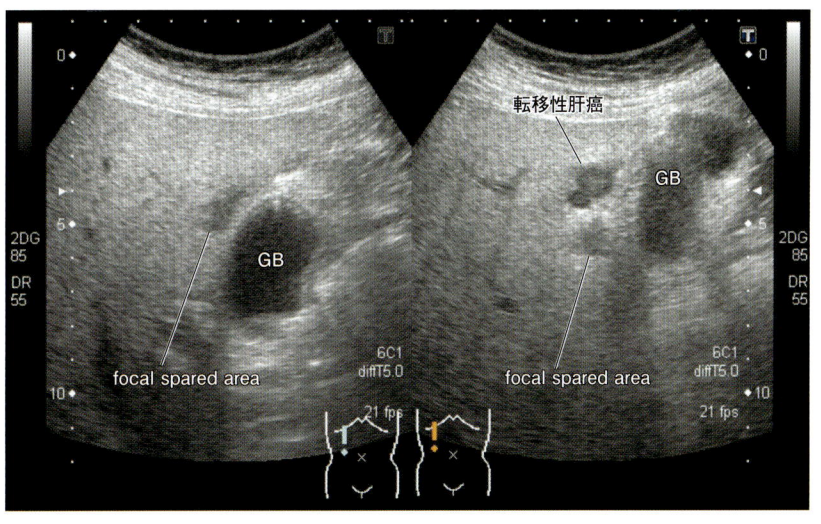

図45　focal spared areaと転移性肝癌

GB：gall bladder（胆囊）

② びまん性肝疾患（急性肝炎）

病態

　各種肝炎ウイルス（A，B，E 型など）あるいはEpstein-Barr virus（EBV）などのウイルス感染や薬剤，アルコールなどにより生じる肝臓を中心とした非化膿性の急性炎症性疾患です。臨床症状としては感冒様症状が先行し，その後に食思不振，嘔気，全身倦怠感，肝酵素の上昇，黄疸などがみられます。その程度は，軽症から重症の劇症肝炎に至るまで多彩です。アルコール性肝炎は特徴的な疾患であるため次項とし，ここでは一般的なウイルス性や薬剤性の急性肝炎についての超音波像を解説します。

超音波像（図46〜49）

①肝実質のエコーレベル低下と脈管壁の輝度上昇

　肝細胞の浮腫性変化に伴い超音波透過性がよくなるため，実質のエコーレベルの低下がみられます。そのため，グリソン鞘内の脈管と肝小葉の音響インピーダンスの差が大きくなり，相対的に脈管壁の反射が強くなり，肝内脈管の末梢枝が多数描出されるようになります（centri-lobular pattern もしくはstarry-sky signとよばれることもあります）。

> **One Point Advice**
>
> 　ただし，この所見は若年者や痩せ型の症例でもみられることがあり，肝腫大や脾腫の有無，および後述の胆嚢所見と併せて判断する必要があります。

②胆嚢の虚脱と胆嚢壁の肥厚

　肝炎の極期や高度黄疸例で多くみられる所見であり，高度肝細胞障害により肝臓からの胆汁分泌低下や排泄障害により胆嚢の虚脱を認めます。この胆嚢壁の肥厚は，「低アルブミン血症」，「一時的な門脈圧亢進」，「肝炎による炎症の胆嚢への波及」，「胆嚢リンパ流のうっ滞」などが考えられていますが，今のところはっきりとした結論は出ていません。なお，胆嚢の虚脱傾向は黄疸の改善により，さらに壁の肥厚は炎症の改善（トランスアミナーゼの低下）とともに回復を認めることが多く，胆嚢の所見は急性肝炎の診断および経過観察に重要な所見です。

図46　急性肝炎（薬剤性）／肝実質のエコーレベル低下と脈管壁の輝度上昇

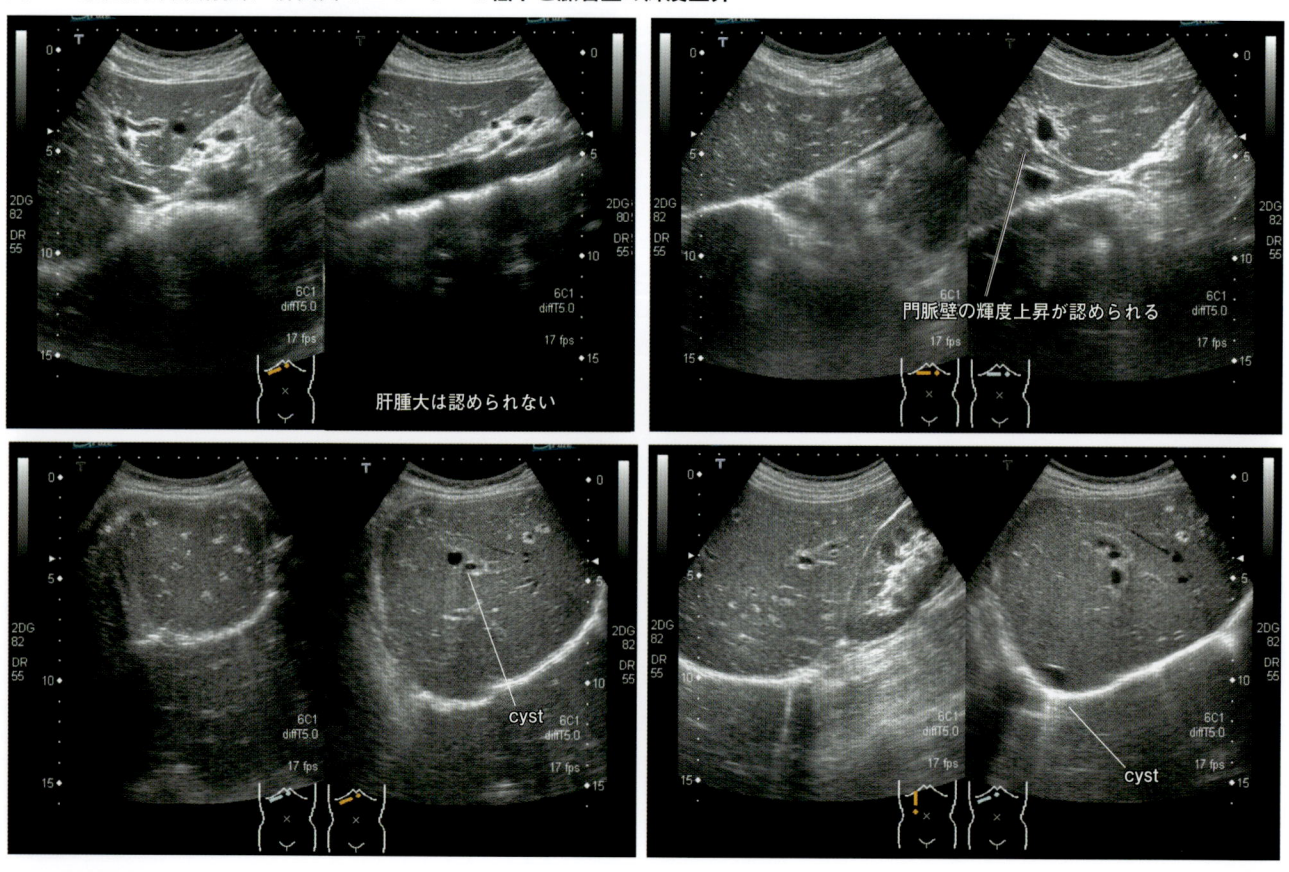

cyst：嚢胞

> **One Point Advice**
> 検査の際には食事による胆嚢萎縮と誤診しないためにも，食事摂取の有無を必ず確認する必要があります。

③肝腫大，辺縁の鈍化
軽症例では正常像との違いが見出せないことも多いです。

④軽度の脾腫
頻度は低いですが，EBVの感染によって引き起こされる伝染性単核症（若年者に多い疾患）では比較的多く認められます。なお，脾臓の頭側に肝臓が接している例（痩せ形の女性に多い）では，肝を含めてサイズ計測しないように注意が必要です（p62左肋間走査のOne Point Adviceを参照）。

terminology
EBV：Epstein-Barr virus

⑤総肝動脈幹周囲，門脈周囲などの反応性リンパ節腫大
慢性肝炎でよくみられる所見とされていますが，急性肝炎でも同様に認められることがあります。

図47　急性肝炎（E型肝炎）

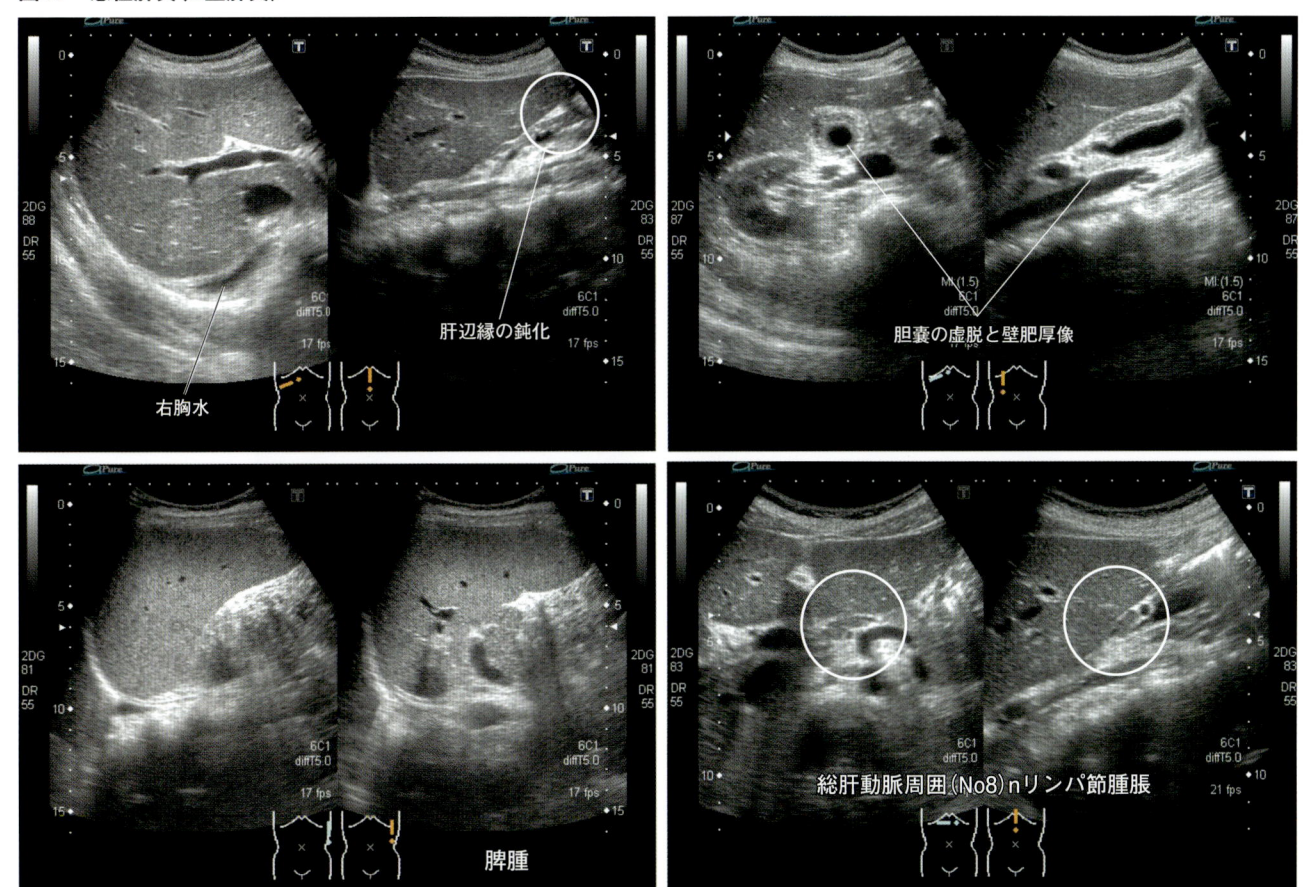

右胸水 ／ 肝辺縁の鈍化 ／ 胆嚢の虚脱と壁肥厚像 ／ 脾腫 ／ 総肝動脈周囲（No8）nリンパ節腫脹

図48　急性肝炎(A型肝炎)：軽症例

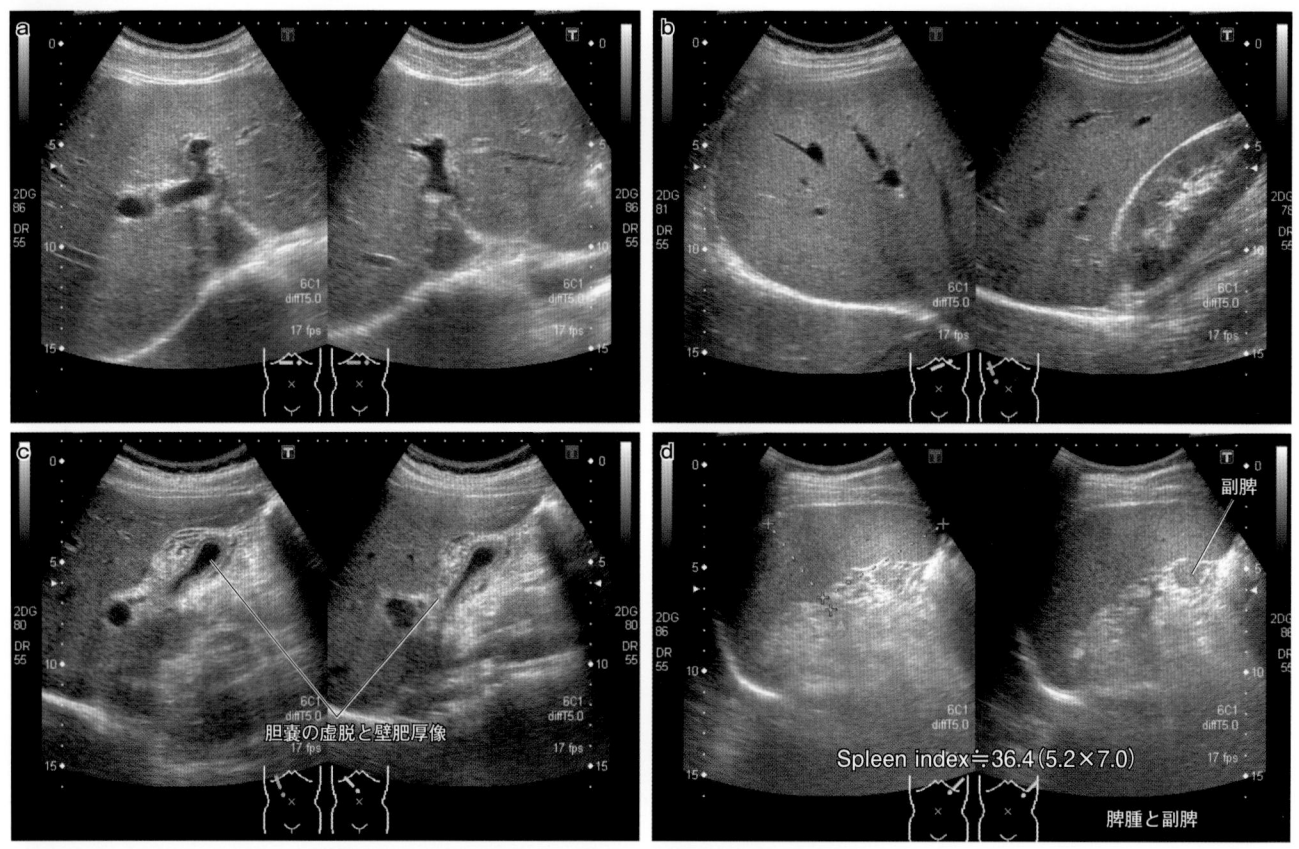

肝臓には所見を認めないが(a, b)，胆囊虚脱と著明な壁肥厚像がみられ(c)，脾腫と副脾を認める(d)。
胆囊の腫大を伴わない壁の肥厚像は急性肝炎を強く疑う所見の一つであり，内腔の虚脱が強い症例ほど血清ビリルビン値が高い傾向にある。虚脱が著明な例では，胆囊自体の確認が困難なときがあり，注意深く胆囊を探す必要がある。

図49　胆囊の虚脱が著明な例

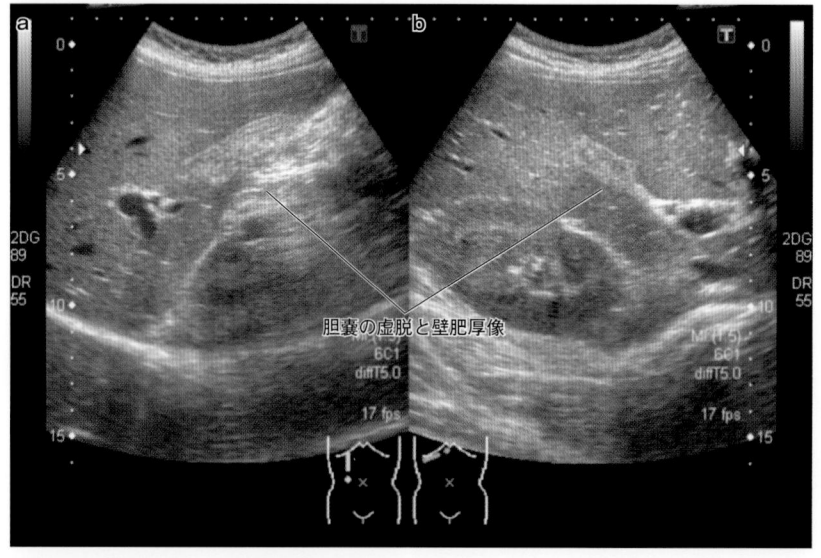

胆囊の虚脱が著明であり，内腔の観察が困難となっている。

急性肝炎における経過観察時の注意点（図50）

急性肝炎のほとんどの症例は，安静や対症療法でほとんどの例が後遺症なく治癒します。当院では黄疸遷延例では胆嚢の所見（虚脱と壁肥厚像）を，またプロトロンビン時間の低下例では肝の萎縮に注意し，経過観察を行っています。

経過観察中に胆嚢の虚脱が改善せず，肝の萎縮をきたし始めるような症例では，劇症肝炎（肝不全）への移行に注意が必要となります。劇症肝炎は重症の急性肝炎で，意識障害を伴い急性肝不全状態を呈する重篤な肝炎であり，死亡率も高い疾患です。急速な肝機能の低下により血清のアルブミンが低下し，血管より液体成分が腹腔内に漏出するため，ほとんどの例で腹水貯留がみられるようになります。また，同様の機序で胸水が貯留することもあります。

図50　急性肝炎（AIH／自己免疫性肝炎）：重症例

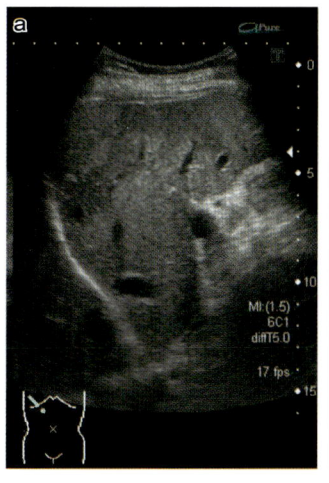

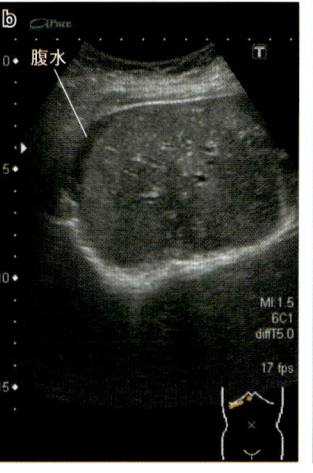

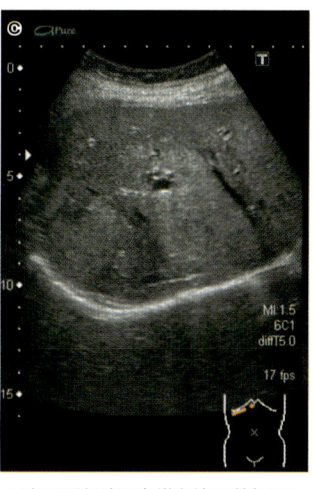

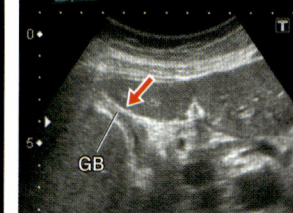

肝臓の実質は高・低エコー部分が不規則に斑状，地図状に認められる（a〜c）。これは肝細胞の急激な壊死（低エコー部分）および残存部分（高エコー部分）を表しているとされている。経験的には，図のような症例より実質全体が低エコーで萎縮がみられたり，腹水の増多を認めるような症例では劇症化への注意が必要である。

（AIH：autoimmune hepatitis）

劇症肝炎

劇症肝炎とは肝炎ウイルスの感染や薬物アレルギー，自己免疫性肝炎などが原因で，正常の肝臓に短期間で広汎な壊死が生じ，進行性の黄疸，出血傾向および精神神経症状（肝性脳症）などの肝不全症状が出現する病態です。「初発症状出現から8週以内にプロトロンビン時間が40％以下に低下し，昏睡Ⅱ度以上の肝性脳症を生じる肝炎」と定義され，この期間が10日以内の急性型と11日以降の亜急性型に分類されます。また，肝性脳症出現までの期間が8〜24週の症例は遅発性肝不全（LOHF）に分類されます。

消化器系疾患調査研究班（難治性の肝・胆道疾患）から2011年に「急性肝不全」の診断基準が発表されています。この基準では，「正常肝ないし肝予備能が正常と考えられる肝に肝障害が生じ，初発症状出現から8週以内に高度の肝機能障害に基づいてプロトロンビン時間が40％以下ないしはINR値1.5以上を示すもの」と定義されています。急性肝不全は肝性脳症が認められない，ないしは昏睡度がⅠ度までの「非昏睡型」と昏睡Ⅱ度以上の肝性脳症を呈する「昏睡型」に分類されます。したがって，劇症肝炎は「急性肝不全：昏睡型」のなかで成因が組織学的に肝炎像を呈する症例と見なすことができるのです。

> **terminology**
> LOHF：late onset hepatic failure

③ びまん性肝疾患（慢性肝炎）

病態

慢性肝炎とは「肝臓に6カ月以上炎症が持続，あるいは持続していると思われる病態をさし，組織学的には門脈域を中心とする持続性の炎症があり，小円形細胞浸潤と線維の増生による門脈域の拡大が見られる」とされ，トランスアミナーゼの持続的な上昇を呈する慢性の炎症性疾患であるといえます。慢性肝炎の原因には肝炎ウイルス（B，C型など），アルコール，自己免疫機序などがあります。慢性肝炎の進展度については，現在の超音波診断装置および検査技術では正確な診断は困難であり，組織の病理学的分類により，日常臨床では肝臓の線維化（F）と炎症（A）の状態で分類する新犬山分類がよく用いられています。

超音波像（図51～54）

①肝（左葉）辺縁の軽度鈍化

慢性の炎症による肝の腫大性変化と，循環末梢である辺縁部の萎縮性変化が合わさり起こると考えられています。罹患期間や炎症が軽度な場合では，変化がみられないことも多いといえます。

図51　慢性肝炎（C型肝炎）アルコール飲酒例

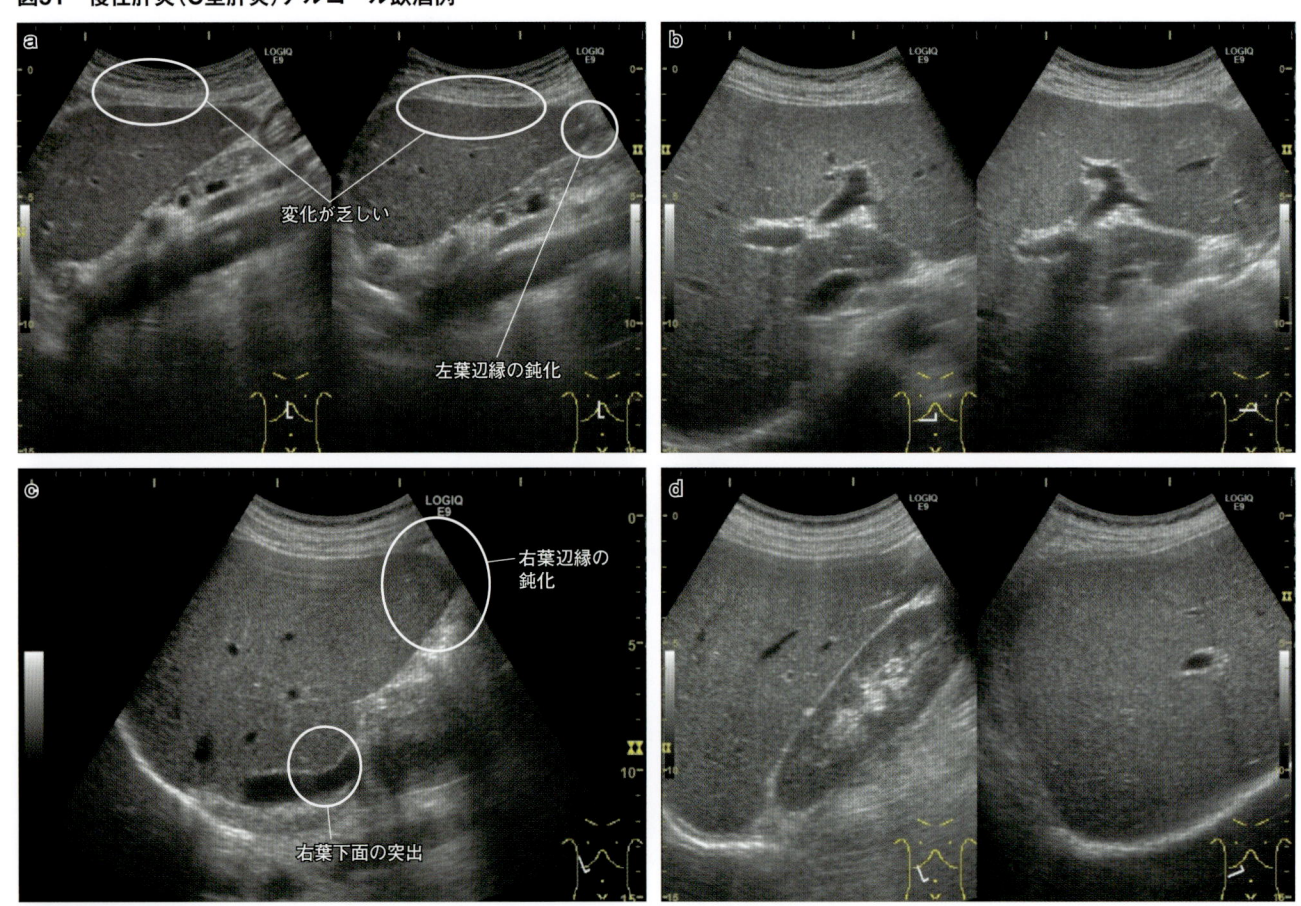

肝臓の実質は比較的均一ではあるが，左葉および右葉の辺縁鈍化が認められる（a）。左葉表面の変形度合も正常例に比べると，やや乏しい（心窩部縦断走査のOne Point Adviceを参照）。

②肝右葉下面の突出像
　肝右葉下面を右肋間から観察したときに，画像のような突出がしばしば観察されます（**図51c**）。このような形態変化は特にアルコールの影響が強く疑われる症例で多くみられます。

③肝実質のエコーパターンの粗雑化
　軽度の不整を認めます。この所見も罹患期間や炎症が軽度な場合では変化がみられないことが多いです。

④総肝動脈幹および肝門部周囲のリンパ節腫大
　肝炎に伴う反応性のリンパ節腫大の形態は，円形ではなく扁平です。特に，総肝動脈幹リンパ節（No.8）で観察される頻度が高く，心窩部縦走査で動脈を取り巻く勾玉状あるいは「こ」の字状の形態として描出されています。ただし，これらのリンパ節腫大がみられたからといって慢性肝炎があるとはいえず，他の炎症性疾患でも腫大を認めることがあるのでリンパ節腫大＝慢性肝炎といった安易な診断には注意すべきといえるでしょう。

One Point Advice

　基本的には肝炎の進行程度や罹患期間でこれらの所見に差がみられます。組織学的変化が軽度の慢性肝炎では，肝臓の形態や実質のエコーパターンに明らかな異常所見を認めないことも多く，その後は慢性肝炎の進行に伴い肝辺縁は鈍化し，肝実質のエコーパターンも粗雑となり，右葉萎縮や左葉の腫大傾向が強まり，徐々に肝硬変像へと変化を認めます。また腫大の程度に差はありますが，脾腫を認めることも多いです。

図52　慢性肝炎（自己免疫性肝炎／AIH）

a：左葉辺縁の鈍化

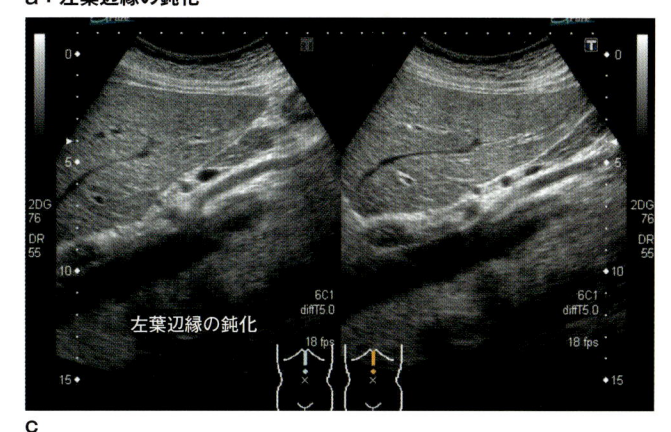

b：肝右葉実質の粗雑化

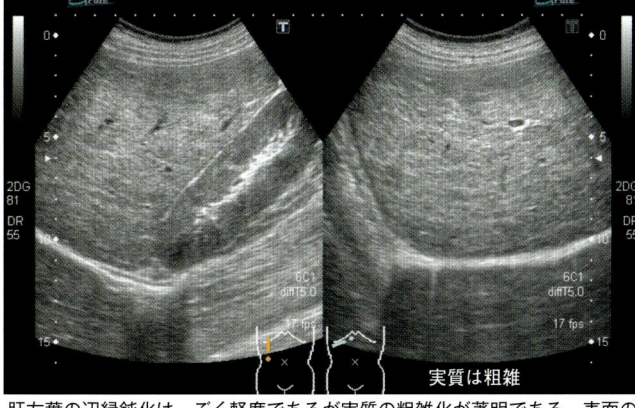

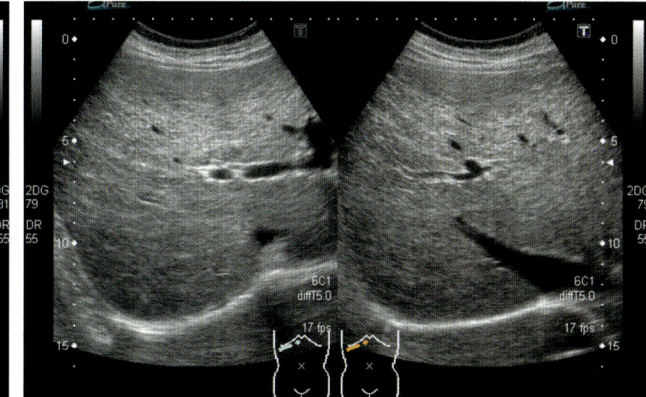

c

肝左葉の辺縁鈍化は，ごく軽度であるが実質の粗雑化が著明である。表面の凹凸不整像も認められない（AIHの病態としてウイルス性肝炎と比べ，組織学的に強い壊死を認めることが多いとされ，過去に急性増悪のエピソードがあれば，その時期の高度な壊死炎症を反映して，比較的大きな肝の形態的変形や実質の粗雑化（一部もしくは広汎性）が画像のように目立つことがある）。

（AIH：autoimmune hepatitis）

One Point Advice

- **メッシュワークパターン（図53，54）**

B型肝炎由来の肝硬変で認められる所見とされてはいますが，進行したB型慢性肝炎でも認められます。肝臓の全体像としては比較的整った形状を呈する反面，C型肝炎による肝硬変に比べ肝の内部エコーは粗く不整で，5〜10mm大で大きさのそろった低エコー病変がびまん性，かつ密に存在し，その間に小網目状のエコーが目立つようになります。

一方，C型肝炎による肝硬変では，B型に比べ右葉萎縮・左葉腫大，肝辺縁の鈍化，肝表面の粗大凹凸などの変形が目立つ傾向があるものの，実質像ではB型のような際立った不整像を呈する例はあまりありません。

図53　慢性肝炎（B型肝炎）

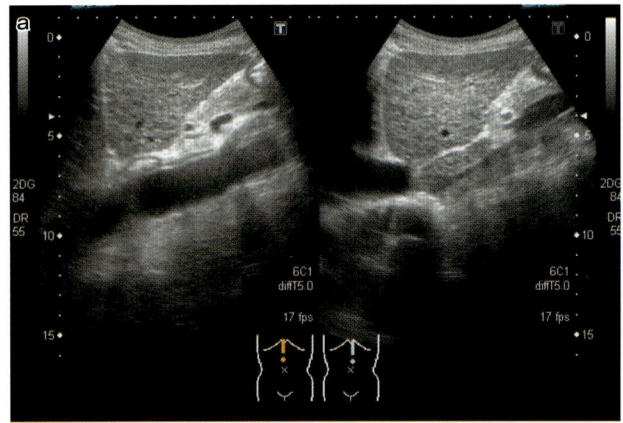

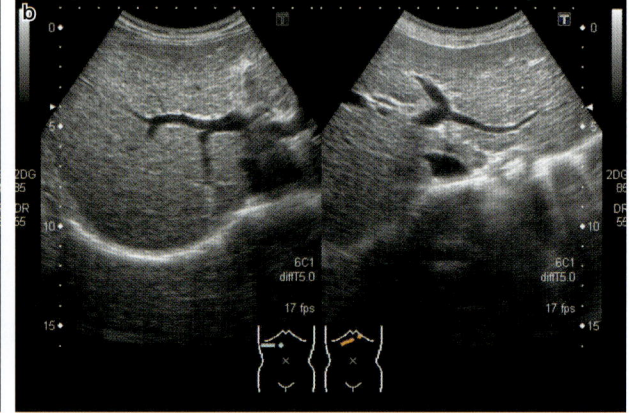

肝表面の不整はあまりみられないが，肝実質の不整が目立つ。門脈の口径不整も認めない。

図54　慢性肝炎〜前肝硬変（B型肝炎）

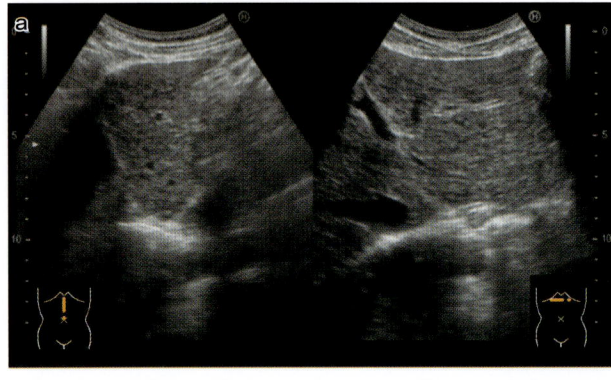

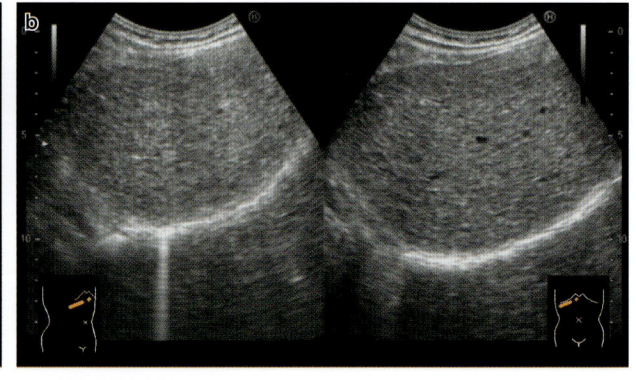

図53に比べ，肝表面の不整がやや認められ，肝実質はさらに粗雑となっており，細かな細目状にみえる。

④ びまん性肝疾患（アルコール性肝炎）

病態

　大量の飲酒による肝障害は，脂肪肝・肝線維症・肝硬変・アルコール性肝炎に大別されます。このうち，肝硬変と肝線維症はアルコール性肝障害における病変の進展過程を示すもので，健常→アルコール性肝線維症（**図56**）→アルコール性肝硬変と病態が進展していきます。脂肪肝の存在は，完成された肝硬変以外のどの病期にも認められるものであり，アルコール性肝炎とは，もともとアルコール性肝障害をもつ患者が，さらに大量の飲酒を1カ月ほど続けると発症するとされています。アルコール性肝障害のなかで最重症の病態であるアルコール性肝炎は重症急性肝炎であり，劇症の経過をたどって死亡する症例も珍しくありません。臨床所見としては発熱や圧痛を伴う著明な肝腫大，黄疸，心窩部から右季肋部の動脈性雑音，白血球増多などが挙げられます。

アルコール性肝炎の超音波像（図55）

●**典型像**
①著明な肝腫大（**図55a，b**）
②減衰のないbright liver（**図55b，f**）
③門脈枝に伴走する拡張した肝動脈枝（PPCS）（**図55c，e**）

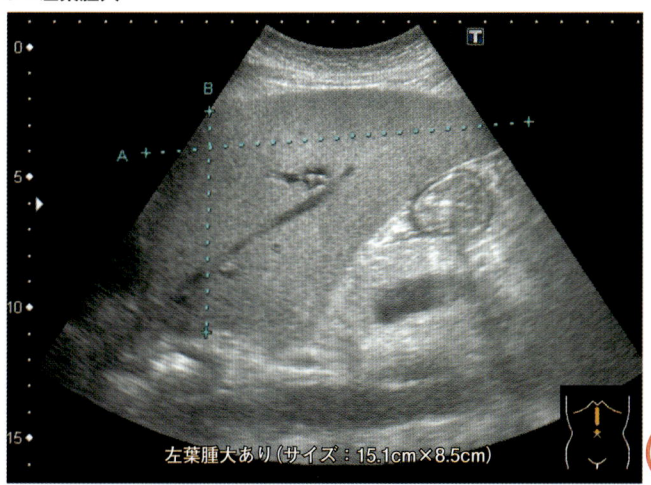

terminology
PPCS：pseudo-parallel channel sign

●**その他によく見られる所見**
④腹水と右胸水の貯留（**図55b，f**）
⑤脾腫（**図55d**）
⑥胆嚢壁の肥厚
⑦胆嚢の虚脱
⑧側副血行路の存在

図55　アルコール性肝炎
a：左葉腫大　　　　　　　　　　　　　　b：右葉腫大と右胸水

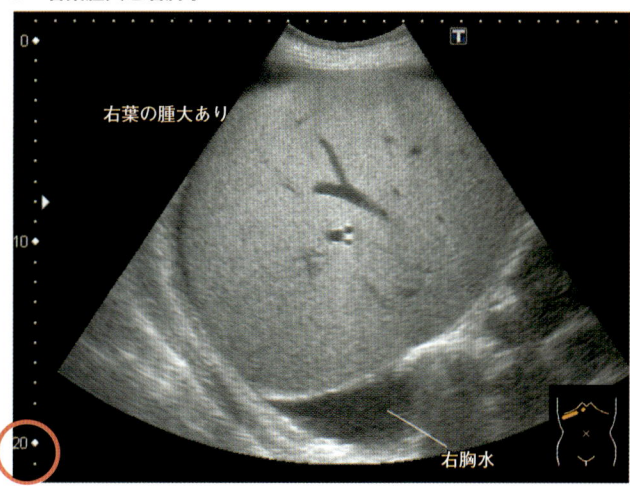

図55 アルコール性肝炎(つづき)

c：PPCS

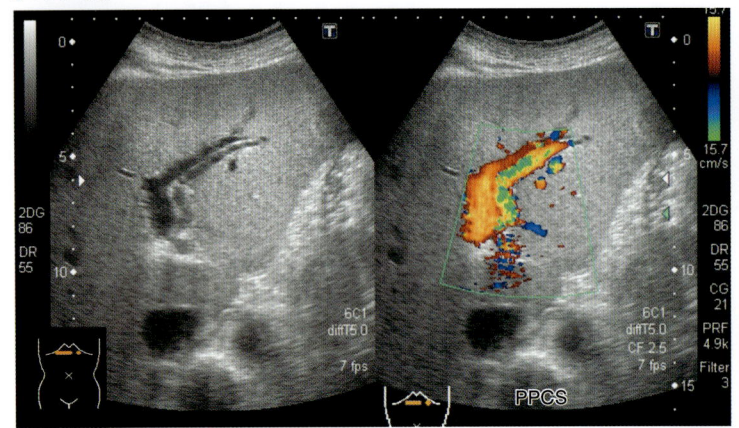

d：脾腫
左胸水
脾腫あり
Spleen index≒32.2(7.0×4.6)

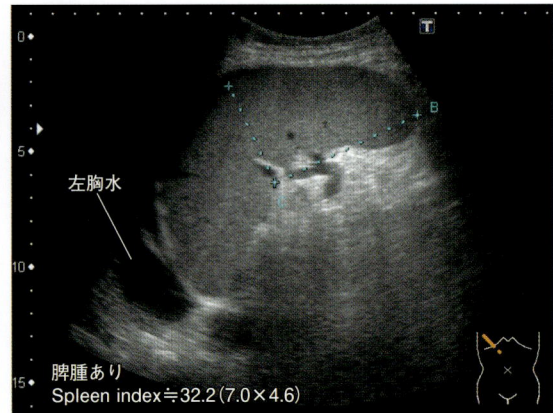

e：PPCS 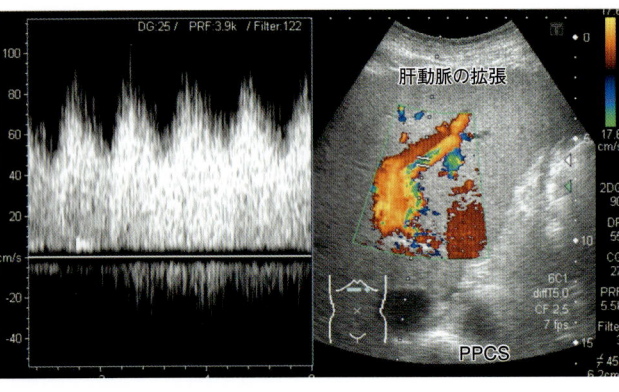
肝動脈の拡張
PPCS

f：減衰を伴わないbright liver
腹水
減衰を伴わない bright liver

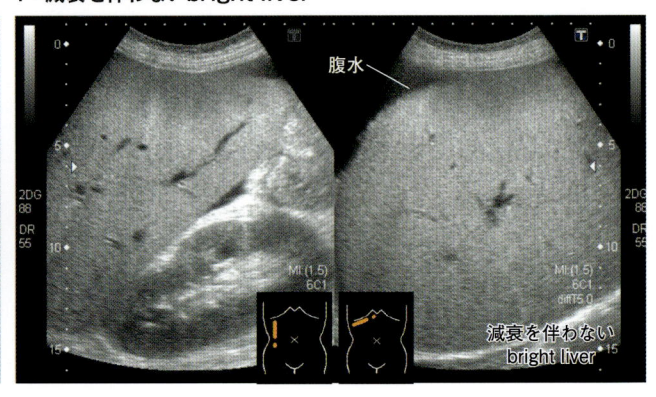

One Point Advice

・アルコール性肝炎の診断

アルコール性肝炎には組織学的診断と臨床的診断基準(文部科学省 総合研究A, 高田班)があり，典型的なアルコール性肝炎は，肝生検で小葉中心性に肝細胞の風船化(ballooning)と壊死および好中球を主体とした炎症細胞浸潤，Mallory小体などの存在を認めることにより確定されます。肝生検未施行例では，臨床的診断基準の必須項目として，①飲酒量の増加を契機とした発症であること，②アスパラギン酸アミノトランスフェラーゼ(AST)優位の血清トランスアミナーゼの上昇，③血清総ビリルビンの上昇(2mg/100mL以上)があり，付加項目として腹痛，発熱，白血球増多，アルカリホスファターゼ(ALP)の上昇(正常値上限の1.5倍以上)，γ-GTP(正常値上限の2倍以上)が挙げられますが，これらの症状を示さないsubclinicalな症例が多数存在するため，確定診断には肝生検が必要となります。

terminology
AST：aspartic aminotransferase
ALP：alkaline phosphatase
γ-GTP：γ-glutamyl transpeptidase

One Point Advice

・アルコール性肝線維症(高度例)

超音波所見としては中等度の肝線維症までは，肝腫大以外に正常例と大きく異なる所見はみられません。しかし，高度の線維化をきたした症例では，肝は腫大し，肝腎コントラストを認め，肝実質は著明なbright liver patternを呈しますが，脂肪肝と異なり深部の減衰はありません。すなわち「減衰を伴わない高度のbright liver」が特徴。なお，減衰を伴わないbright liverでは図56aのように必ず脾腎コントラストの有無も併せて記録し，肝腎コントラストが確実に陽性であることを確認する必要があります。

図56
a：減衰を伴わないbright liver
b：肝腎，脾腎コントラスト／脾

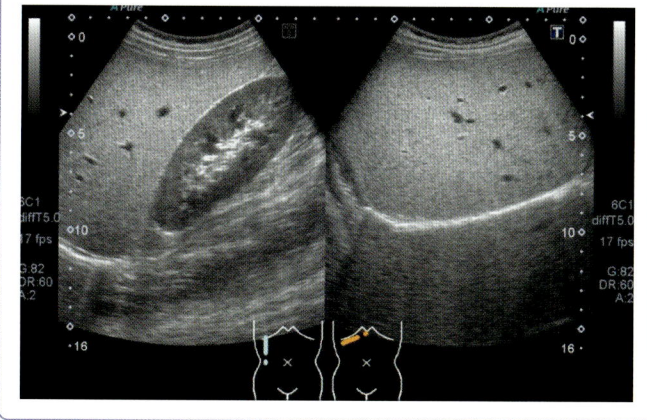

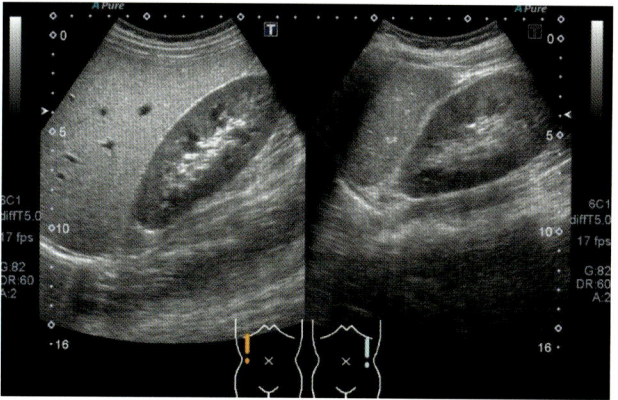

⑤ びまん性肝疾患（肝硬変）

病態

慢性肝炎が進行すると肝臓に再生結節が生じ，線維化が進行するため肝表面に凹凸が起こり，いわゆる肝硬変の像を呈するようになります。肝硬変はさまざまな原因による肝障害が治癒されず，慢性の経過を辿った末の終末像です。

肝硬変の定義は，①肉眼的に結節形成が存在すること，②門脈域相互あるいは中心静脈（ないし肝静脈）間に間質性隔壁が存在すること，③肝小葉構造の改築が存在すること，④びまん性の病変であることとされています。肉眼的な結節の性状から形態学的に5型（**表2**）に分類されます。

すなわち，甲型（間質の幅が広く結節が大きい。劇症肝炎などによる壊死後性），乙型（間質の幅が狭く大小の結節が混在する。ウイルス性慢性肝炎などによる肝炎後性），それぞれの亜型の甲'型，乙'型とF型（小結節の脂肪性肝硬変，アルコール起因性）です。

表2　肝硬変の形態分類（三宅分類，1960）
肉眼的な結節の性状から形態学的に5型に分類される。

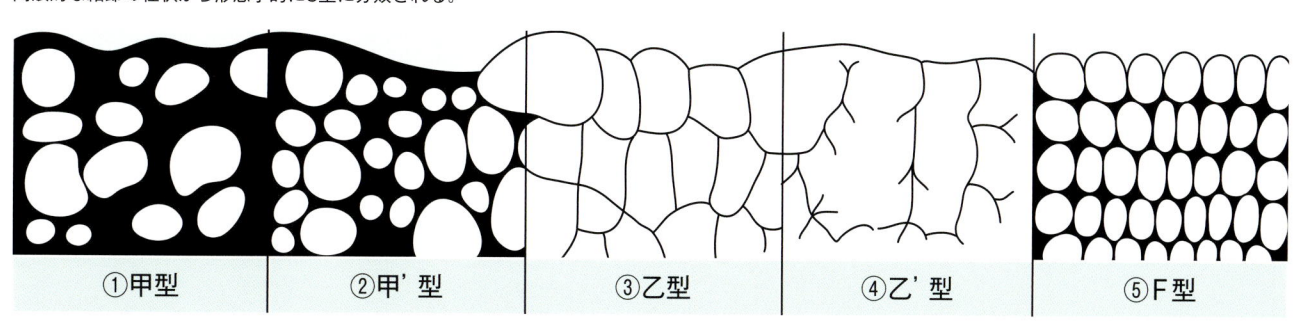

①甲型　②甲'型　③乙型　④乙'型　⑤F型

①甲型（間質の幅が広く結節が大きい，劇症肝炎などによる壊死後性）
②甲'型（甲型の亜型）
③乙型（間質の幅が狭く大小の結節が混在，ウイルス性慢性肝炎などによる肝炎後性）
④乙'型（乙型の亜型）
⑤F型（小結節の脂肪性肝硬変，アルコール起因性）

超音波像(図57〜59)

①肝表面の凹凸像(図57)

　肝臓は高度の線維化のため全体に丸みを帯び，鈍化を認めますが，肝表面には再生結節を反映して丘状ないし半球状の凹凸がびまん性に観察されます。この結節形成を意味する肝表面の不整像は，肝硬変を強く示唆する有力な所見です。この結節形成の有無は，腹壁に面する肝表面より，肝裏面(特に肝左葉外側区域や肝右葉後区域)，尾状葉表面，胆嚢床などで評価しやすいため，これらの部位を必ず確認する必要があります。

図57　肝表面のウイルス性肝炎の進展に伴う形状変化

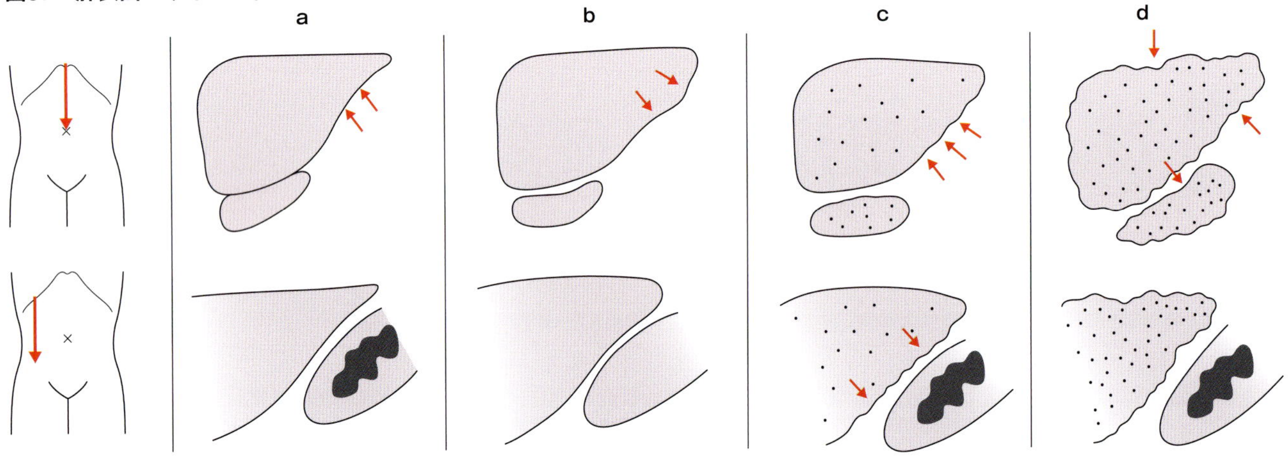

肝炎の進展につれ，肝縁の鈍化，肝裏面の不整の程度が増し，全体として肝臓は丸みを帯びた形状となる。cでは肝表面よりも裏面に結節形成による不整が目立ち，dでは表面にも半球状の結節形成がみられる。最終的には肝表面に半球状の結節形成や粗大陥凹・変形を伴う肝硬変の像に進展する。組織との対比では，おおよそ
a：慢性肝炎(軽度)，b：慢性肝炎(高度)，c：初期肝硬変，dは完成された肝硬変に相当する。

②肝実質のエコーパターンの粗雑化(図58)

　実質の不整が著明に認められます。進行例では，肝実質内に5mm前後から大きなものでは1cm弱ほどの低エコー病変が散在性に観察されることがあります。再生結節(RN)や異形結節(DN)もしくは早期の肝細胞癌(HCC)となりますが，その鑑別はBモード検査のみでは難しく，また経験を要します。そのため，肝硬変の症例で腫瘤像を認めた際には，まずHCCを疑い精査とすべきです。

terminology
RN：regenerative nodule
DN：dysplastic nodule
HCC：hepatocellular carcinoma

③脾腫(図59)

　厚みを伴った脾腫を認めます。

図58　肝硬変（C型）
a：左葉辺縁の鈍化 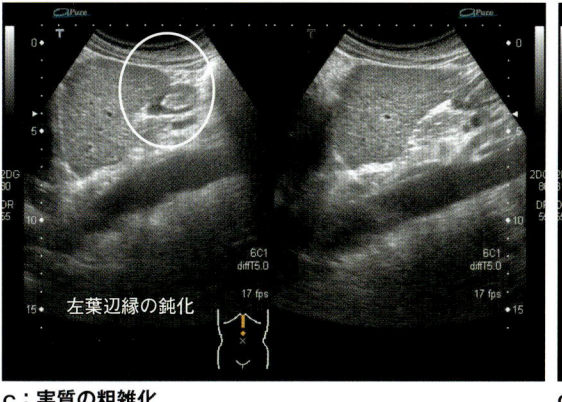
b：実質の粗雑化 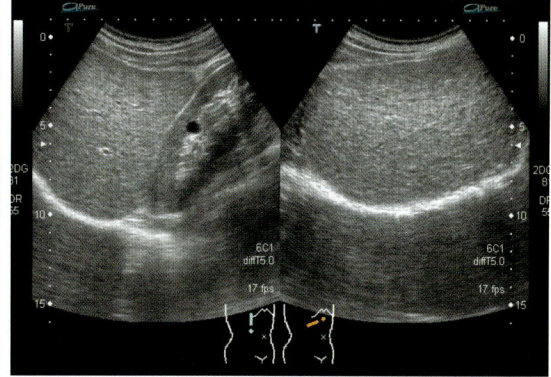
c：実質の粗雑化 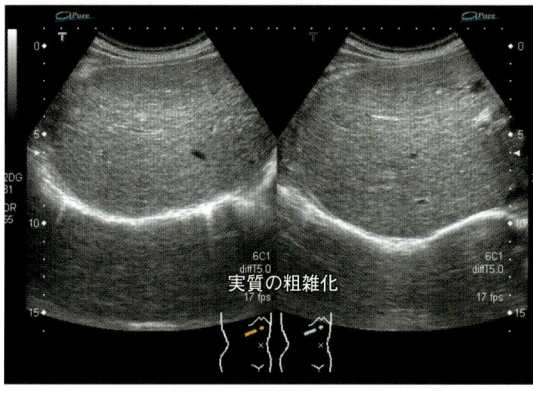
d：脾腫

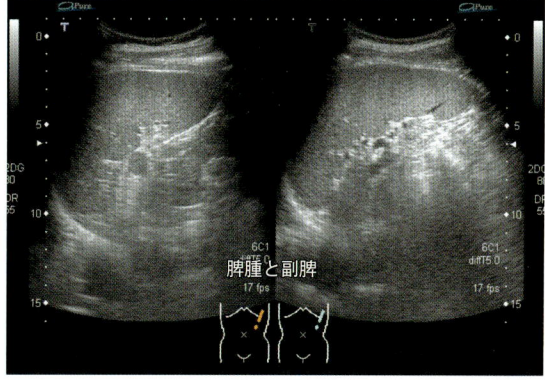

肝辺縁の鈍化や肝表面の凹凸不整像がみられ（a），実質の粗雑化がみられる（b, c）。また，脾腫も認められる（d）。

図59　肝硬変（アルコール性）
a：門脈（左枝）の逆流 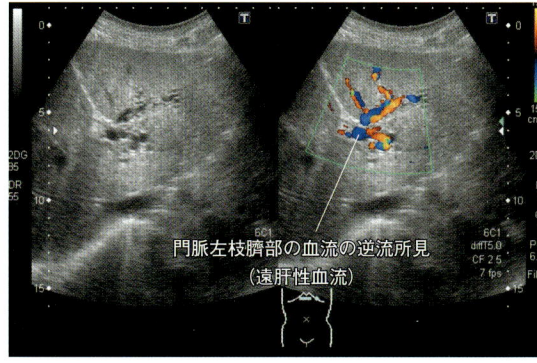
b：門脈（右枝）の逆流 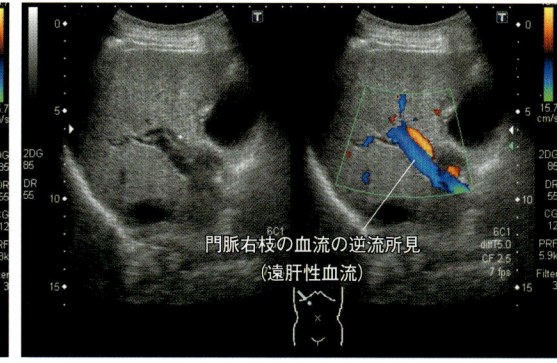
c：脾静脈の逆流 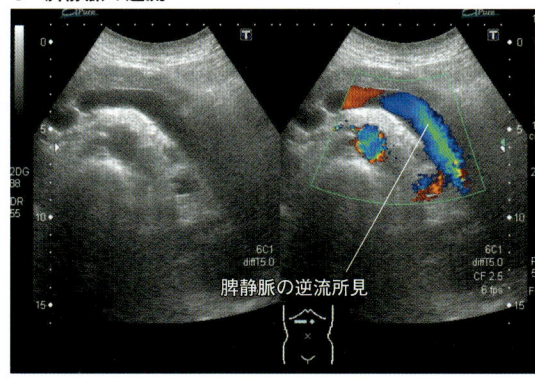
d：脾腎シャント

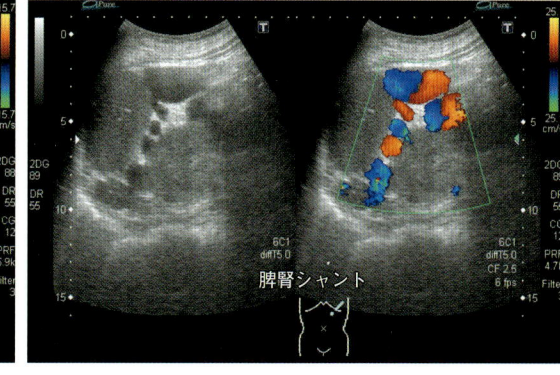

実質の粗雑化がみられ，門脈血流は遠肝性（逆流）となっている。このような症例では側副路の有無を必ず確認する必要がある。本症例は側副路として脾腎シャントが認められ，脾静脈の逆流もみられる。この脾腎シャントの影響で門脈血流は逆流をきたしている。このような症例では腹水の出現や肝性脳症を発症していることが多い。

肝硬変の超音波検査のポイント

●ポイント①

　典型例では肝右葉の萎縮が目立ち，代償性に肝左葉の腫大像が認められます。尾状葉の腫大もしばしばみられる所見です。肝硬変の診断では，肝表面の不整（微細な不整や大きな凹凸像）の有無が重要なポイントとなります。

　この所見は，肝左葉腹側の表面だけでなく背側面でも確認します。右葉でも同様に表面と背側面などでも確認が必要です。また，アルコール性の肝硬変ではウイルス性に比べ小結節性の偽小葉を形成し，肝表面の凹凸がウイルス性に比べ微細であるため，画面の拡大や高周波プローブを用いて観察を行うとよいでしょう。

●ポイント②

　肝硬変では肝実質のエコーパターンも粗雑となり，肝内脈管（肝静脈や肝内門脈の二次分枝以後）は狭小化や口径不同がみられるようになります。肝硬変ではHCCの発生頻度が高くなるため，注意深い観察が必要となりますが，肝右葉の萎縮に伴い肝臓と腹壁との間に生じた空間に腸管や大網が入り込み，観察を困難にさせます。このような不良条件においては，体位変換や肋間走査を駆使して観察を行う必要があります。脾腫や腹水の所見はいずれも肝硬変の随伴所見として重要ではありますが，肝硬変の約3割で脾腫を伴わないとされており，脾腫の有無だけで判断しないようにしましょう。その他では，低アルブミン血症や，門脈圧亢進・リンパ流のうっ滞などによる胆嚢壁の層状（浮腫状）の肥厚，胆嚢拡張，胆石（黒色石が多い），総肝動脈幹周囲のリンパ節腫大などをしばしば認めます。

●ポイント③

　肝硬変も分類があり代償期，非代償期と分ける場合や，肝機能を加味したChild-Pugh分類（**表3**）などがあります。進行した状態である非代償期では肝外の変化として，前述の腹水や胆嚢壁の層状の肥厚（低アルブミン血症や門脈血流低下による）が，また門脈圧亢進による門脈側副血行路の発達（左胃静脈の拡張，傍臍静脈の再開通，脾腎シャントなど）などの所見が認められます。左胃静脈系の拡張は，肝左葉の裏面に近接した拡張蛇行する脈管像として描出され，傍臍静脈の開存は門脈臍部から肝円索を経て，腹壁直下を走行し臍部に至る脈管として描出されます。脾腎シャントは脾門部から左腎門部に連なる血管として描出されます。このような門脈圧亢進症例では，門脈系の血流の逆流をきたす場合があり，必ずカラードプラ検査で肝内門脈本幹や脾静脈の血流方向をチェックします。

表3　Child-Pugh　分類

Grade A：5〜6点，Grade B：7〜9点，Grade C：10〜15点で，各項目のポイントを加算してその合計点で分類する。簡便で有意義だが，臨床症状の判定に曖昧さを含むのが難点である。

スコア		1	2	3
脳症		なし	Grade 1〜2（軽度）	Grade 3〜4（ときどき昏睡あり）
腹水		なし	少量（コントロール可能）	中等量（コントロール不良）
Bil（mg/dL）		2.0未満	2.0〜3.0	3.0超
PBCの場合（Bil）		4.0未満	4〜10以下	10超
Alb（g/dL）		3.5超	2.8〜3.5	2.8超
プロトロンビン時間	（秒）	4未満	4〜6	6超
	（％）	70超	40〜70	40未満

⑥ 門脈側副路

門脈圧亢進所見

門脈側副血行路(**図60**)は，肝硬変を強く示唆する所見として重要です。門脈側副血行路の代表的なものとしては，下記のようなものが挙げられます。

①左胃静脈(left gastric vein)，胃冠状静脈(coronary vein)の拡張(図61)

左胃静脈は脾静脈門脈合流部付近から分枝し，胃の小彎に沿って腹部食道方向に向かう静脈です。健常者でも描出できることがありますが，その径が5mmを超えることはまれです。

門脈圧亢進例において，この左胃静脈は拡張し，屈曲蛇行あるいは数珠状を呈する異常な脈管像として観察されます。このような例では内視鏡的検査で食道静脈瘤を認める例が多いです。

②傍臍静脈(para-umbilical vein)の再開通(図62)

傍臍静脈は胎生期の名残で，通常は機能していませんが，門脈圧亢進例では再開通し，腹壁内を屈曲蛇行する異常な脈管として描出されることがあります。門脈左枝臍部の頂部から肝円靱帯内あるいは肝実質内を経て，腹壁内を臍部に向かい走行します。この側副血行路を追跡すると臍部から下腹部に向けて，左あるいは右の腸骨静脈に流入するのが確認できることもあります。

図60　門脈系の主な側副血行路

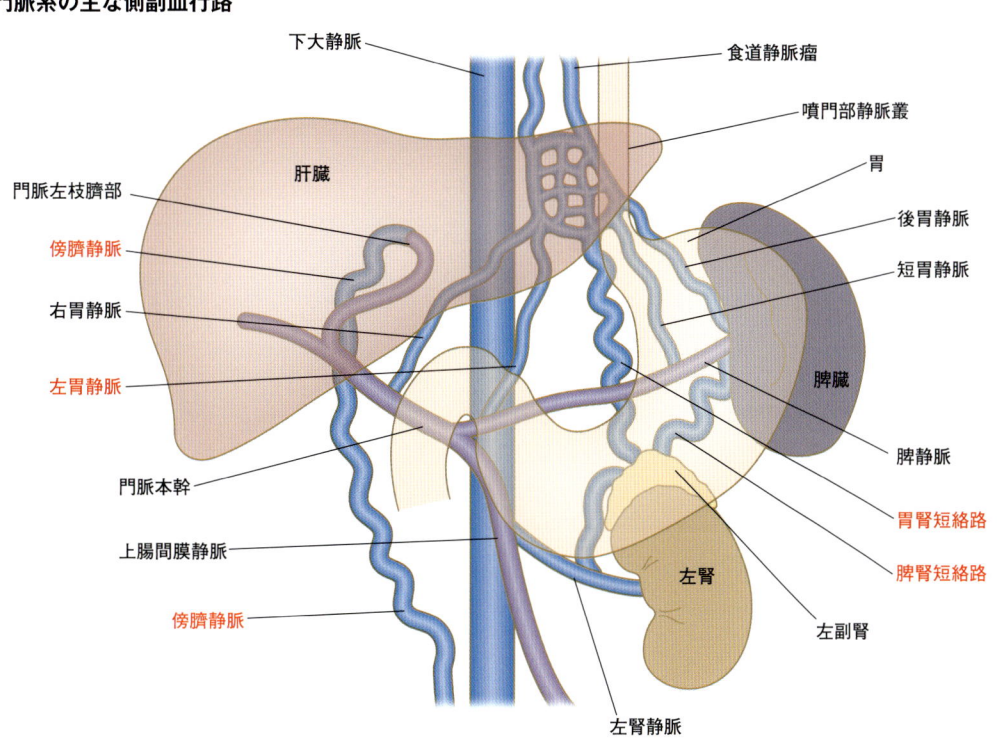

図61　左胃静脈
a：軽度拡張例　　　　　　　　　　　　　　　　b：典型例

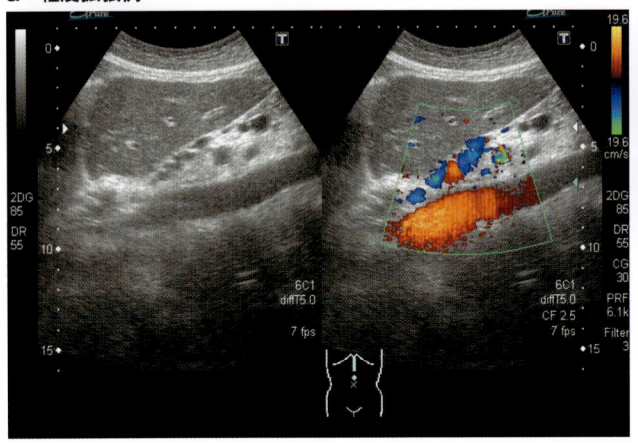

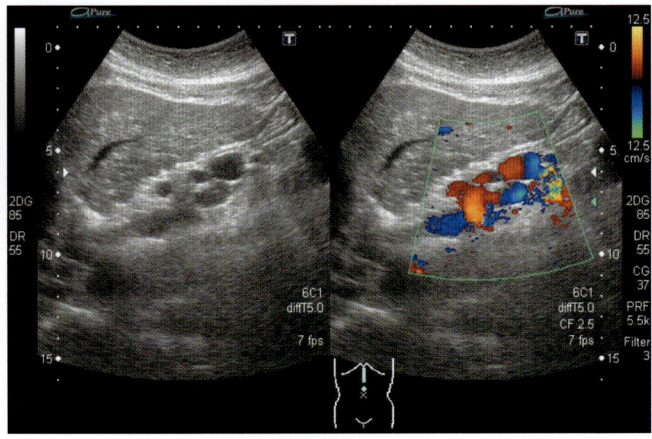

脾静脈・門脈合流部付近から分枝し，胃の小彎に沿って腹部食道方向に向かうため，肝左葉下面に拡張・蛇行した脈管として認められる。

図62　傍臍静脈
a：軽度拡張例　　　　　　　　　　　　　　　　b：典型例

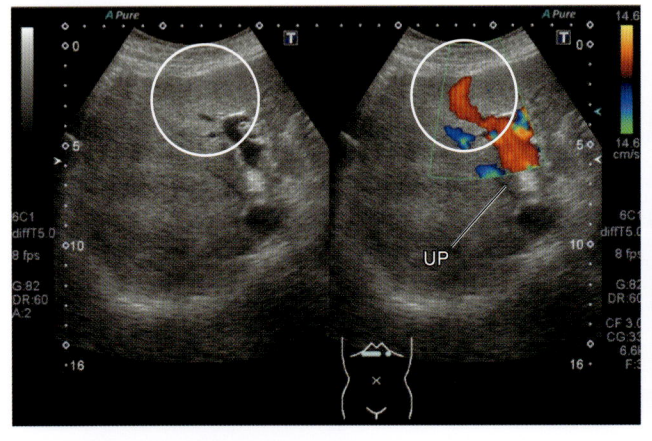

UP

肝円索

Bモード画像のみでは血管像が確認できない。カラードプラを用いることで，わずかな血管の拡張像も観察可能となる。

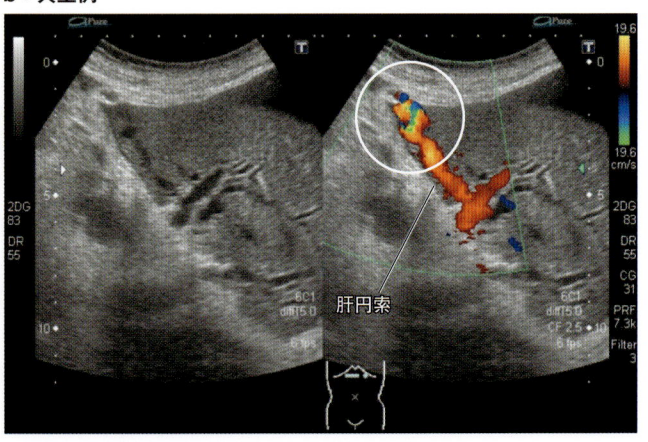

傍臍静脈の開存を認めた際には，左枝の末梢枝と門脈右枝の血流方向（求肝性・遠肝性）も必ず確認する。

図63　脾腎短絡路
a：短絡路　　　　　　　　　　　　　　　　　　b：脾静脈の逆流

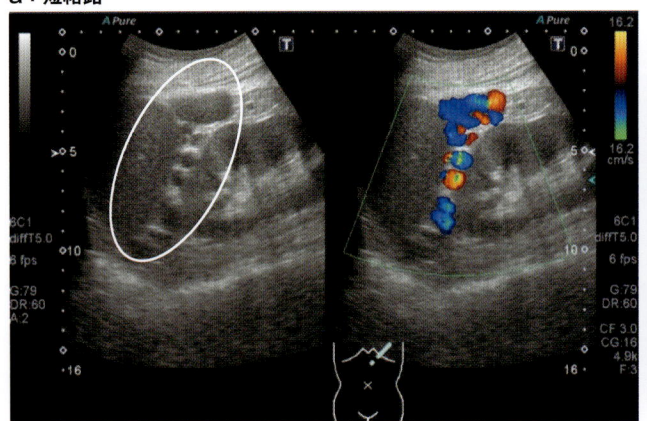

脾門部から内側方向に向かって拡張・蛇行する脈管走行を認める。

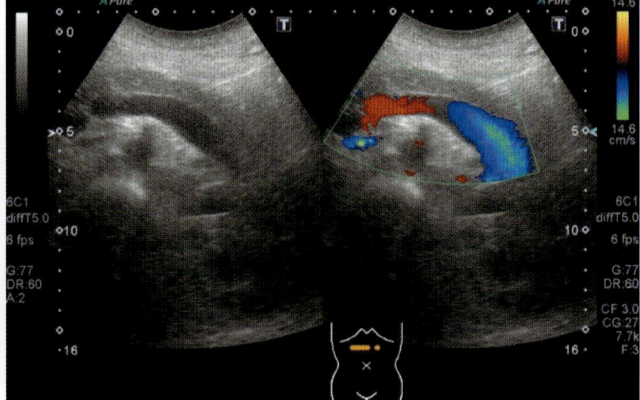

脾腎シャントを認めた場合，必ず脾静脈の血流方向を観察する。

③脾腎短絡路(spleno-renal shunt)(図63)

脾門部に拡張・蛇行する異常な静脈を認め，それが左腎門部方向に追えるときは，脾腎短絡路の存在が疑われます。巨大な脾腎短絡路があり脾静脈に比べ門脈本幹が極端に細い例では，ドプラ法で脾静脈が逆流していることが少なくないため，併せて観察する必要があります。

また，この短絡路が存在する場合，左腎静脈が拡張している場合が多いことも覚えておくとよいでしょう。

④その他の側副血行路

脾門部の側副血行路が頭側に向かう場合は，短胃静脈を介する側副血行路であり，臨床的には胃静脈瘤の存在が考慮されます。胃静脈瘤は高度の場合，胃上部の内腔に接して屈曲蛇行する異常な脈管像として描出できます。頻度は少ないですが，大動脈分岐部付近から下腹部にかけて太く蛇行する脈管を発見したときは腸間膜静脈瘤(mesenteric varices)が疑われます。

頭側に追って腸間膜静脈との連続性を確認しますが，一般に右下腹部に存在するときは上腸間膜静脈瘤を，左下腹部のものは下腸間膜静脈瘤を考えます。いずれも卵巣(精巣)静脈を介して下大静脈に還流します。しかし，通常のBモードでは還流状況を把握することは難しく，血流方向や短絡点の確認に有用なカラードプラの併用が必須となります。

⑦ 肝血管腫

病態

肝血管腫は肝の良性腫瘍のなかでは最も頻度の高い疾患(3〜5%の頻度とされている)です。内皮細胞で覆われた血管網からなる非上皮性腫瘍結節性の腫瘍で，capillary type(毛細血管性血管腫)とcavernous type(海綿状血管腫)などがありますが，ほとんどはcavernous typeであり，組織学的には内皮細胞に囲まれた血管腔から形成され，大小さまざまな腔に血液を貯留しています。

ほとんどが無症状であり，経過観察されることが多いですが，大きなもの(5cm以上)では周辺臓器への圧迫症状が出現することがあり，腫瘍の破裂や腫瘍内出血をきたすこともあり，注意が必要です。また，壊死や線維化，石灰化などの変性を伴うことがあり，変性が高度になると，硬化型血管腫となり，他の腫瘍との鑑別が困難となる場合があります。

超音波像(図64〜70)

●一般的な所見
①形状：小さなものでは類円形が多く，大きなものでは不整形を呈することが多いです。肝細胞癌に比べ膨張性に乏しいといえます。
②境界・輪郭：明瞭，細かな凹凸不整があります。
③腫瘍辺縁：辺縁高エコー帯(marginal strong echo)を認めることがあります(混在型・低エコー型に多く認める)。
④腫瘍内部：高エコー型・混在型・低エコー型に分けられます。小さなもの(2cm以下)は高エコー型が多く，2cmを超えると混在エコー型の頻度が高くなります。

●その他の特徴的な所見
⑤腫瘍の内部エコーは，経時的(wax and wane sign)あるいは体位変換(chameleon sign)や圧迫(disappearing sign)により内部エコーが変化します。
　これは，血管腫の血洞の拡張と収縮が血液のpoolingする量により変化するため，血洞の拡張により反射源としてエコーレベルは上昇しますが，血洞が閉じたときは反射源がなくなり，低エコーになると考えられています。
⑥リアルタイム観察で，腫瘍内にスペックルの揺らぎが観察されることもあります(fluttering sign，ミミズサイン)。これは，広い血洞腔内の血球が揺らいでいる事象を観察しているものと推測されています。
⑦30〜40％は多発性にみられるため，転移性腫瘍との鑑別が重要となります。他にも腫瘍が存在していないかを注意深く検査する必要があります。

図64　高エコー型

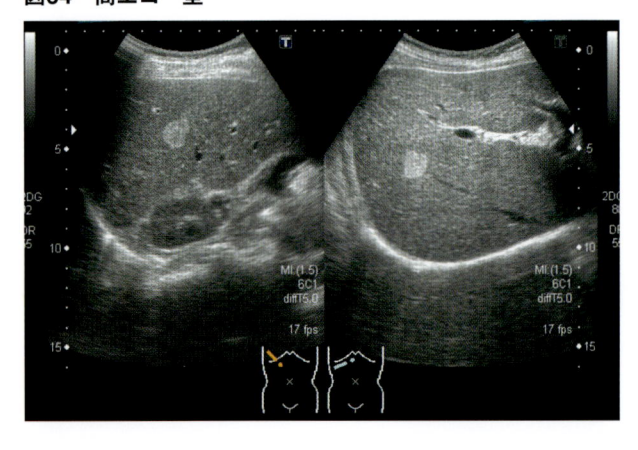

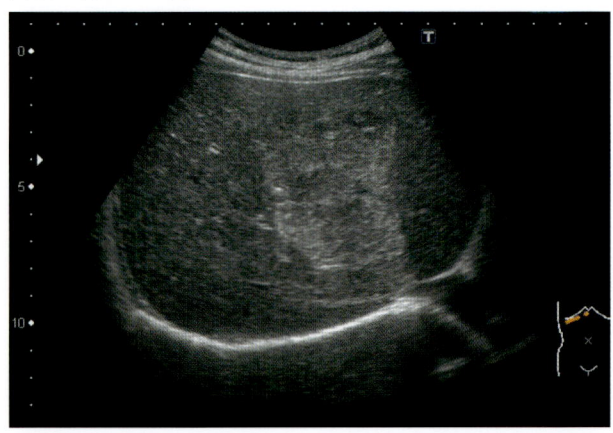

図65　高エコー型

腫瘤サイズが大きいため(2cm以上)，内部は淡い高エコーとなっている。

血管腫の注意点①（図66～69）

　脂肪肝を伴う例で，辺縁高エコー帯（marginal strong echo）が，bright liverによりマスクされてしまいfocal spared lesionの好発部位（胆囊周囲など）に血管腫が存在する場合には，見落としや鑑別が困難となります（**図69**）。また，肝細胞癌でも辺縁に高エコー帯を有する例（bright loop pattern：**図73**）が存在します。特に，慢性肝炎を背景とした症例で，腫瘤を認めた場合は，たとえ均一な高エコー腫瘤であっても，安易に血管腫と診断してはいけません。

図66　混合型

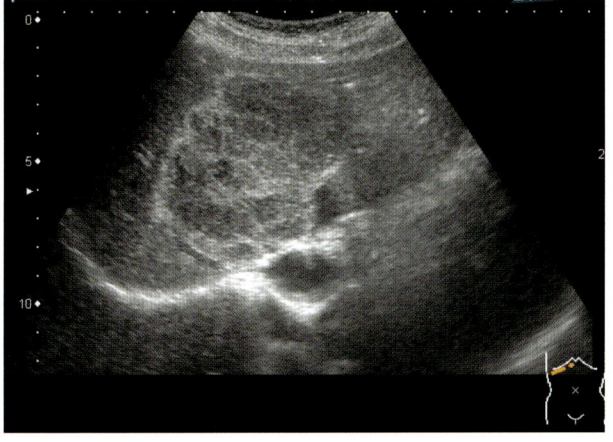

腫瘤辺縁にはmarginal strong echoを認める。

図67　カラードプラ所見

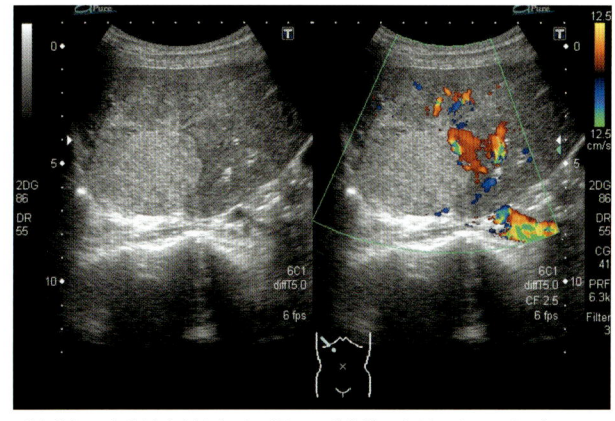

腫瘤内部の血流速度がきわめて遅いのが特徴であり，カラードプラでは，腫瘤辺縁や内部にスポット状の血流シグナルを認めるだけで，線状の血管像を示唆するようなカラーシグナルを認めることはまれ。

図68　chameleon sign

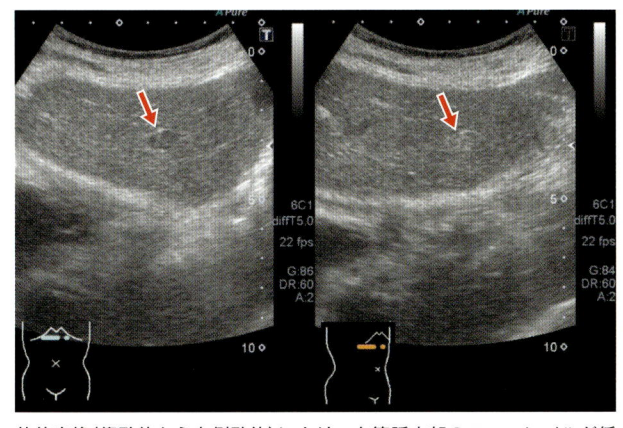

体位変換（仰臥位から左側臥位）により，血管腫内部のエコーレベルが低エコー⇒高エコーへと変化している。

図69　脂肪肝における肝血管腫

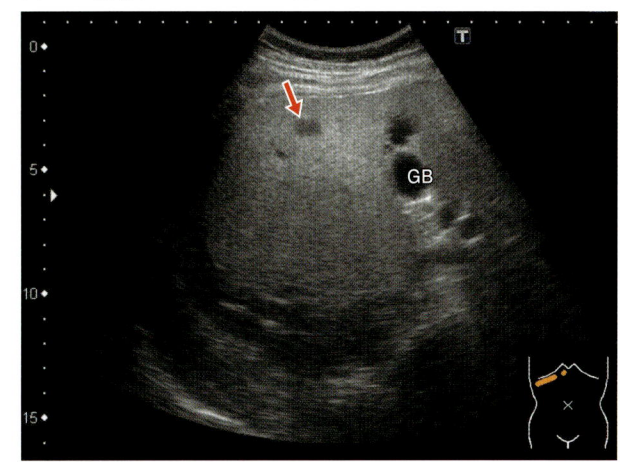

小さい腫瘤にもかかわらず低エコーである。実際には高エコーな腫瘤でも脂肪肝で実質が血管腫のエコーレベルより高エコーであれば相対的に低エコー腫瘤として観察される。

血管腫の注意点②　サイズの変化

　血管腫が，経時的にわずかに大きくなることはありますが，ごくまれにサイズの著明増大を認める場合があります。その機序として，ホルモンが関与しているとする説もありますが，今のところ正確なところは判明していません。

　サイズの増大を認めるような症例（長期の経過観察例では，必ず初回検査の大きさと比較すること）では，注意が必要となります。とはいえ，悪性腫瘍などに比べると増大するスピードはきわめて緩徐です。

　また反対に，まれにサイズが小さくなる例もあります。これは腫瘍内部に変性や線維化，血栓形成などが起こり，腫瘍の大部分を線維化や硝子変性を占めるようになったもので，硬化型血管腫（sclerosing hemangioma）とよばれています。硬化型血管腫は，画像上血管腫の特徴が乏しくなるため診断が難しくなり，他の腫瘍との鑑別が問題となることがあります。

血管腫の注意点③　動脈門脈短絡（A-P shunt）を伴う肝血管腫（図70）

　肝血管腫のなかにはカラードプラを行うと，腫瘍内部に豊富な血流シグナルを認める場合があります。パルスドプラでは動脈性の拍動波が確認できます。このように腫瘍内部の血流シグナルが豊富で，血流スピードが速い血管腫を"high-flow hemangioma"とよんでいます。このタイプの血管腫では，腫瘍に向かう肝動脈枝が太く発達し，蛇行して走行しているのが描出される場合があります。

　また，頻度は不明ですが，しばしば動脈門脈短絡（A-P shunt）を伴っており，非腫瘍部に脂肪肝があると，短絡により動脈血が還流する領域に脂肪の抜け（focal spared area）がみられます。focal spared areaの好発部位でないにもかかわらず，肝実質に脂肪の抜けが認められた場合には，このA-P shuntを伴った血管腫の存在に注意する必要があります。ただし，肝細胞癌もshuntを伴うことが多く，認められた腫瘤がすべて血管腫でないことも覚えておく必要があります。

図70　A-P shuntを伴った肝血管腫
血管腫辺縁に豊富な血流を認め，カラーシグナルが門脈枝と連続しており，A-P shuntに伴って，血流が速いためカラーシグナルもモザイク状で，かつ太く蛇行している（→）。

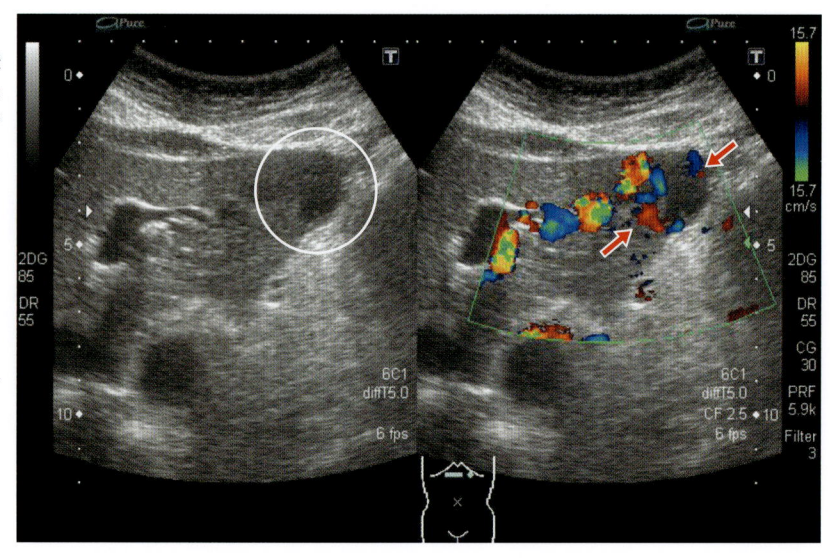

⑧ 肝細胞癌（HCC）

病態

　肝臓に原発する悪性腫瘍（原発性肝癌）の頻度として，肝細胞由来の肝細胞癌が約90％，胆管上皮細胞由来の胆管細胞癌（肝内胆管癌）が5％前後とされています。肝細胞癌は肝細胞に似た細胞からなる上皮性悪性腫瘍であり，主に肝炎による慢性肝障害から発生し，ウイルス性肝炎（B型・C型肝炎）の関与がほとんどですが，最近ではアルコール性肝障害，非アルコール性脂肪肝炎（NASH）を背景とする例も増えています。

　肉眼分類では，小結節境界不明瞭型，単純結節型，単純結節周囲増殖型，多結節癒合型，浸潤型の5型に分けられ，組織学的分化度では，高分化，中分化，低分化の3段階に分け，さらに未分化癌を区別されます。

> **terminology**
> HCC：hepatocellular carcinoma
> NASH：non-alcoholic-steatohepatitis

超音波像（図71〜76）

①形状：類円形
②境界・輪郭：明瞭（小さな腫瘤や多結節癒合型では不明瞭な例が多い）
③辺縁：低エコー帯（halo），bright loop
　haloは線維性被膜を反映しており，2cmを超える例で多くみられます。
　bright loopは，脂肪化を伴った高分化型肝細胞癌の中心部に脂肪化を伴わない中〜低分化型肝細胞癌が発育することにより生じます。
④腫瘍内部：mosaic pattern（nodule in nodule）
　肝細胞癌の多段階発育の病理学的な特徴をよく反映しています。
⑤その他
・外側陰影（lateral shadow）
・後方エコーの軽度増強
・肝表面への突出像（hump sign）→破裂による腹腔内出血をきたすことがあります
・門脈腫瘍栓（PVTT）の合併

> **terminology**
> PVTT：portal vein tumor thrombus

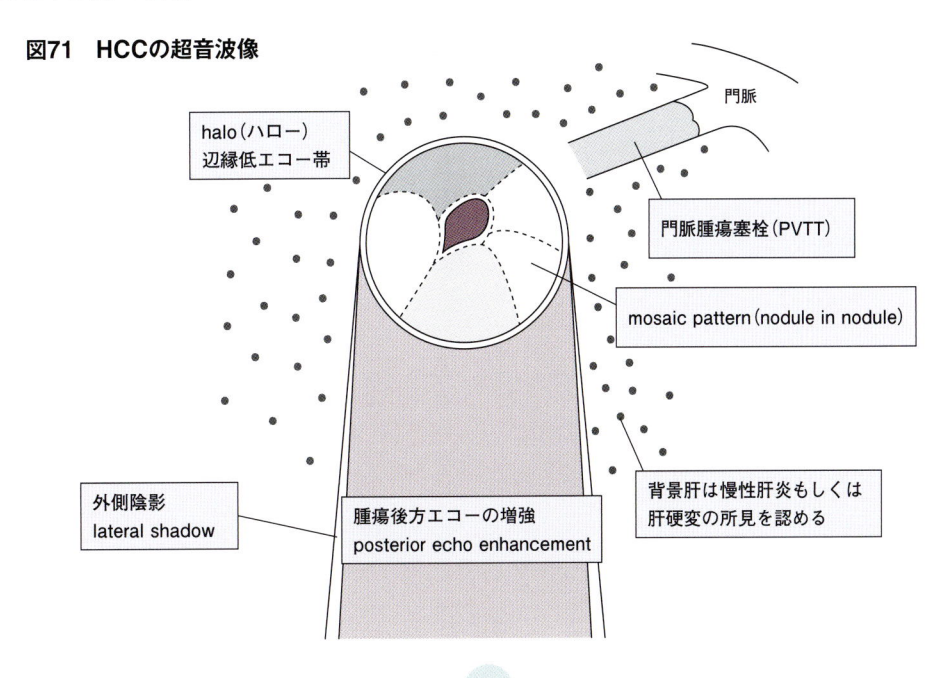

図71　HCCの超音波像

- halo（ハロー）辺縁低エコー帯
- 門脈
- 門脈腫瘍塞栓（PVTT）
- mosaic pattern（nodule in nodule）
- 外側陰影　lateral shadow
- 腫瘍後方エコーの増強　posterior echo enhancement
- 背景肝は慢性肝炎もしくは肝硬変の所見を認める

図72　HCC
a：haloとモザイクパターン

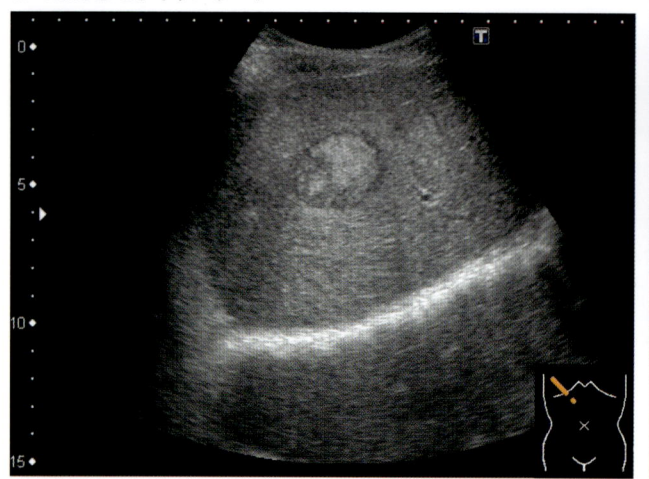

b：HCC（haloとモザイクパターン）

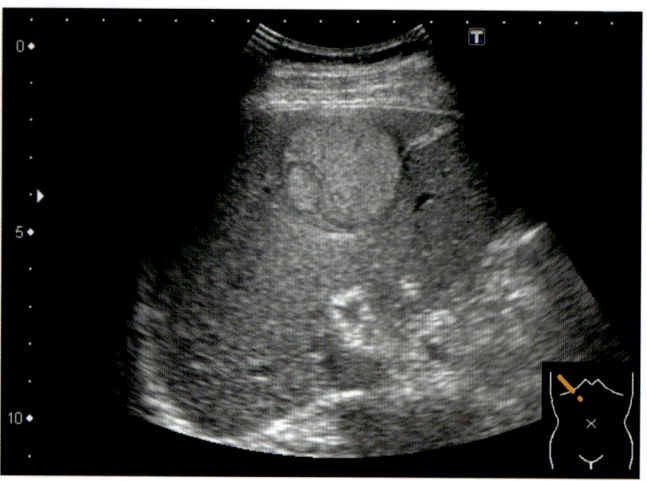

c：バスケットパターン（カラードプラ）

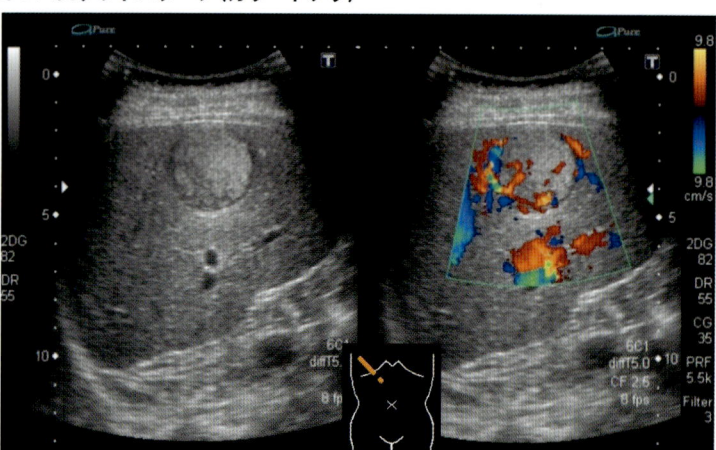

HCC：肝細胞癌

terminology
RFA：radiofrequency ablation

腫瘍の観察は必ず，肋弓下走査では横断像と縦断像，そして，右葉の病変であれば肋間走査からの観察を記録する。特に腫瘍が右葉に存在する症例では，超音波下による治療（経皮的ラジオ波焼灼療法／RFA）が行われる際に肋間走査からのアプローチが用いられることが多く，肋間走査からの観察で腫瘍と血管の位置関係が確認できるような画像を記録しておく。

図73　HCC（bright loop）

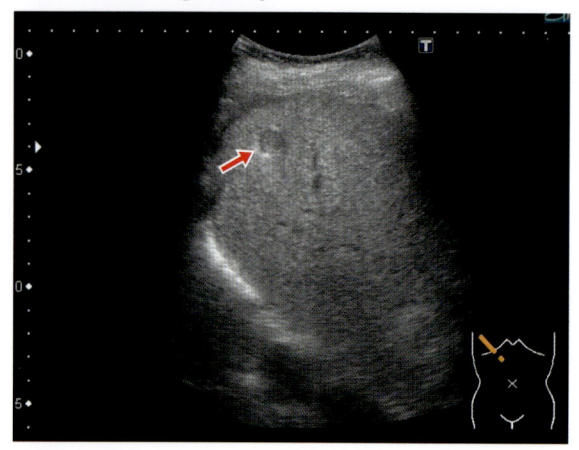

腫瘤辺縁の高エコー帯。
HCC：肝細胞癌

図74　HCC

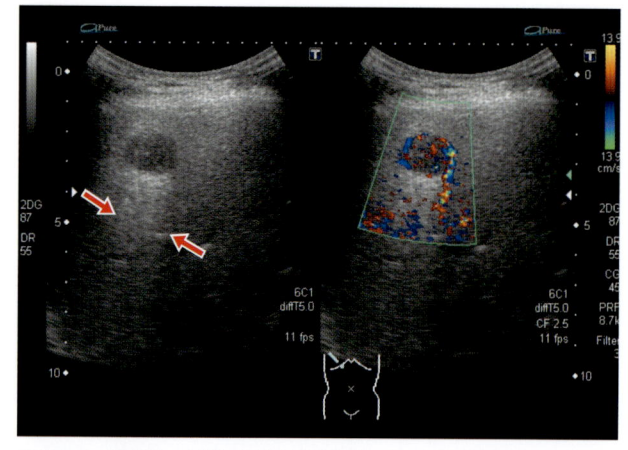

後方エコーの増強→内部に血流を認め嚢胞でないことが証明されている。
HCC：肝細胞癌

腫瘍径による超音波像の違い

　肝細胞癌の発育形式は膨張性・圧排性の増殖が基本であり，癌に接する非癌部の肝組織が虚脱して線維が集まり，腫瘍を取り囲むように非癌組織由来の線維性被膜が形成されています。これがhaloとなって観察されます。また，モザイクパターンも多段階発育の過程を表しているとされ，これらの代表的な所見は腫瘍のサイズが大きいほど確認されます。日本超音波医学会による肝腫瘤の超音波診断基準でも腫瘍径2cmを境にして所見の見方が分けられています。いずれにせよ，慢性肝疾患や肝硬変症例で肝内に2cm以下の腫瘤を認めた場合には，まずはじめにHCCを疑うぐらいの感覚で検査を行う姿勢が必要です。

肝細胞癌におけるドプラ検査（図75，76）

　2cm以下の早期肝細胞癌では，腫瘍内血流の検出が困難なことが多く，逆に門脈血流が残っているため定常性血流の流入像が認められる場合があります。検出される定常性血流は2〜4cm/secと低速なことが多いです。このため可能な限り流速レンジを下げ，さらにカラーゲインをノイズが少し出現するレベルまで高くした状態で観察を行います。

　一方，2cm以上の進行型肝細胞癌では，腫瘍周辺から中心部に向かう血管像（動脈血流）が観察されることが多くなります（バスケットパターンとよばれる）。なお，高分化型肝細胞癌と異型結節との鑑別はドプラ法だけでは困難であり，造影超音波検査を行う必要があります。

　肝表面に存在する腫瘤などを観察する際には，積極的の高周波プローブを用いるとよいでしょう。**図75a**は通常のコンベックスプローブで観察を行ったものですが，HCCの突出像（hump sign）が**図75b**の高周波プローブを用いて観察したときほど，明瞭には描出されていません。また，高周波プローブを用いることで，腫瘤の形状がより明瞭となり，単純結節型ではなく多結節癒合型であることが分かります。

図75　HCC（多結節癒合型）

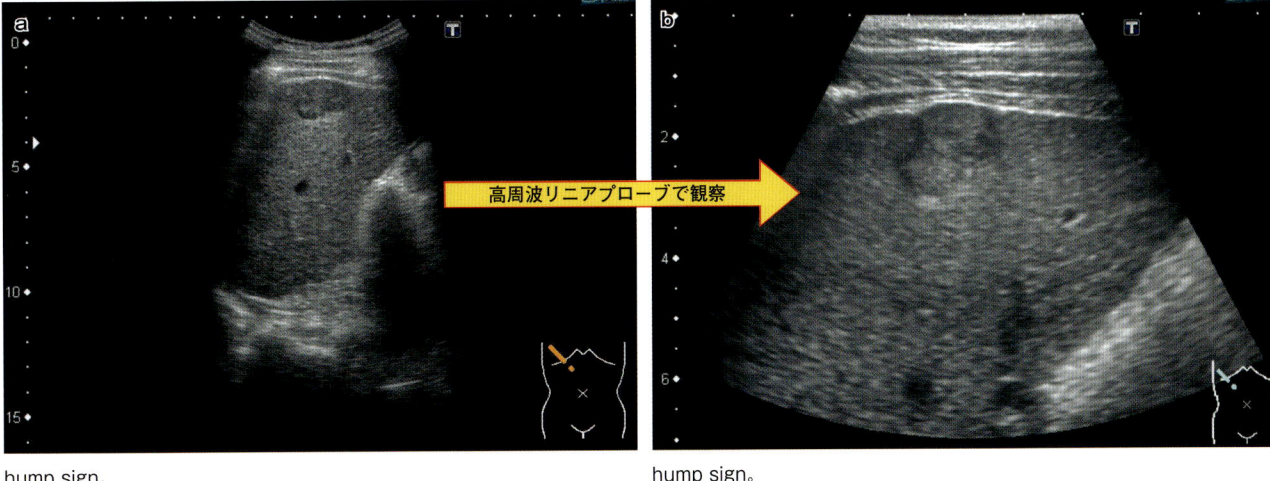

高周波リニアプローブで観察→

a: hump sign。
b: hump sign。

HCC：肝細胞癌

図76　HCC（浸潤型：びまん性肝細胞癌）
門脈右枝の内腔は充実性であり，かつ拡張しており PVTTの存在が疑われる。diffuse HCCともよばれる。

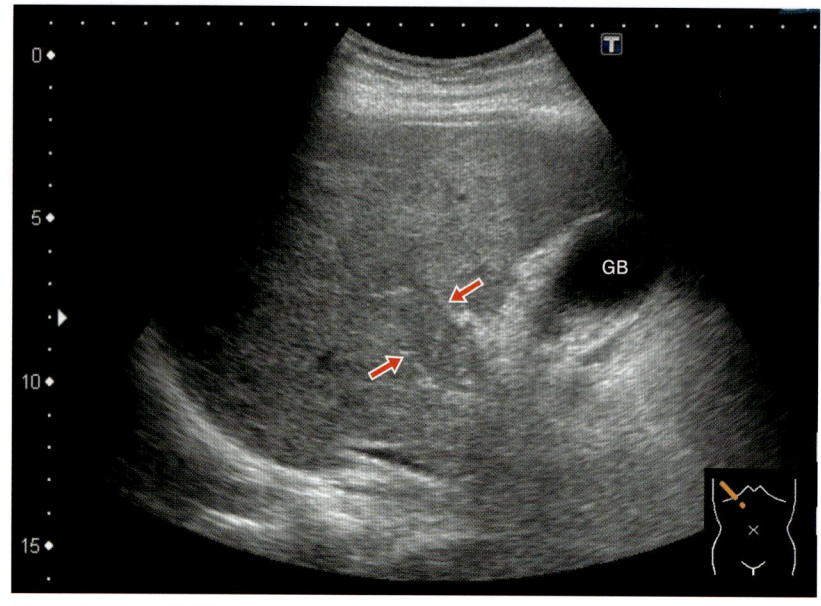

GB：gall bladder（胆囊）

⑨ 肝内胆管癌（胆管細胞癌）／ICC（CCC）

病態

　肝内胆管癌は「胆管の二次分枝およびその肝側（末梢）の肝内胆管に由来する上皮性悪性腫瘍」と定義されており，癌取扱い規約上では原発性肝癌として取り扱われています。日本では5％前後と比較的まれですが，近年増加傾向にあります。肉眼的分類では，①腫瘤形成型，②胆管浸潤型，③胆管内発育型と3つの型に分類され，その型によって臨床経過や予後が異なるとされています。肝内胆管癌の根治切除後の5年生存率は約30％とされ，HCCに比べ予後不良です。

terminology
ICC：intrahepatic cholangiocarcinoma
CCC：cholangiocelluar carcinoma

超音波像（図77～80）

● **胆管浸潤型（図77）**
①境界・輪郭が不明瞭な等～低エコー腫瘤です。
②胆管の途絶を認め，末梢胆管の拡張を認めます（胆管壁やグリソン鞘への浸潤を反映）。
③肝門部に多くみられます。

One Point Advice

末梢胆管の拡張像のみで腫瘤が描出されない例もあります。また，病変の進展に伴って増大すると明らかな腫瘤を形成し，腫瘤形成型＋胆管浸潤型の形状を呈するようになります。

図77 CCC

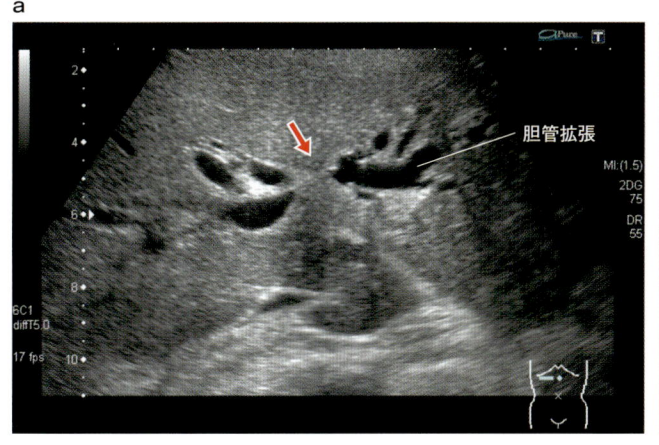

a

胆管拡張

胆管の拡張を認めるも腫瘤像は観察されない。

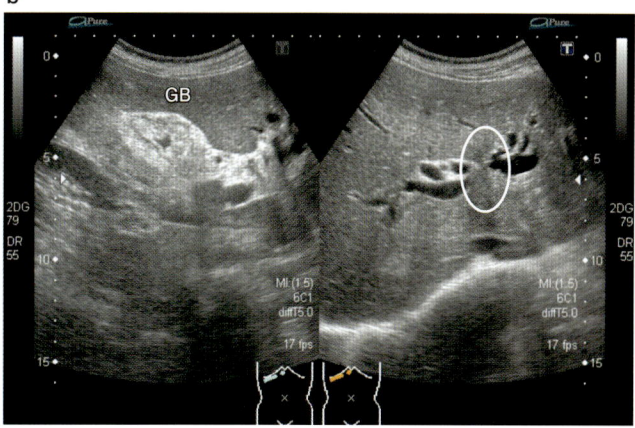

b

肝門部で胆管の途絶を認めるため，胆汁が胆嚢へ貯留せず萎縮している。肝内胆管の拡張を認めた際には，胆嚢や総胆管の拡張の有無を観察することで病変部の存在位置が推測できる。

● **腫瘤形成型**（図78，79）

①被膜を伴わない等～低エコー腫瘤です。
②腫瘍内部は不均一なことが多いです（線維性組織を多く含むため）。
③境界・輪郭はやや不明瞭です。
④腫瘍内部に既存の脈管走行を認めることがあります。
⑤辺縁に存在するものでは，転移性肝癌のような癌臍を伴うことがあります。

図78 CCC

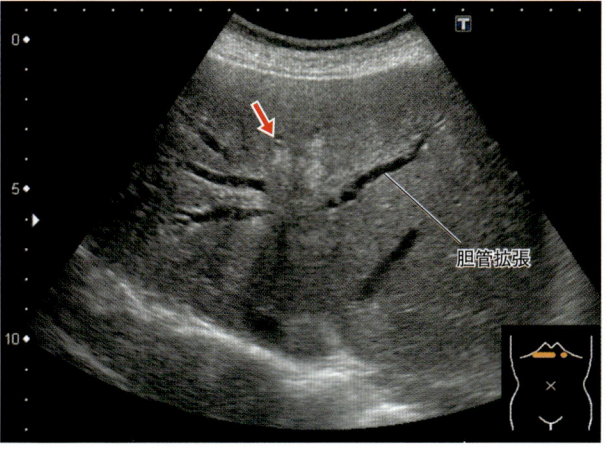

胆管拡張

腫瘤により胆管の途絶を認める。

図79 CCC

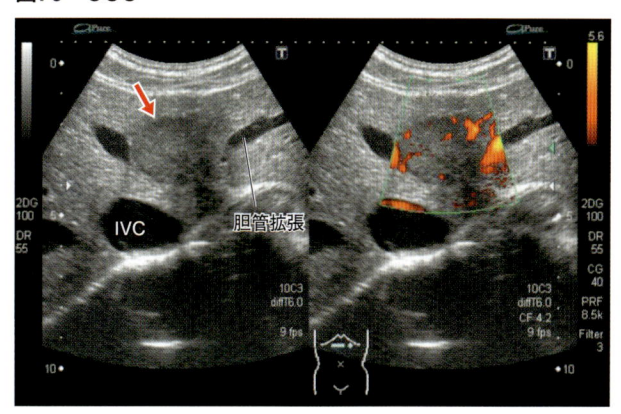

IVC　胆管拡張

腫瘤により胆管の途絶を認める。HCCに比べ腫瘤内に流入する血流は乏しい乏しい。
IVC：interior vena cava（下大動脈）

●胆管内発育型（図80）
①拡張胆管内に充実性の隆起性病変を認めます。
②末梢胆管の拡張を認めます。

図80　CCC
拡張した胆管内に腫瘤像を認める。腫瘤内に血流シグナルは，ほとんどみられない。

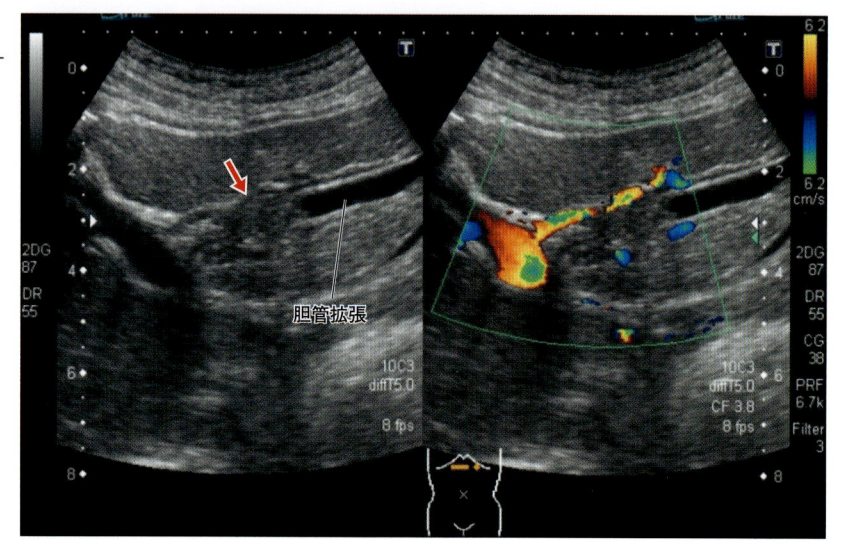

カラードプラ所見

　腫瘍辺縁の一部のみに血流信号を認めることがほとんどですが，腫瘍に巻き込まれた既存血管の残存が指摘できる場合もあります。

One Point Advice

・腫瘤(mass)と腫瘍(tumor)の違い，使い分け
　腫瘤性病変という表現は，腫瘤と腫瘍を合わせた総称です。
　腫瘤とは，言い方をかえると"塊(かたまり)"もしくは"しこり"として見えるものや触知されるものをさし，腫瘍も含まれます。一方，腫瘍とは腫瘍細胞で構成されたものをさし，いわゆる良性腫瘍と悪性腫瘍といった表現がこれにあたります。例として嚢胞や炎症性変化に伴う硬結や血腫などは腫瘍細胞を含まないため腫瘍ではなく，腫瘤と表現されます。

⑩ 転移性肝癌(metastatic liver tumor)

病態

　肝以外に発生した癌や肉腫が肝に転移したものをさします。血行性，リンパ行性による転移や，直接浸潤によるものがあります。肝臓は，豊富な血流量や動脈と門脈の二重支配といった特徴から転移をきたしやすく，すべての悪性腫瘍が肝転移をきたす可能性がありますが，経門脈性に血行転移をきたす消化器癌の頻度が高いです。ただし，画像所見からだけでは原発巣の鑑別は困難な場合も多いといえます。

超音波像(図81〜84)

①類円形〜結節状の腫瘤像が多発しているパターンが基本像です。形状は不整なことが多いです。小さな腫瘤は類円形なものが多いですが，大きくなると不定形・分葉状を呈します。
②腫瘤の内部エコーは，低エコー，高エコー，混合エコーとさまざまです。これは，原発巣によって内部エコーが異なるためです。1cm以下の腫瘤では低エコーなものが，比較的多いといえます。
③境界は明瞭なことが多いですが，ときに不明瞭な場合もあります。
④bull's eye pattern／target pattern(**図81**)
　腫瘤中心部が高エコーで辺縁に幅の広い低エコー帯を有する像です。
⑤cluster sign(**図82**)
　多数の転移巣が癒合し，一塊の集合体として腫瘤を形成します。
⑥転移巣が肝被膜近傍にある場合には肝表面は癌臍(umbilication)とよばれる陥凹を形成します。胆管末梢に発生した肝内胆管癌でも，癌臍を認めることがあります。
⑦腫瘤が大きくなると腫瘤中心部への不十分な栄養・酸素供給から変性壊死をきたし，中心部が液化壊死を起こすため，中心部は無エコーを呈したり，石灰化や音響陰影を認めることもあります(**図83**)。

図81　胃癌からの転移性肝癌

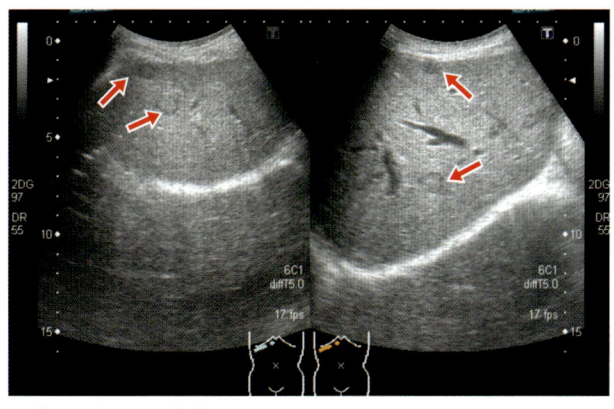

bull's eye pattern(→)。

図82　胃癌からの転移性肝癌

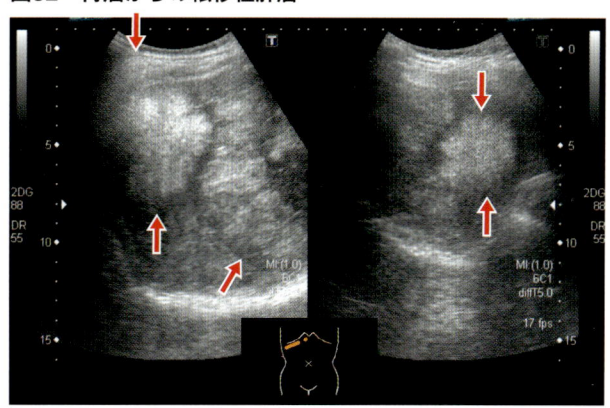

cluster sign(→)。

図83　上行結腸癌からの転移性肝癌

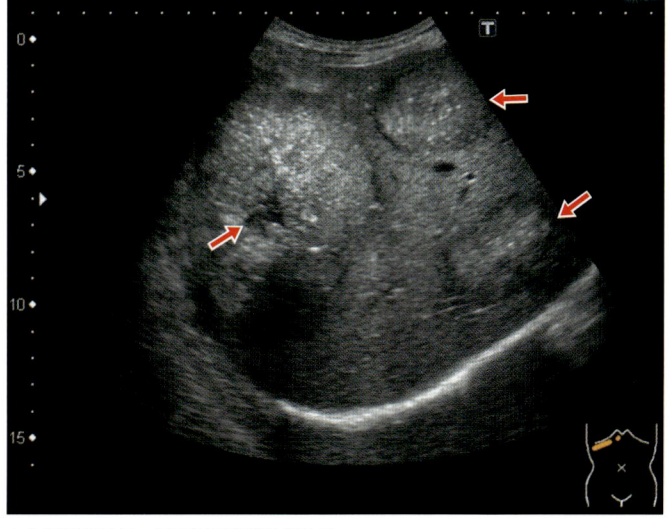

中心部に無エコー域や石灰化像を認める。

カラードプラ所見

癌細胞が増殖している腫瘍辺縁部のみにわずかに血流信号が認められる程度である場合が多いですが，原発巣によってvascularity（血流の多寡）は異なり，腎細胞癌や肉腫など血流豊富な悪性腫瘍の転移例では血流豊富なことも多いです。

転移性肝癌を認めたら……

超音波検査で，原発巣よりも先に転移性肝腫瘍が発見されることもまれではありません。肝臓に多発する腫瘤像を認め，転移性肝腫瘍が疑われるような例では，積極的に原発巣の確認（最低でも胃や大腸）や，腹腔内リンパ節腫大の有無，胸腹水の有無についても検索を行うようにしましょう（**図84**）。

図84　S状結腸癌からの転移性肝癌
a：S状結腸癌からの転移性肝癌
b：S状結腸癌

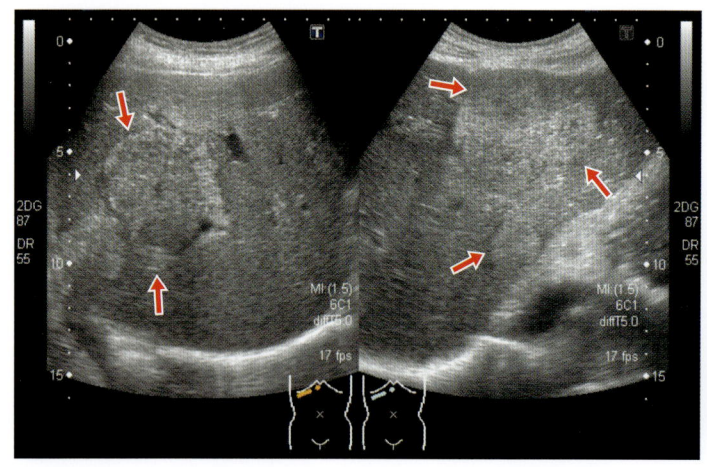

cluster sign。

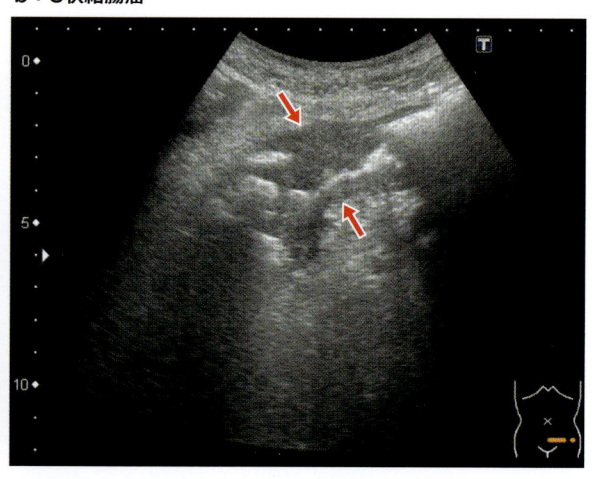

S状結腸に層構造の消失した不整な壁肥厚像を認める。

急性腹症（憩室炎・虫垂炎）

　患者と対話しながら痛みの部位をリアルタイムに観察できる超音波検査は，急性腹症における第一選択の画像検査です。急性腹症の原因は多岐にわたりますが，消化管病変が最も多いです。頻度の高い疾患としては急性虫垂炎が挙げられますが，一般に，身体所見と血液生化学所見のみでは急性虫垂炎との鑑別が困難とされる疾患として，右側結腸憩室炎があります。

① 大腸（結腸）憩室炎（colonic diverticulitis）

　憩室とは消化管の一部が壁外に突出した状態で，大腸憩室は憩室壁に固有筋層を欠く仮性憩室がほとんどを占めています。その原因は食物繊維の摂取低下や便秘，腸管の分節運動亢進などの要因が，複雑に関与して腸管内圧が上昇することによると考えられており，食事の欧米化に伴い，発生頻度が高くなっている疾患です。

　大腸憩室の合併症として最も頻度の高い疾患が大腸憩室炎であり，憩室に発生する非特異的な急性炎症性疾患であり，病態は憩室の穿孔による周囲炎とされています。多くの場合に憩室内腔の便残渣の停滞・貯留が憩室炎の病態形成に関与しているとされています。炎症が憩室部に限局している場合を憩室炎，憩室炎が憩室周囲の組織や周辺臓器に及ぶと憩室周囲炎とよぶこともありますが，憩室炎と憩室周囲炎は連続性の変化であり，用語の使い分けの境界は曖昧といえます。

臨床所見

　臨床所見は，炎症の強さおよび合併症（膿瘍形成，瘻孔，閉塞，穿孔）の有無によるところが大きいです。腹痛は受診の数日前から持続していることがあり，また同様の腹痛を繰り返し経験していることなどが，他疾患との鑑別のポイントとなることもあります。腹痛の特徴として急性虫垂炎と異なり初期症状としての心窩部痛を伴うことはなく，炎症の部位に一致してピンポイント的に圧痛を認めます。すなわち，圧痛点の下に病巣があることが多いのです。

　虫垂炎同様に発熱や白血球増多を認めることが多いのですが必発ではなく，これらの所見がみられないからといって虫垂炎同様に憩室炎を否定する理由とはなりません。大腸憩室炎は欧米ではほとんどが左側結腸（約80％）であり，日本を含むアジアでは約70％が右側結腸であるとされています（高齢者では左側結腸も多くみられます）。

　大腸憩室炎を採血結果あるいは理学所見のみで診断することは難しいとされ，右下腹部痛を訴える例では超音波検査をはじめとする画像検査による虫垂炎との鑑別が必要となります。

超音波像（図85〜88）

①憩室が腸管壁から突出する低エコー腫瘤像として描出される（図86）

憩室を検索する際には，横断走査で一方向だけでなく，多方向から腸管を観察することがコツです。

②憩室内の高エコー像（図87）

内腔のガスや滲出液などを反映しています。

③憩室周囲の腸管壁の肥厚像（図86，87）

炎症波及に伴う粘膜下層・固有筋層の肥厚を反映しています。この腸管壁の肥厚は炎症の程度にもよりますが，細菌性大腸炎や虚血性腸炎のように広範囲ではなく，憩室周囲に限局している場合が多いです。

図85　大腸憩室周囲炎の超音波所見（シェーマ）

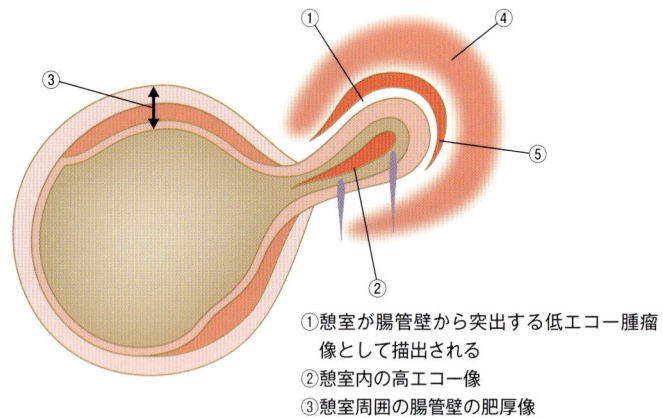

①憩室が腸管壁から突出する低エコー腫瘤像として描出される
②憩室内の高エコー像
③憩室周囲の腸管壁の肥厚像
④憩室周囲の高エコー域
⑤憩室を取り囲む弧状の血流シグナル

（長谷川雄一：消化管アトラス．ベクトル・コア，2008より一部改編引用）

図86　上行結腸憩室周囲炎

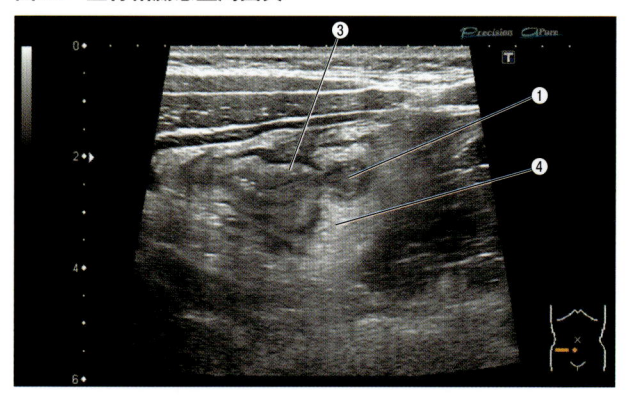

図87　上行結腸憩室周囲炎

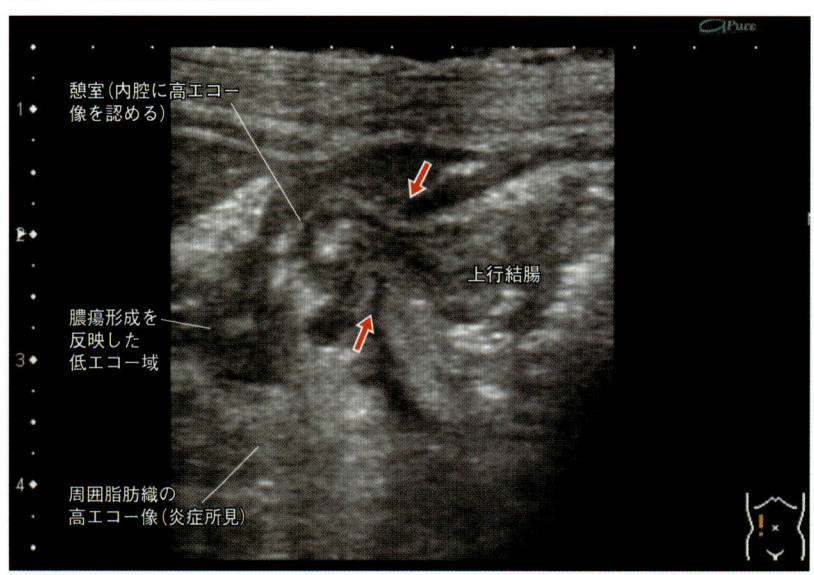

憩室周囲には膿瘍形成（低エコー域）もみられている。

④憩室周囲の高エコー域(図86〜88)

腸間膜脂肪織の炎症を反映しています。強い炎症が生じると腸管壁の肥厚とともに,周囲の腸間膜脂肪織の炎症が認められ,腸間膜が肥厚し,病変部位がより目立つようになります(isolation sign)。

⑤憩室を取り囲む弧状の血流シグナル(図88)

大腸憩室の大半が固有筋層を血管が貫通する部位に生じる仮性憩室であることから,カラードプラで憩室を取り囲むようにして走行する血管が描出されます。

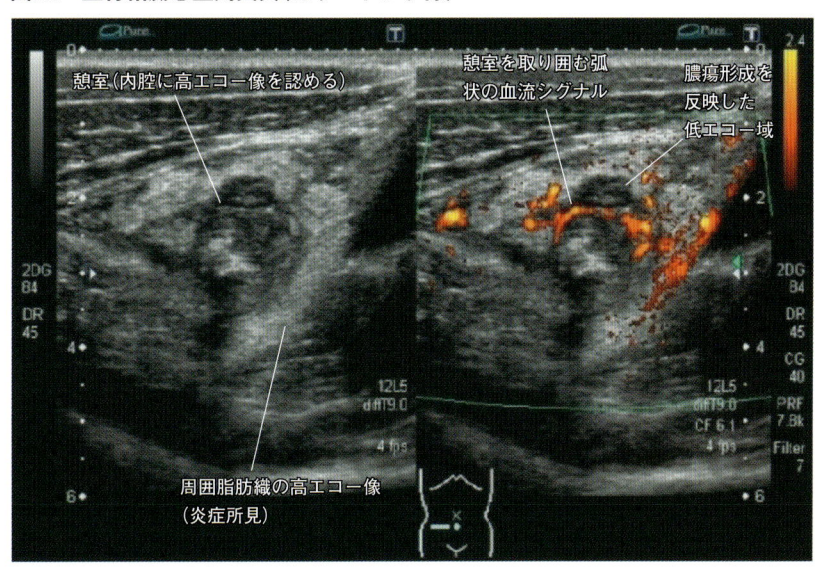

図88　上行結腸憩室周囲炎(カラードプラ像)

憩室周囲の脂肪織炎症所見と憩室を取り囲む弧状の血流シグナルを認める。

② 急性虫垂炎(acute appendicitis)

虫垂の急性炎症であり,粘膜下リンパ組織の肥大,糞石,食物残渣などにより,虫垂内腔が狭窄・閉塞することにより虫垂の管腔内圧が上昇してうっ血が生じ,循環障害や細菌感染をきたすことで発症するとされていますが,その病態生理あるいは原因については不明な点も多い疾患です。発生頻度は1,000人に1〜1.5人で,男女差は認めませんが,10〜20歳台に好発し,最近では高齢者に第2の発生ピークがあります。また,10歳未満や50歳以上では穿孔や膿瘍の合併率が高いとされています。

炎症が進行すると,壁全体に微小膿瘍が形成されることで梗塞が起こり,虚血性壊死が管腔の内側から漿膜側へと波及し,穿孔を生じます。急性虫垂炎は急性腹症のなかで最も多い疾患の1つであり,食思不振,嘔気・嘔吐で発症し,腹痛が心窩部に始まり,炎症が虫垂漿膜まで波及してくると痛みは次第に右下腹部へと限局してくるようになるのが典型的な症状です。発熱は穿孔や膿瘍形成を伴わない限り,37〜38℃のことが多いです。身体的理学所見としては右下腹部に限局した圧痛が重要であり,圧痛点としてMcBurney点(臍と上前腸骨棘を結んだ線の外側1/3の点)とLanz点(左右の上前腸骨棘を結んだ線の右側1/3の点)が有名です。

また，虫垂の炎症が壁側腹膜に及んだ場合の腹膜刺激症状として，腹部を圧迫すると無意識に腹筋が緊張する筋性防御，腹部を圧迫した後に急に圧迫を解除すると疼痛が出現するBlumberg徴候（反跳痛）が重要です。しかし，これらの典型的症状の発現率は50〜60％とされ，特異的な症状ではなく非典型例も多いといえます。血液生化学的検査では白血球増多やCRP値の軽〜中等度上昇を認めることが多いですが，これも約30％の症例で上昇がみられないとの報告もあり，血液学的検査が正常値だからといって虫垂炎を否定する理由とはなりません。以上のことから，臨床的に虫垂炎の確実な診断は必ずしも容易ではなく，超音波検査をはじめとする画像診断による鑑別が実際には重要となります。

虫垂の描出法

　超音波検査による急性虫垂炎の診断能に差がみられるのは，機器の性能や被検者の体格による影響も考慮すべき点ではありますが，その走査法の差によるところが最も大きいといえます。ただ漠然と右下腹部をスキャンして，たまたま腫大した虫垂が描出されることもありますが，そのような走査法による検査は今の時代にふさわしくありません。

　確かにCT検査で虫垂炎の診断が行われることも多いのですが，当院では手術の適否も含め，虫垂炎の病期を把握する目的として超音波検査が必須となっており，日頃から虫垂炎の診断能向上には，解剖に則った系統的走査が重要であると痛感しています。以下に，虫垂描出の手順を示します。

①上行結腸を描出する

　上行結腸は腹腔内で最外側最背側に存在する管腔臓器です。多くの場合，内容物のガスにより後壁の観察は困難ですが，大腸に特徴的なハウストラ（haustra：結腸膨起）が観察されます。

②回盲弁（Bauhin弁）を同定する

　上行結腸を同定したのち横断像を描出し，尾側にスライドしていくと，腸腰筋を越えて骨盤腔から上行結腸に連続する管腔臓器が観察されます。この管腔臓器が終末回腸であり，通常であれば内容物に乏しく，頻回の蠕動が観察されます。終末回腸が上行結腸に合流する部位が回盲弁です。回盲弁の形態には個人差がありますが，通常は虫垂開口部に比較して隆起に富んでいることが多いです。この回盲弁を同定することが，虫垂描出の一番のポイントとなります。

③虫垂根部を見つける

　回盲弁を同定した後，プローブをさらに尾側にスライドすると，回盲弁と同側（内側寄り）の，回盲弁よりやや背側寄りに虫垂開口部が描出されます。この描出のコツとして，プローブ位置はほぼ固定したままで，扇動走査をわずかに行うぐらいの感覚で検索するとうまく描出できます。

④ 虫垂を先端（盲端）まで確認する

　虫垂開口部から先端まで追跡し，盲端に終わることを確認します。虫垂の

蛇行が強い場合は，直線状には描出されず短軸断面が断片的に描出されるので，それらの断面を丁寧につなげるように連続性を追跡し，盲端となることを確認します。盲端で終わるのを確認できない場合は，終末回腸と見誤っている可能性が高く，また盲端部のみが穿破している例もあるため，盲端で終わることを必ず確認する必要があります。正常な虫垂の短軸直径は3～5mm程度であり，明瞭な描出には高周波プローブによる走査が必要となります。

One Point Advice

虫垂と回腸の鑑別ポイントとして，盲腸からの連続形態において，虫垂はbeak sign（鳥のくちばし状になだらか），回腸はmushroom sign（回盲弁による）であること，虫垂は盲端で終わること（盲端が確認できず，連続する場合は回腸であることを考える），虫垂の蠕動を認めることはまれ（回腸は蠕動を呈する）であること，などを参考にするとよいです。

また，上行結腸は後腹膜に固定されていますが，盲腸の固定度合いには個人差がみられます。したがって，盲腸自体が移動性を呈している場合もあります。このことが虫垂の描出を困難なものとする大きな要因となりますが，体位変換が有効となる場合もあるので側臥位にするなど工夫も行いながら観察するとよいでしょう。

超音波像（図89～95）

虫垂の腫大，壁肥厚が挙げられます。一応の目安として短軸直径が6mm以上の場合を腫大とする報告が多いですが，実際には層構造や虫垂間膜などの周囲組織の変化や，身体的所見（圧痛）も含めて総合的に判断します。重症度判定も同様に総合的な判断が求められます。以下がそのポイントです。

●重症度判定のポイント（表4）
①粘膜層の肥厚のみで，粘膜下層の肥厚がみられない場合はカタル性が多い。
②蜂窩織炎性では虫垂の腫大もさらに強くなり，粘膜下層の肥厚を伴う。
③壊疽性では虫垂壁の一部または全体に層構造の消失を認める。
④虫垂間膜や周囲脂肪織の肥厚，回盲部の浮腫などは蜂窩織炎性以上の炎症であることを示唆する。
⑤虫垂に近接して混濁した液体貯留がみられる場合，穿孔による膿瘍形成が示唆される。

超音波上の鑑別対象疾患としては，癌などの腫瘍性疾患が挙げられますが，進行した腫瘍ではその硬さや壁肥厚の程度からさほど鑑別に悩むことはありません。むしろ，カルチノイドや悪性リンパ腫の穿孔により急性虫垂炎様の症状で発症した症例では，腫瘍が小さい割に周囲の変化や虫垂の浮腫も強く，しばしばその術前診断は困難といえます。

臨床的に鑑別の困難な疾患は数多く，上行結腸憩室炎，腸間膜リンパ節炎，エルシニア腸炎などが挙げられますが，これらは超音波上まったく異なる像を呈するため鑑別は難しくありません。

表4　超音波検査による急性虫垂炎の病期分類

カタル性虫垂炎 （appendicitis catarrhalis）	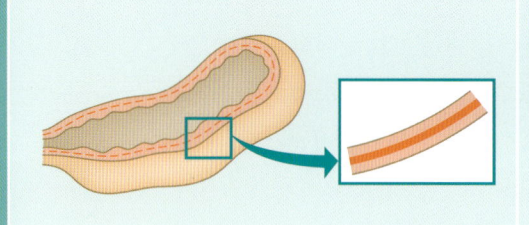	腫大は軽度（短軸直径の目安として6〜8mm程度）で，層構造は明瞭で保たれており，粘膜下層（第3層）の肥厚（浮腫性変化）はほとんどみられないか軽度であるもの。
蜂窩織炎性虫垂炎 （appendicitis phlegmonosa）	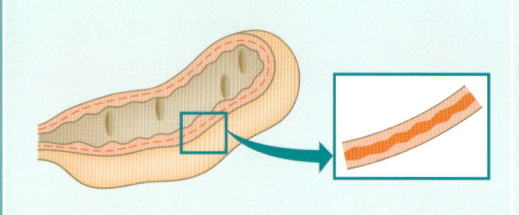	腫大は中等度（短軸直径の目安として7〜10mm程度）で，層構造は温存されているものの，粘膜下層（第3層）の肥厚（浮腫性変化）がみられるもの。浮腫が強い場合には層構造は不明瞭となる。多くの場合，虫垂間膜肥厚や回盲部浮腫などの間接所見もみられる。腹水を少量認めることもある。炎症に伴い，カラードプラにて壁の血流シグナル増強が認められる。
壊疽性虫垂炎 （appendicitis gangraenosa）	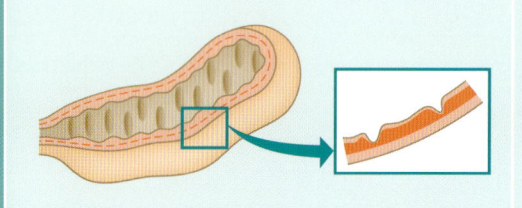	腫大は中等度から高度（短軸直径の目安として10mm以上）で，層構造が一部ないしは全体で消失している。間接所見も強く，虚血に伴い，カラードプラで壁の血流シグナルの減弱もしくは消失している。
穿孔性虫垂炎 （appendicitis perforativa）	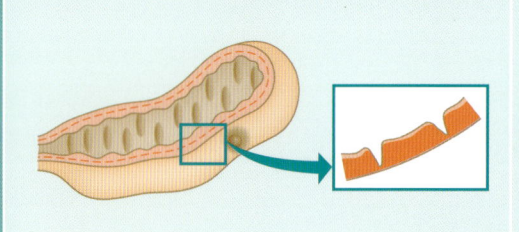	壊疽性虫垂炎の所見に穿孔を伴っている。穿孔により，穿孔部の周囲の形状が不整となる。混濁した腹水や周囲膿瘍，イレウス（麻痺性）の所見を認める。腫大は高度（短軸直径の目安として10mm以上）なことが多いが，穿孔による虫垂内腔の減圧により正常径を呈することもあるので注意が必要。また，大半が蜂窩織炎性の像を呈していても，先端部分のみが壊死に陥り膿瘍を形成することも珍しくないため，必ず虫垂の盲端部を確認することが重要である。

（長谷川雄一：消化管アトラス．ベクトル・コア，2008より一部改編引用）

図89　カタル性虫垂炎

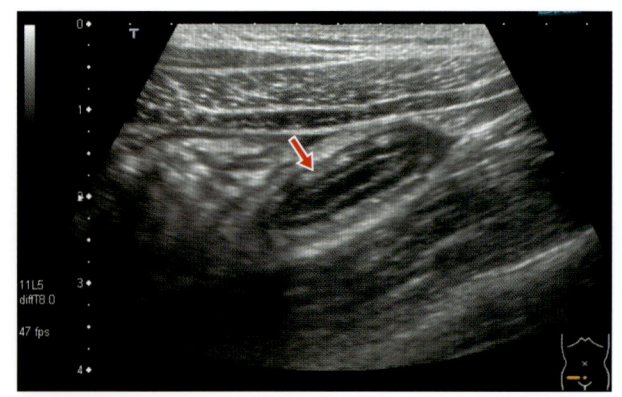

虫垂短軸径は7mmと軽度の腫大を呈している。層構造は保たれており，明瞭である。

図90　カタル性〜蜂窩織炎性虫垂炎

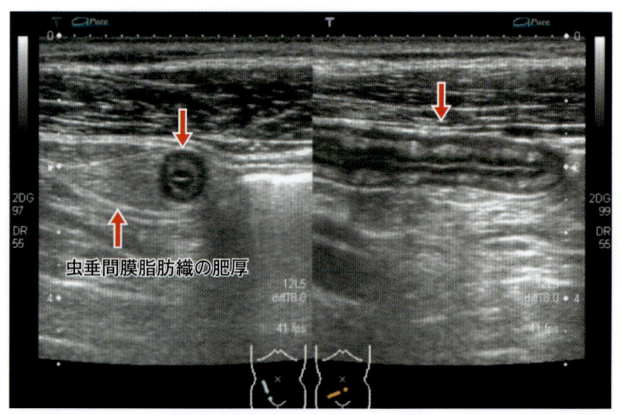

虫垂短軸径は7mm前後と軽度の腫大であり，層構造も保たれているが第3層である粘膜下層に不連続な部分がわずかにみられる。虫垂間膜脂肪織の肥厚も軽度。

図91 穿孔性虫垂炎

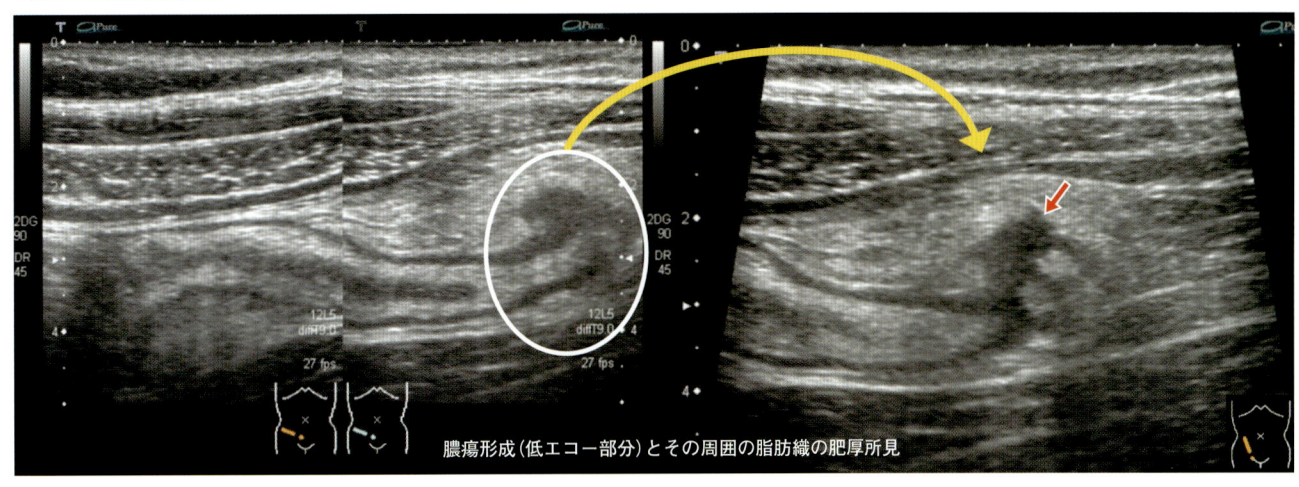

膿瘍形成（低エコー部分）とその周囲の脂肪織の肥厚所見

虫垂短軸径は最も腫大している部分で11mmと腫大がみられるも，層構造は保たれている。
第3層である粘膜下層は著明に肥厚しているが不連続な部分も認めない。しかし，盲端部に穿孔部を認め，周囲に膿瘍形成がみられ，周囲脂肪織の肥厚も目立つ。このように盲端部のみが穿孔している例もあるため，必ず盲端部までを確認する必要がある。

図92 蜂窩織炎性虫垂炎

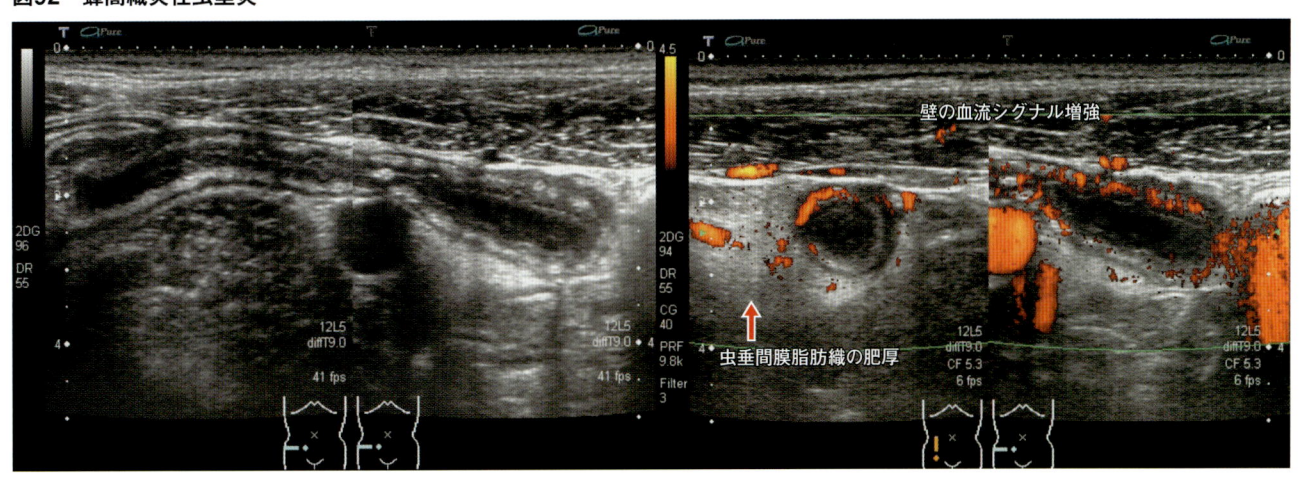

壁の血流シグナル増強
虫垂間膜脂肪織の肥厚

虫垂短軸径は最も腫大している部分で12mmと腫大しており，第3層である粘膜下層に不連続な部分を認める。壁の層構造の消失はなく，カラードプラで壁の血流シグナル増強がみられることから，壊死には至っておらず蜂窩織炎性の虫垂炎と診断。

図93 蜂窩織炎性〜壊疽性虫垂炎

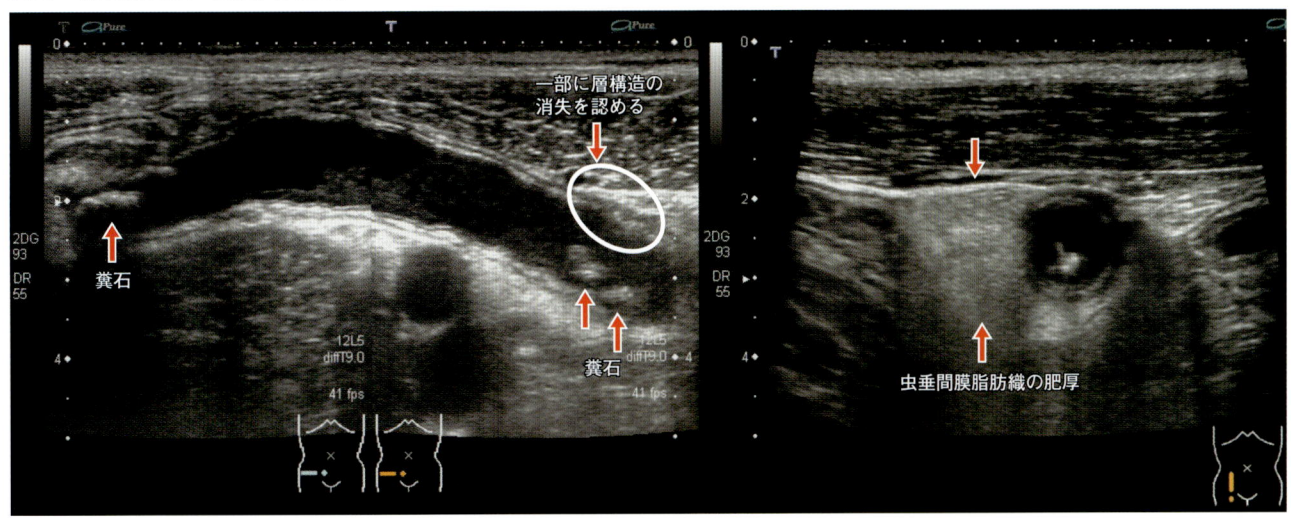

一部に層構造の消失を認める
糞石
糞石
虫垂間膜脂肪織の肥厚

虫垂短軸径は最も腫大している部分で15mmと腫大。虫垂根部には糞石を認め，糞石による閉塞が原因と考えられる。壁の菲薄化もみられ，一部に層構造の消失が認められる。

図94 壊疽性虫垂炎

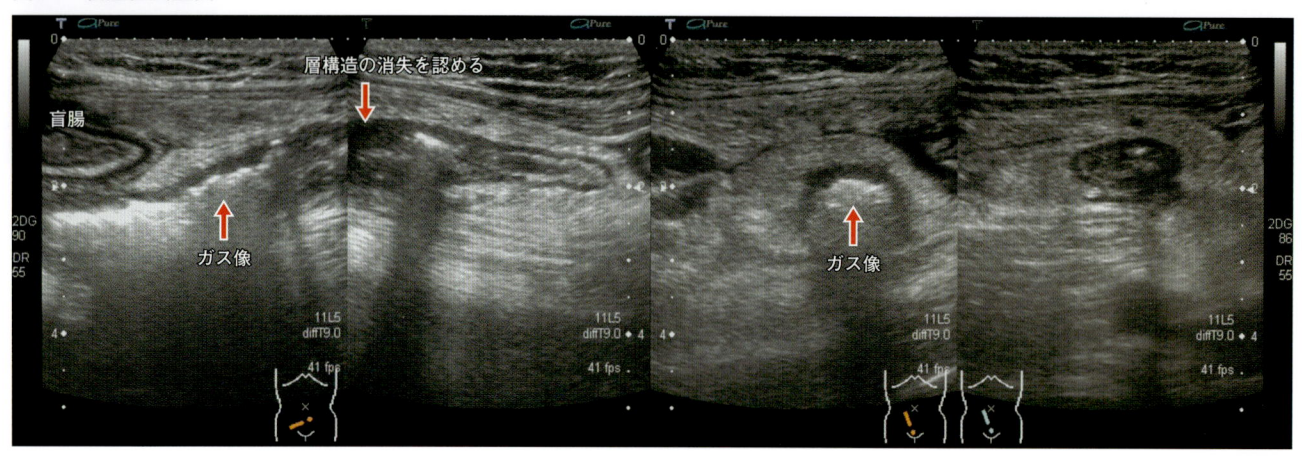

虫垂短軸径は10mmと腫大し，層構造の消失を認める。

図95 穿孔性虫垂炎

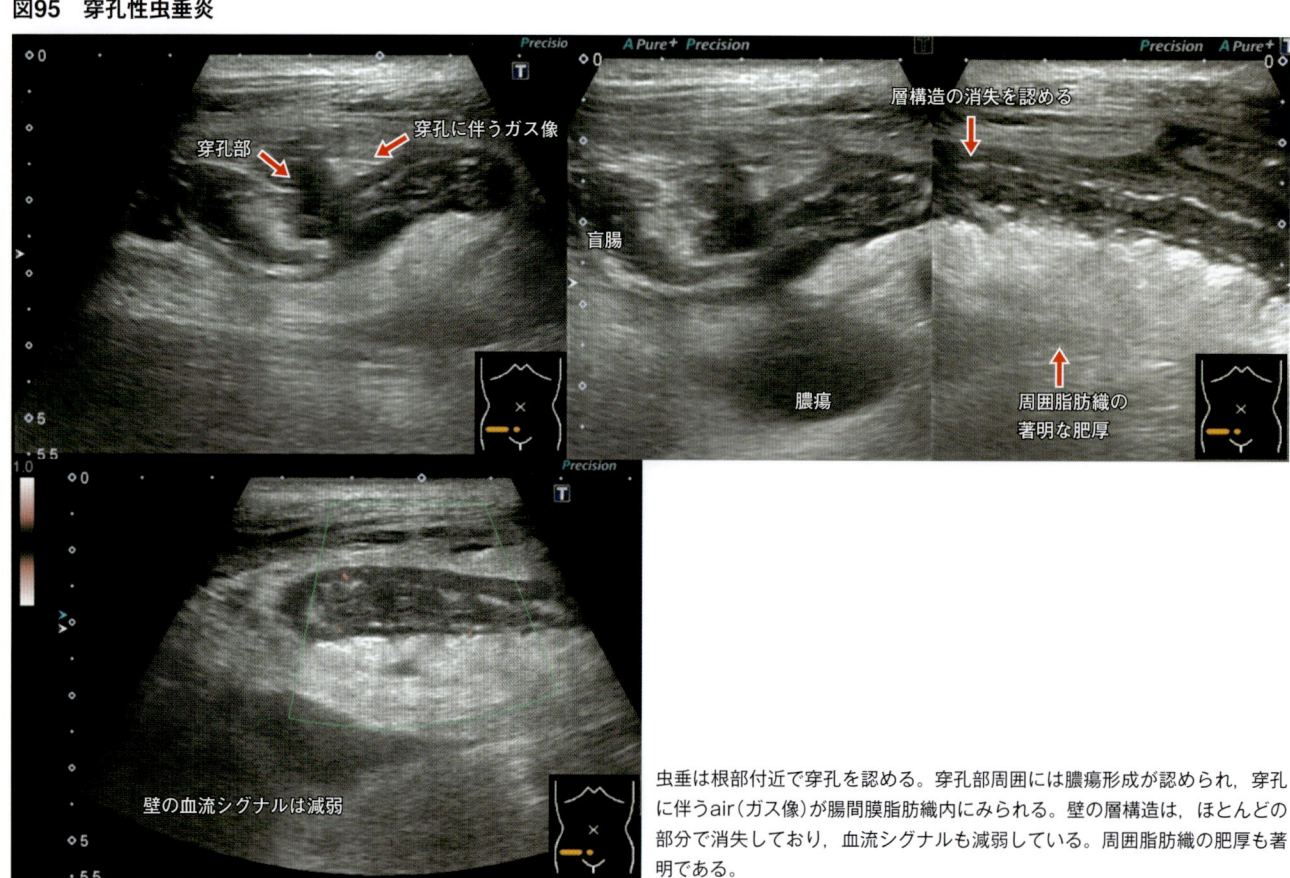

虫垂は根部付近で穿孔を認める。穿孔部周囲には膿瘍形成が認められ，穿孔に伴うair（ガス像）が腸間膜脂肪織内にみられる。壁の層構造は，ほとんどの部分で消失しており，血流シグナルも減弱している。周囲脂肪織の肥厚も著明である。

文献
1）大藤正雄（編）：消化器超音波診断学．医学書院，1985，p43.
2）羽鳥知樹，秋田博彰，ほか：超音波によるびまん性肝疾患の肝・脾サイズの計測-腹腔鏡肝表面像との比較-．日本画像医学雑誌 8：120-127, 1989.
3）古賀 孝，巴 淳一，ほか：肝疾患における脾の超音波断層法による定量化に関する研究．肝臓 13：412-420, 1972.
4）朝井 均，黒木哲夫，ほか：超音波断層法とシンチグラフィによる脾臓描出法の比較検討．肝臓 17：546-554, 1976.
5）木村邦夫，松谷正一，ほか：門脈圧亢進症の超音波診断．最新医学 37：1288-1299, 1982.

報告書の書き方 ①急性肝炎 よい例

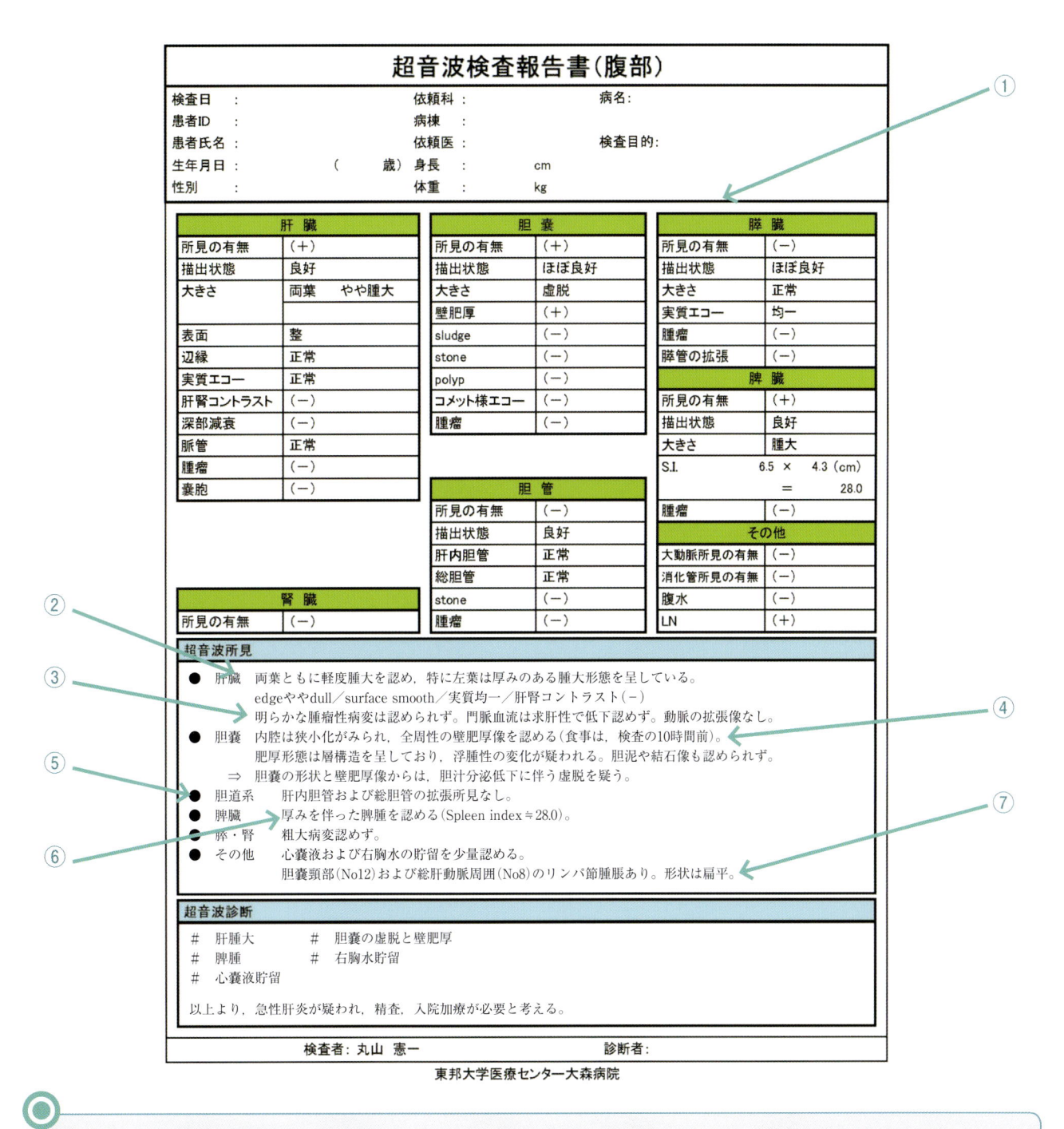

超音波検査報告書（腹部）

検査日 ：　　　　依頼科：　　　　病名：
患者ID ：　　　　病棟 ：
患者氏名：　　　　依頼医：　　　　検査目的：
生年月日：　　（　歳）身長 ：　　cm
性別 ：　　　　　　体重 ：　　kg

①

肝　臓	
所見の有無	（＋）
描出状態	良好
大きさ	両葉　やや腫大
表面	整
辺縁	正常
実質エコー	正常
肝腎コントラスト	（－）
深部減衰	（－）
脈管	正常
腫瘤	（－）
嚢胞	（－）

胆　嚢	
所見の有無	（＋）
描出状態	ほぼ良好
大きさ	虚脱
壁肥厚	（＋）
sludge	（－）
stone	（－）
polyp	（－）
コメット様エコー	（－）
腫瘤	（－）

胆　管	
所見の有無	（－）
描出状態	良好
肝内胆管	正常
総胆管	正常
stone	（－）
腫瘤	（－）

腎　臓	
所見の有無	（－）

膵　臓	
所見の有無	（－）
描出状態	ほぼ良好
大きさ	正常
実質エコー	均一
腫瘤	（－）
膵管の拡張	（－）

脾　臓	
所見の有無	（＋）
描出状態	良好
大きさ	腫大
S.I.	6.5 × 4.3 (cm) = 28.0
腫瘤	（－）

その他	
大動脈所見の有無	（－）
消化管所見の有無	（－）
腹水	（－）
LN	（＋）

超音波所見

- 肝臓　両葉ともに軽度腫大を認め，特に左葉は厚みのある腫大形態を呈している。②
　　　　edgeややdull／surface smooth／実質均一／肝腎コントラスト（－）
　　　　明らかな腫瘤性病変は認められず。門脈血流は求肝性で低下認めず。動脈の拡張像なし。③
- 胆嚢　内腔は狭小化がみられ，全周性の壁肥厚像を認める（食事は，検査の10時間前）。④
　　　　肥厚形態は層構造を呈しており，浮腫性の変化が疑われる。胆泥や結石像も認められず。
　　⇒　胆嚢の形状と壁肥厚像からは，胆汁分泌低下に伴う虚脱を疑う。
- 胆道系　肝内胆管および総胆管の拡張所見なし。⑤
- 脾臓　厚みを伴った脾腫を認める（Spleen index≒28.0）。⑥
- 膵・腎　粗大病変認めず。
- その他　心嚢液および右胸水の貯留を少量認める。
　　　　　胆嚢頸部(No12)および総肝動脈周囲(No8)のリンパ節腫脹あり。形状は扁平。⑦

超音波診断

\# 肝腫大　　　　\# 胆嚢の虚脱と壁肥厚
\# 脾腫　　　　　\# 右胸水貯留
\# 心嚢液貯留

以上より，急性肝炎が疑われ，精査，入院加療が必要と考える。

検査者：丸山　憲一　　　　　　　診断者：

東邦大学医療センター大森病院

---

①所見の基本的事項は表にすべて記載。

②びまん性肝疾患の検査で，肝の腫大や萎縮を認めた際には，その形態についても触れておくとよい。

③びまん性肝疾患の検査で，肝の形状に変化を認めた際には門脈や肝動脈の血流についても観察を行い記載する。

④胆嚢の大きさや壁の肥厚形態が詳細に記載されており，その原因についても推測されている。また，胆嚢の内腔狭小化を認めた際には食事摂取の有無についても必ず確認しておく必要がある。

⑤胆嚢に異常を認めた際には，胆道系についても一言記載する。

⑥単純にspleen indexの数値だけで判断せずに脾腫の形態についても記載する。

⑦リンパ節の腫脹は炎症以外にも転移性である場合も多く，リンパ節の形状についても一言記載しておく必要がある。

One Point Advice

　びまん性肝疾患の超音波検査に関して，特徴的な異常所見像の報告もなされてはいますが，腫瘤と異なりその所見自体が病変であるとは限らないため，異常所見の意義を知らないと診断につながらないことも多いです。単なる見た目だけを所見として拾い上げているだけの検査では，完成された肝硬変以外のびまん性肝疾患の診断はいつまでたっても難しいものとなることでしょう。びまん性肝疾患の超音波検査では，肝臓の所見以外にも胆嚢や脾臓の状態，さらに臨床所見（採血データや臨床症状）も参考にしながら，検査を進めていく必要があります。

　胆嚢の大きさには，腫大・萎縮・虚脱（内腔狭小化）の表現があり，原因によってそれぞれ用い方が異なります。虚脱は急性肝炎により胆汁分泌の低下が起こるため，胆嚢が拡張不全をきたし，内腔が狭小化している状態を指し，胆汁分泌が正常である慢性胆嚢炎の内腔狭小化とは機序が異なります。この虚脱と萎縮の鑑別は壁の肥厚形態に注目するとよいでしょう。虚脱は急性肝炎に伴う低アルブミン血症やリンパのうっ滞，肝の炎症波及により胆嚢壁が浮腫を起こすことで起きるため，胆嚢炎のときのような層構造を呈しています。一方，慢性胆嚢炎では慢性炎症に伴う壁の線維化などが原因であるため，壁は高輝度に描出され，胆石の合併がみられます。

レポート添付

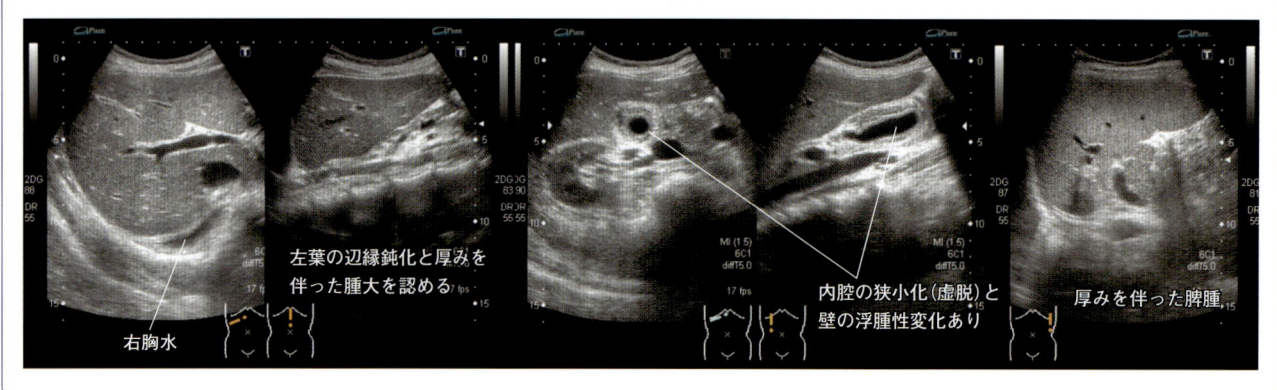

右胸水

左葉の辺縁鈍化と厚みを伴った腫大を認める

内腔の狭小化（虚脱）と壁の浮腫性変化あり

厚みを伴った脾腫

報告書の書き方　①急性肝炎　悪い例

超音波検査報告書（腹部）

検査日	:	依頼科	:	病名	:
患者ID	:	病棟	:		
患者氏名	:	依頼医	:	検査目的	:
生年月日	:　　　（　　歳）	身長	:　　cm		
性別	:	体重	:　　kg		

肝臓

所見の有無	（＋）
描出状態	良好
大きさ	両葉　やや腫大
表面	整
辺縁	正常
実質エコー	正常
肝腎コントラスト	（－）
深部減衰	（－）
脈管	正常
腫瘤	（－）
嚢胞	（－）

胆嚢

所見の有無	（＋）
描出状態	ほぼ良好
大きさ	虚脱
壁肥厚	（＋）
sludge	（－）
stone	（－）
polyp	（－）
コメット様エコー	（－）
腫瘤	（－）

胆管

所見の有無	（－）
描出状態	良好
肝内胆管	正常
総胆管	正常
stone	（－）
腫瘤	（－）

膵臓

所見の有無	（－）
描出状態	ほぼ良好
大きさ	正常
実質エコー	均一
腫瘤	（－）
膵管の拡張	（－）

脾臓

所見の有無	（＋）
描出状態	良好
大きさ	腫大
S.I.	6.5 × 4.3 (cm) ＝ 28.0
腫瘤	（－）

その他

大動脈所見の有無	（－）
消化管所見の有無	（－）
腹水	（－）
LN	（＋）

腎臓

所見の有無	（－）

超音波所見

- 肝臓　両葉ともに軽度腫大あり／edge ややdull／surface smooth／実質均一／肝腎コントラスト（－）
　明らかな腫瘤性病変は認められず。
- 胆嚢　内腔の狭小化を認め，壁は著明な肥厚あり。
- 脾臓　脾腫を認める（Spleen index ≒ 28.0）。
- 膵・腎　粗大病変認めず。
- その他　心嚢液および右胸水の貯留を少量認める。
　胆嚢頸部(No12)および総肝動脈周囲(No8)のリンパ節腫脹あり。

超音波診断

\# 肝腫大　　　\# 胆嚢の虚脱と壁肥厚
\# 脾腫　　　　\# 右胸水貯留
\# 心嚢液貯留

以上より，急性肝炎が疑われ，精査，入院加療が必要と考える。

検査者：丸山 憲一　　　　診断者：

東邦大学医療センター大森病院

❌
①肝の腫大を認めているにもかかわらず，原因についての検索が行われていない。
②所見が簡素すぎて，慢性胆嚢炎なのか急性肝炎が原因なのかが，まったく推測できない。また，結石の有無や胆管拡張の有無についても触れていない。
③食事の影響を考慮した記載が必要。

報告書の書き方 ②肝細胞癌 よい例

超音波検査報告書(腹部)

検査日 ：　　　　依頼科 ：　　　　病名 ：
患者ID ：　　　　病棟 ：
患者氏名 ：　　　依頼医 ：　　　検査目的 ：
生年月日 ：　（　歳）身長 ：　　cm
性別 ：　　　　　体重 ：　　kg

肝臓	
所見の有無	(+)
描出状態	一部不良
大きさ	左葉　正常
	右葉　やや萎縮
表面	やや不整
辺縁	軽度鈍化
実質エコー	やや不均一
肝腎コントラスト	(−)
深部減衰	(−)
脈管	正常
腫瘤	(+)
嚢胞	(+)

胆嚢	
所見の有無	(+)
描出状態	一部不良
大きさ	正常
壁肥厚	(+)
sludge	(−)
stone	(+)
polyp	(−)
コメット様エコー	(+)
腫瘤	(−)

胆管	
所見の有無	
描出状態	不良
肝内胆管	
総胆管	
stone	
腫瘤	

腎臓	
所見の有無	(+)

膵臓	
所見の有無	(−)
描出状態	一部不良
大きさ	正常
実質エコー	均一
腫瘤	(−)
膵管の拡張	(−)

脾臓	
所見の有無	(+)
描出状態	良好
大きさ	腫大
S.I.	5.5 × 4.5 (cm)
	= 24.8
腫瘤	(−)

その他	
大動脈所見の有無	(−)
消化管所見の有無	(−)
腹水	(−)
LN	(−)

超音波所見

- 肝臓　右葉の軽度萎縮あり／edge dull／surface irregular／実質, やや粗雑／肝腎コントラスト(−)
  脈管の走行は整で, 口径不整もなく, 門脈血流は求肝性.
  左葉の門脈周囲(左枝臍部)には小さな嚢胞が集簇して認められ, Peribiliary cyst*を疑う。
  以上より, 背景肝は進行した慢性肝炎もしくは前肝硬変の状態と考える.
  S5に25×17mmの境界明瞭な低エコー腫瘤を認める。
  形状は拡大して観察すると類円形ではなく分葉状(多結節癒合型)。周囲への血管浸潤は認められない。
  辺縁の一部には低エコー帯(halo)がみられ, 内部エコーはnodule in noduleを呈している。
  腫瘤は肝表面に存在しており, やや突出像も認める(hump sign)。
  また, カラードプラで腫瘤辺縁から腫瘤内に向かう血流シグナルを認める(バスケットパターン)。
- 胆嚢　底部に限局性の壁肥厚像を認める。肥厚した壁内にはRASと思われる嚢胞性病変がみられ,
  胆嚢腺筋腫症(限局型)の存在を疑う。また, 小さな胆石(5mm)も認められる。
- 脾臓　脾腫を認める(Spleen index≒24.8)。
- 膵・腎　粗大病変認めず。

超音波診断

\# 肝細胞癌疑い(S5) ⇒ 肝表面に存在しており, 多結節癒合型を疑う。
　　　　　　　　　　　　治療は区域切除が第一選択。
\# 肝硬変疑い
\# 胆嚢腺筋腫症疑い
\# 胆石

検査者：丸山 憲一　　　診断者：

東邦大学医療センター大森病院

*熊田 卓, 松田康雄, 飯島尋子, 小川眞広, 工藤信樹, 小原和史, 他；肝腫瘤の超音波診断基準の改訂小委員会. 肝腫瘤の超音波診断基準. 超音波医学 2012；39(3)：317-26

① 所見の基本的事項は表にすべて記載。
② 背景肝の所見を必ず記載する。これは肝細胞癌の多く(90%)が慢性肝炎や肝硬変などの慢性肝疾患を背景として出現するため, 超音波検査で背景肝の状況を的確に拾い上げることが, 肝臓の腫瘤性病変を診断するうえでとても重要となる。
③ 肝腫瘤性病変の超音波診断は超音波医学会から"肝腫瘤の超音波診断基準*"が2012年度に呈示されており, 基本的にはこの診断基準を参考に腫瘤を観察し, 所見を記載する。また, 腫瘤は可能な限り拡大(高周波プローブでの観察など)して観察を行い, 腫瘤の形状(肉眼分類)や周囲所見(脈管浸潤の有無)にも注意をはらう。

＊Peribiliary cyst
　胆管2〜5次分枝の胆管壁外腺(extramural peribiliary gland)のretention cyst で, 画像上のサイズは1〜10mmと小さく, 数は数個から数十個くらいのことが多いです。門脈域に認められる小嚢胞であり, 例外的に胆管圧排の報告がありますが, 本症と診断できれば臨床的には経過観察のみで差し支えないといえます。原疾患として肝硬変をはじめとする門脈圧亢進症, 成人型多発性嚢胞腎, 感染症などが挙げられています。
(US所見)
　門脈周囲の嚢胞性病変として認められます。胆管拡張(閉塞性黄疸やCaroli's diseaseなどとの鑑別を要しますが, 胆管との連続性を丁寧に観察すれば鑑別は比較的容易です。

One Point Advice

　超音波検査による肝臓の腫瘤性病変の検査では，肝細胞癌（HCC）であれば"mosaic pattern"や"halo"，転移性肝癌であれば"bull's eye pattern"，血管腫で"marginal strong echo"などの所見ばかりに目がとらわれがちとなることが多いです。しかし，実際は日本肝癌取り扱い規約でいうところの肉眼分類で小結節境界不明瞭型と単純結節型に比べ，単純結節周囲増殖型，多結節癒合型や浸潤型では周囲への浸潤を伴うことが多く，微小転移（病理学的門脈侵襲や肝内転移）の頻度が有意に高いとされています。これらの所見はその後の治療方針（系統的切除もしくはラジオ波焼灼療法など）を決定するにあたり重要な所見となるため，高周波プローブなども積極的に用いての観察が重要となります。

レポート添付

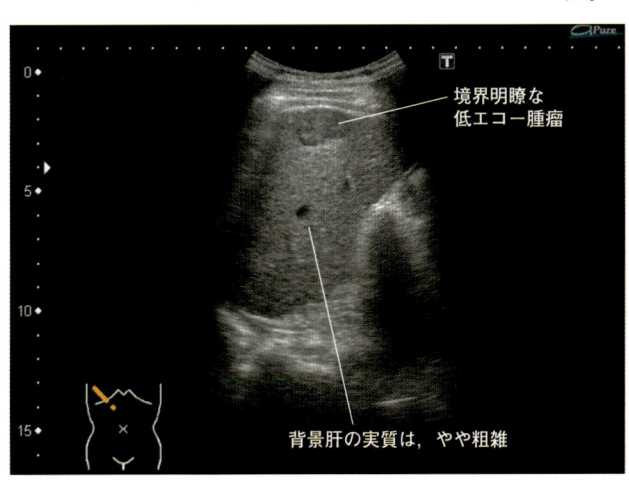

境界明瞭な低エコー腫瘤

背景肝の実質は，やや粗雑

腫瘤の形状は分葉状でhumpしている

内部はnodule in noduleを呈している

One Point Advice

　HCCの腫瘤の内部性状で用いられる"nodule in nodule"と"mosaic pattern"はどちらも分化度の違いを反映した所見ではありますが，腫瘤の大きさや分化度によって用い方が異なります。比較的小さな腫瘤（2cm以下）で，低もしくは高エコー腫瘤の一部にエコーレベルの異なる部分がポツンとみられるような場合を"nodule in nodule"とよびます。腫瘤のサイズ増大とともに少し複雑となり，線維性隔壁などを伴い，混在する領域の境界がより明瞭となったものを"mosaic-pattern"とよびます。

報告書の書き方　②肝細胞癌　悪い例

超音波検査報告書（腹部）

検査日　：　　　　　依頼科：　　　　　病名：
患者ID　：　　　　　病棟　：
患者氏名：　　　　　依頼医：　　　　　検査目的：
生年月日：　　（　歳）身長：　　　cm
性別　：　　　　　　体重　：　　　kg

肝臓	
所見の有無	（＋）
描出状態	一部不良
大きさ	左葉　正常
	右葉　やや萎縮
表面	やや不整
辺縁	軽度鈍化
実質エコー	やや不均一
肝腎コントラスト	（－）
深部減衰	（－）
脈管	正常
腫瘤	（＋）
嚢胞	（＋）

腎臓	
所見の有無	（＋）

胆嚢	
所見の有無	（＋）
描出状態	一部不良
大きさ	正常
壁肥厚	（＋）
sludge	（－）
stone	（＋）
polyp	（－）
コメット様エコー	（＋）
腫瘤	（－）

胆管	
所見の有無	
描出状態	不良
肝内胆管	
総胆管	
stone	
腫瘤	

膵臓	
所見の有無	（－）
描出状態	一部不良
大きさ	正常
実質エコー	均一
腫瘤	（－）
膵管の拡張	（－）

脾臓	
所見の有無	（＋）
描出状態	良好
大きさ	腫大
S.I.	5.5 × 4.5（cm）
	＝ 24.8
腫瘤	（－）

その他	
大動脈所見の有無	（－）
消化管所見の有無	（－）
腹水	（－）
LN	（－）

超音波所見

- 肝臓①　右葉の軽度萎縮あり／edge dull／surface irregular／実質，やや粗雑／肝腎コントラスト（－）
  左葉に小さなcystを認める。
  S5に25×17mmの境界明瞭な低エコー腫瘤を認める。②　カラードプラで血流を認める。③

- 胆嚢　底部に限局性の壁肥厚像を認める。胆石も認めます。

- 脾臓　脾腫を認める（Spleen index ≒ 24.8）

- 膵・腎　粗大病変認めず。

超音波診断

\# 肝細胞癌疑い（S5）　⇒　肝表面に存在しており，多結節癒合型を疑う。
　　　　　　　　　　　　　治療は区域切除が第一選択。
\# 肝硬変疑い
\# 胆嚢腺筋腫症疑い
\# 胆石

検査者：丸山　憲一　　　　　診断者：

東邦大学医療センター大森病院

❌

①背景肝の所見が不十分。慢性肝疾患の観察では，実質像だけでなく脈管系に関しても口径不整の有無（狭小化や拡張所見）や血流方向（求肝性か遠肝性）などについて必ず観察を行い，記載する必要がある。

②腫瘤に関する所見が単なる存在診断だけとなっている。肝区域の位置だけでなく，腫瘤の場所（肝表面や横隔膜直下）や脈管との関係性，さらには形状や境界所見，内部エコーに関してもできるだけ詳しく記載することが，質的診断につながっていくことを念頭において所見を丁寧に観察し，記載する必要がある。

③血流所見の記載があまりにも簡素すぎる。カラードプラの所見も血流の有無や多寡だけでなく，"肝腫瘤の超音波診断基準"に則り，血流の入り方（血管構築）についても記載する。

II 腹部エコーの実践教習－検査法の実際－

2 胆嚢・胆管（胆道系）

2 胆嚢・胆管（胆道系）

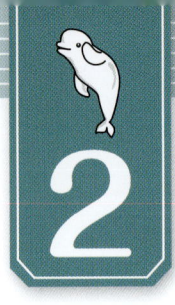

工藤岳秀（東邦大学医療センター大森病院臨床生理機能検査部）

① 解剖（図1, 2）

図1 胆嚢の構造

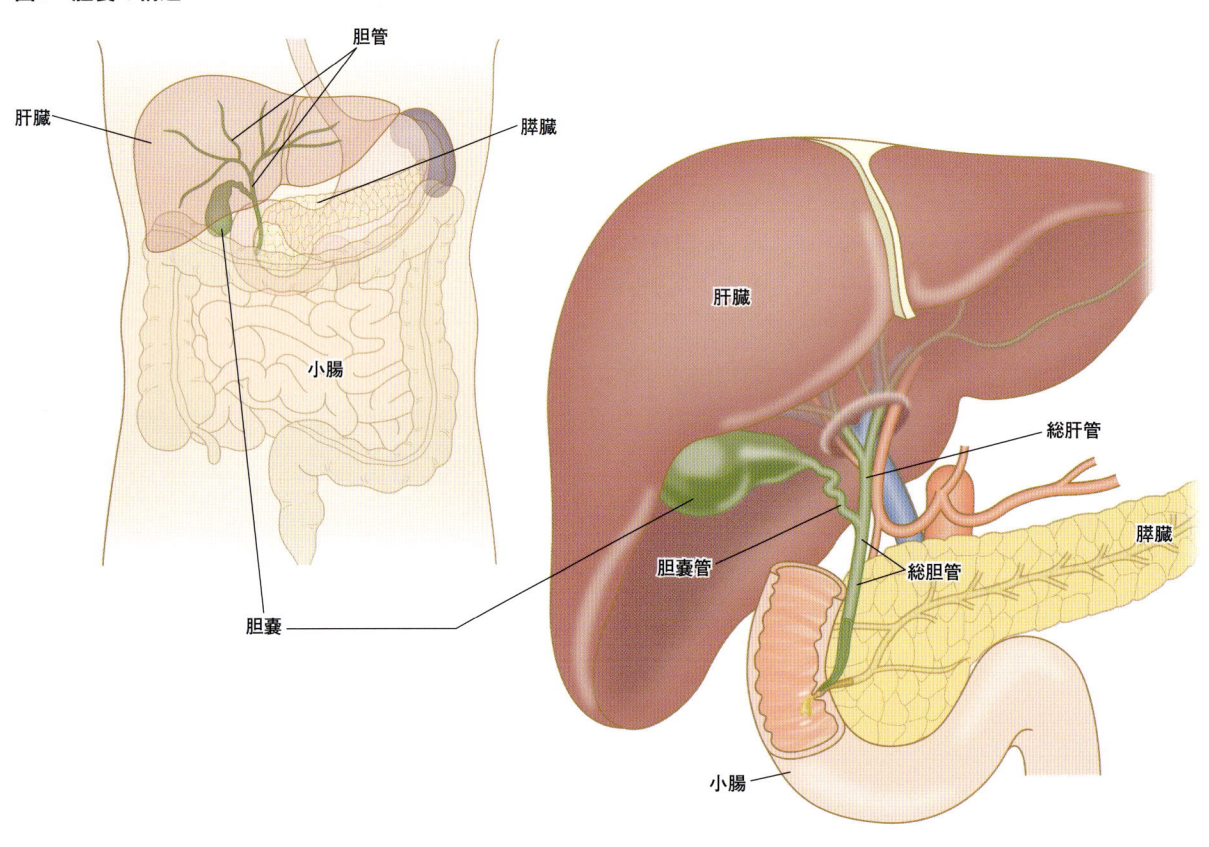

（肝臓／胆管／膵臓／小腸／総肝管／胆嚢管／総胆管／胆嚢）

図2 胆管の構造

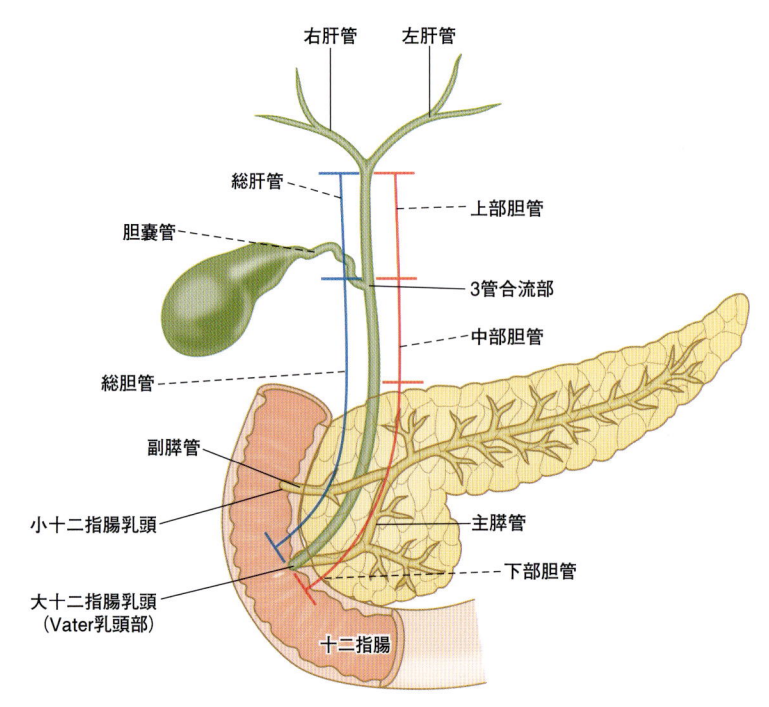

（右肝管／左肝管／総肝管／上部胆管／胆嚢管／3管合流部／中部胆管／総胆管／副膵管／小十二指腸乳頭／主膵管／下部胆管／大十二指腸乳頭（Vater乳頭部）／十二指腸）

胆嚢の構造

　正常胆嚢の大きさは，長径で70〜90mm，横径で25〜35mm，容量は30〜60mLとされています。胆汁を溜める洋梨型をした袋様の臓器です。胆嚢は，胆嚢管移行部までの長軸を基に3等分して，頸部・体部・底部に分類されます。

　体部から頸部への移行部で小さな囊状となる部分は漏斗部(Hartmann's pouch)とよばれ，ここから頸部にかけて結石が嵌頓しやすいといわれています。頸部は主にS字状に屈曲し，胆嚢管へ移行します。多くは，胆嚢の1/3が肝臓下面の胆嚢床結合織で固定され，胆嚢管を経て胆管へと通じています(**図1**)。

　胆嚢壁の構造は，粘膜層・固有筋層・漿膜下層・漿膜からなり，厚さは1〜2mmと薄い組織です。消化管のような粘膜筋板や粘膜下層に相当する部分がないので癌などの悪性病変が漿膜側へ浸潤しやすく，肝などの周囲臓器への直接浸潤やリンパ節転移をきたしやすいとされます。

胆管の構造

　胆管は，肝細胞(細胆管)から分泌された胆汁を十二指腸(乳頭部)に排泄する経路のことをさし，超音波検査では管腔臓器として描出されます。

　胆管は肝内胆管，肝外胆管，十二指腸乳頭部に大別されています。肝内胆管は肝小葉内では毛細胆管，細胆管として存在し，肝小葉を出た胆管は小葉間胆管となります。

　各区域からの胆管は合流し，肝門部から肝外へ出て，右肝管，左肝管となり1本の総肝管となります。さらに，総肝管は胆嚢からの胆嚢管と合流し(3管合流部)，それより以下を総胆管とよびます。

　一方，肝外胆管は，左右肝管合流部から膵臓上縁までの部分を2等分し，上部胆管，中部胆管，膵臓内を走行する部分を下部胆管として3つに分けて表現されることもあります(**図2**)。

　総胆管は膵管と共通または近接して，主乳頭〔ファーター(Vater)乳頭〕に開口します。

　胆管は粘膜層，線維筋層，外膜下層，外膜に区別され，線維筋層は乳頭部をとり囲む筋をオッディ(Oddi)括約筋とよび，消化管の固有筋層に相当します。

胆嚢・胆管の正常超音波像

　超音波で正常な胆嚢の形状は，洋梨型あるいは長茄子型を呈し，頸部は緩やかに屈曲して描出されます。大きさは長径60〜80mm，短径20〜30mmで，食事摂取後は胆汁が分泌され収縮します。また，胆嚢壁は平滑な一層の線状高エコー像で境界明瞭に描出され，厚さは3mm以下です。食事摂取後の壁は，平滑な層構造を呈し，厚さは4〜7mmに肥厚して描出されます。胆嚢の内腔に溜まっている胆汁は無エコーで描出されます。

　しかし，胆嚢の大きさには個人差があり，単に大きさだけで腫大とは判断できません。内腔の圧力(胆嚢内圧)をプローブ走査で把握し，緊満感を評価することも重要なポイントとなってきます。つまり，胆嚢内圧が高くパンパンに膨れるように腫大していると急性胆嚢炎や胆石症などの可能性が示唆されます。このような病態のときに，胆嚢を描出しながらプローブを押し当て圧迫することで圧痛を訴えることをsonographic Murphy's signといいます。

One Point Advice

胆嚢の食事摂取後による変化

　胆嚢は，食事摂取により内腔に貯留した胆汁が分泌されるので，大きさは収縮し，壁は平滑な層構造を呈し肥厚して描出されます（**図3**）。

　食事をされていない場合でも，脂肪成分を含んだ飲み物（ミルクやヨーグルトなどの乳性飲料）やキャンディーを摂取した場合でも胆嚢が収縮することがあるので，**図3**のように描出されたときは，必ず何か飲食していないか確認します。

図3　食事摂取後の胆嚢

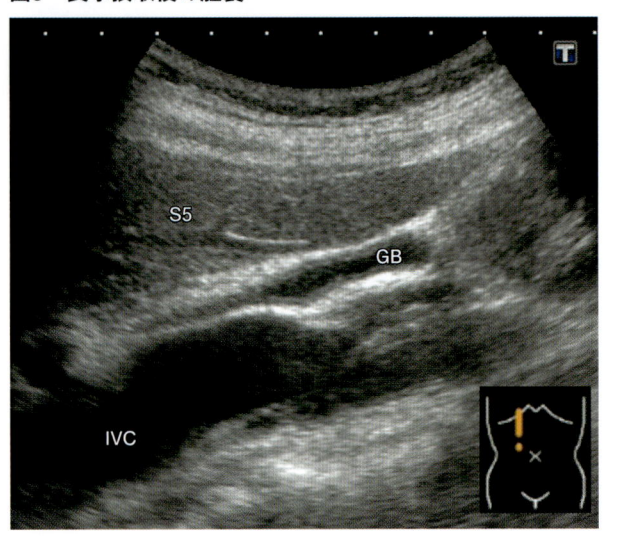

One Point Advice

Rokitansky-Aschoff洞（RAS）とは…？

　胆嚢粘膜に存在する特徴的な構造であり，粘膜上皮が筋層や漿膜下層まで憩室状に陥入したものをいいます（**図4**）。胆嚢腺筋腫症（adenomyomatosis）において増生するとされます。

図4　RAS拡大像

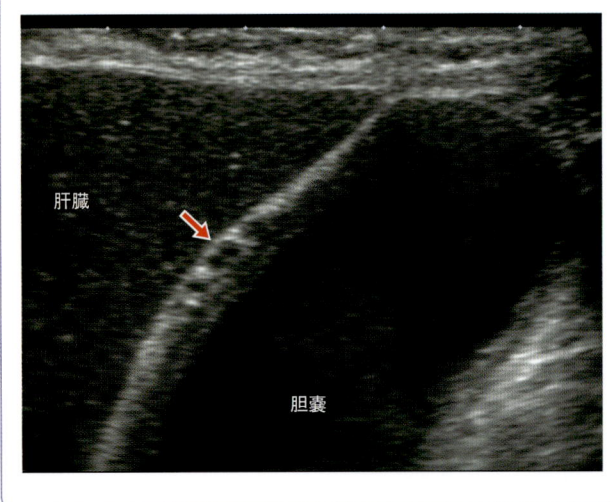

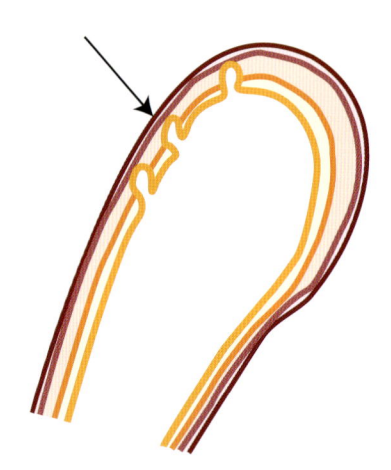

② 基本走査

右肋弓下縦断走査　基本断面（図5）

●**右肋弓下縦断走査**（図5）

　まず呼吸調節を促す前に，自然な呼吸で胆嚢がどのように見えているのか観察することから始めましょう．その後，呼気位から吸気位と多様に変化させながら右肋弓下外側にプローブを縦に置き，右腎が描出される断面（肝腎コントラストをみる断面）から徐々に内側へとプローブを傾けるか，もしくは平行移動させます（**図6**）．胆嚢頸部から底部まで描出される最大割面を観察します．このとき，胆嚢とプローブの距離が近すぎると多重反射やサイドローブにより内腔に虚像が映り込むため，なるべく距離を保ち，内腔が無エコーになるように入射角度や呼吸を工夫して観察することが重要です．

図5　a：右肋弓下縦断走査 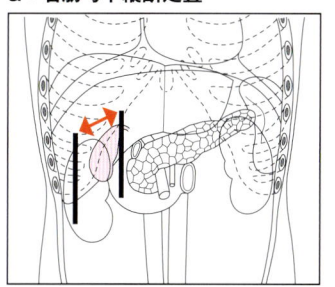
　　　b：右肋弓下縦断走査 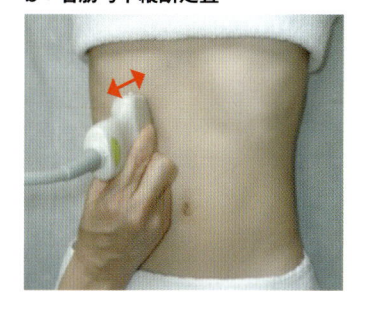
　　　c：（この走査で得られる）胆嚢の正常像

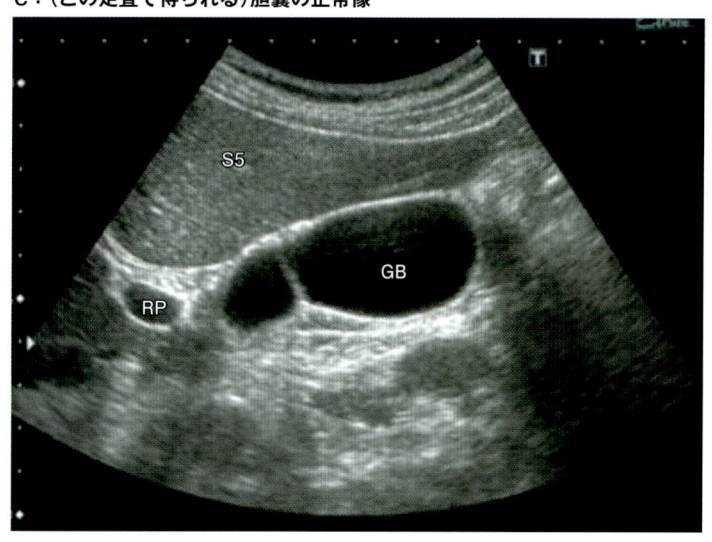

S4：左葉内側区域，S5：右葉前下区域，S6：右葉後下区域，S7：右葉後上区域，S8：右葉前上区域，GB：胆嚢，R-kid：右腎，IVC：下大静脈，Ao：大動脈，L-kid：左腎，Pa：膵臓

図6　a：プローブを平行移動　　b：プローブを傾ける

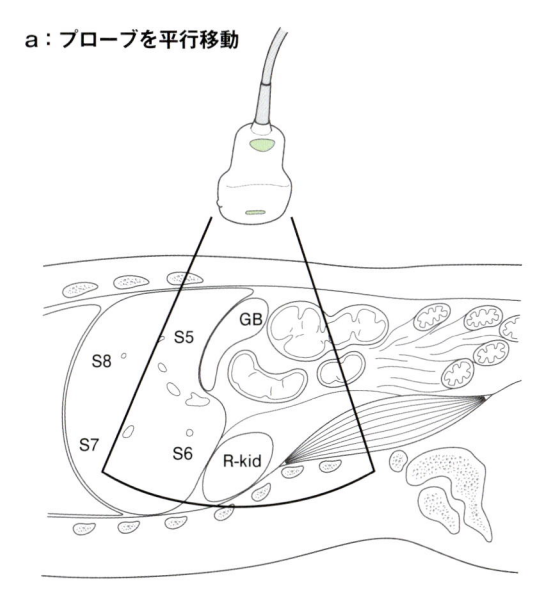

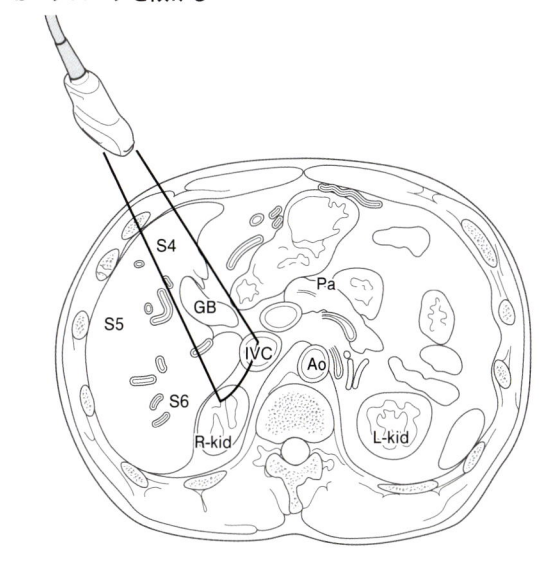

右肋間走査・右肋弓下横断走査　基本断面（図7）

　右肋間走査および右肋弓下横断走査で，胆囊・胆管・門脈などの肝門部付近を観察します。右肋間走査では第9肋間を中心に上下いくつかの肋間を探ることで，胆囊全体を広範囲に観察できます。肝臓をエコーウィンドウとすることで，右肋弓下走査では観察が不十分となりやすい胆囊の側壁や胆囊床の観察が容易となります。上部肝外胆管もこの走査で観察しやすいです。

　右肋弓下走査のみでは底部内腔が消化管ガスの影響を受けやすいため，圧迫や呼吸調節による工夫を凝らしながらしっかりと観察することが重要です。

図7　右肋間走査と右肋弓下横断走査

a：右肋間走査

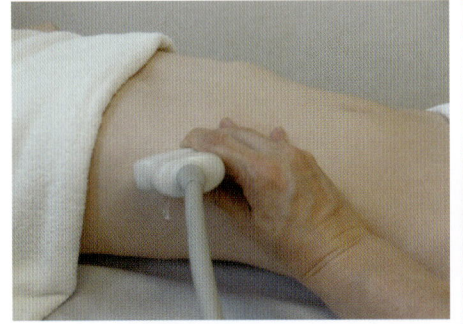

b：右肋弓下横断走査

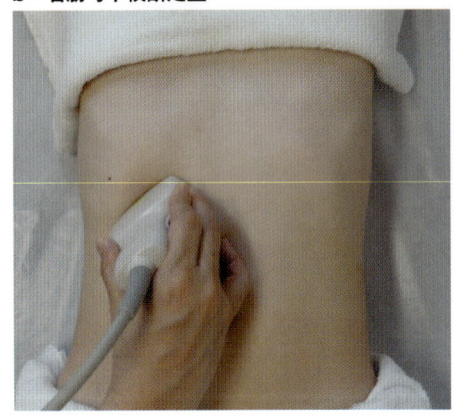

c：（この走査で得られる）胆囊の正常像

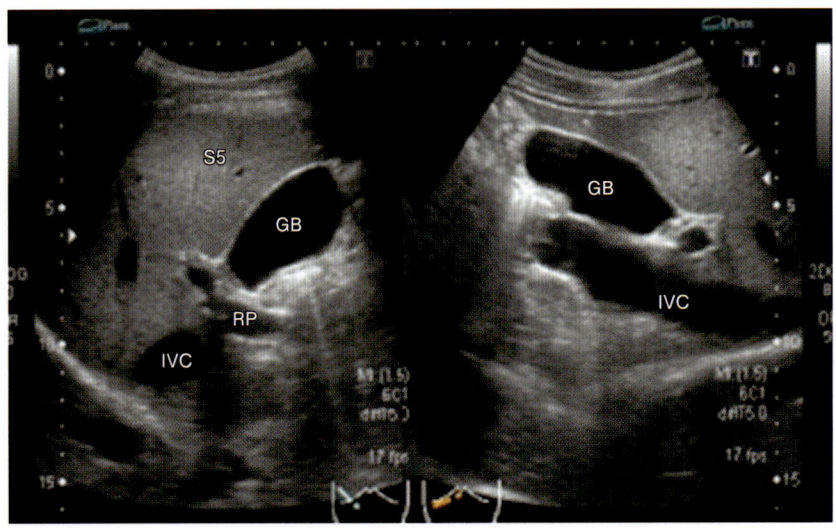

S5：右葉前下区域，S6：右葉後下区域，S7：右葉後上区域，S8：右葉前上区域，GB：胆囊，R-kid：右腎，RP：門脈右枝，IVC：下大静脈

d：右肋間走査

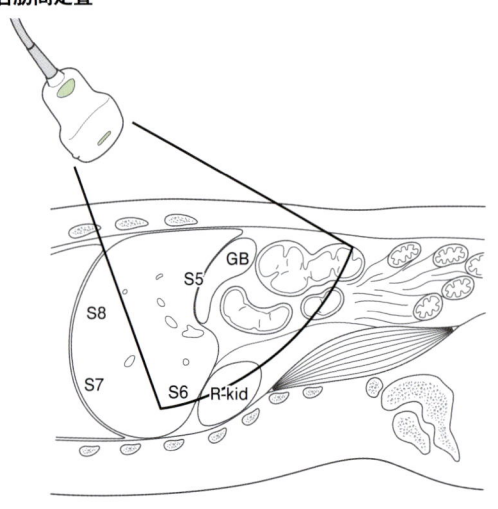

d：右肋弓下横断走査

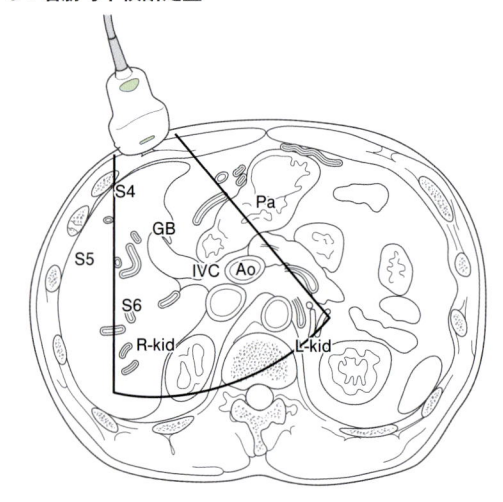

右肋弓下縦断走査と同様に，アーチファクト（多重反射・サイドローブ）を鑑別するためにも，必ず多方向からの観察が必須となります。

One Point Advice

　胆嚢は体型によって形状や位置が異なります。被検者が太っている場合，肝右葉の尾側に胆嚢全体が立つように描出されます（**図8**）。

　先に述べたように，胆嚢底部はブラインドになる可能性の高い部分であることを念頭に，描出しにくい場合は，左側臥位も併用して，根気よく観察します。

図8　体型による写り方の違い
a：右肋弓下縦断走査（仰臥位） 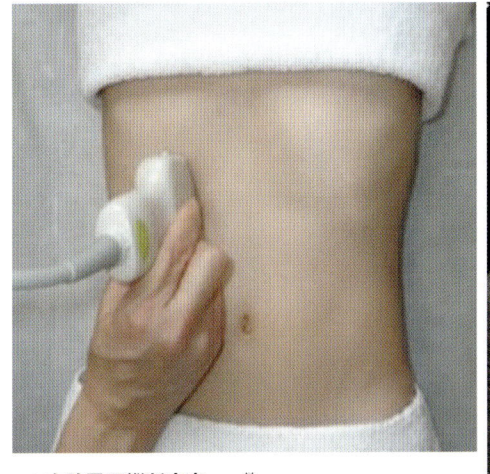
b：太っている場合の超音波像 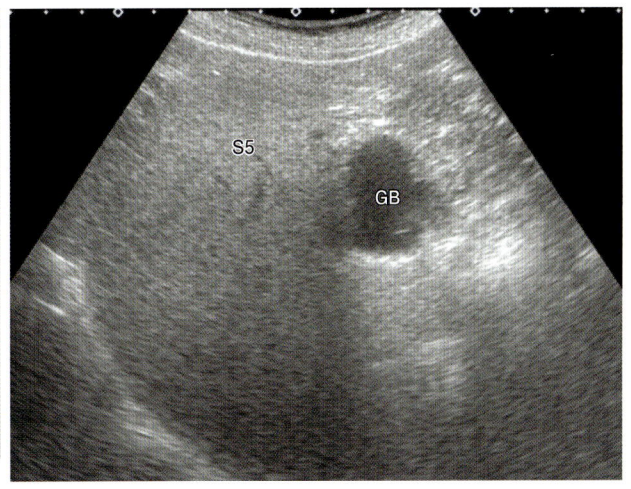
c：右肋弓下縦断走査

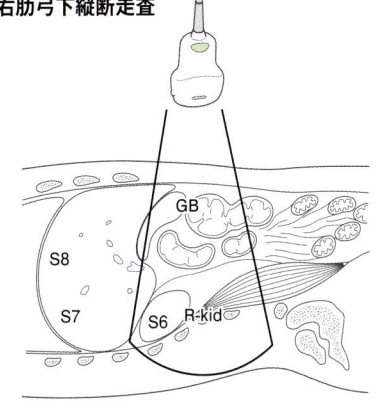

同一被検者の胆嚢：左側臥位にすると，肋骨から描出しやすい位置に移動し観察が容易になる。

d：右肋弓下縦断走査（左側臥位） 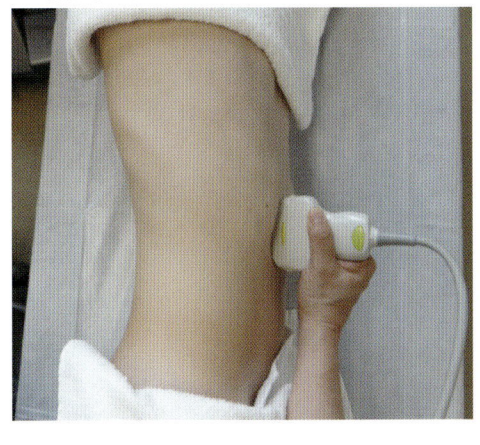
e：bと同一症例（左側臥位）の超音波像

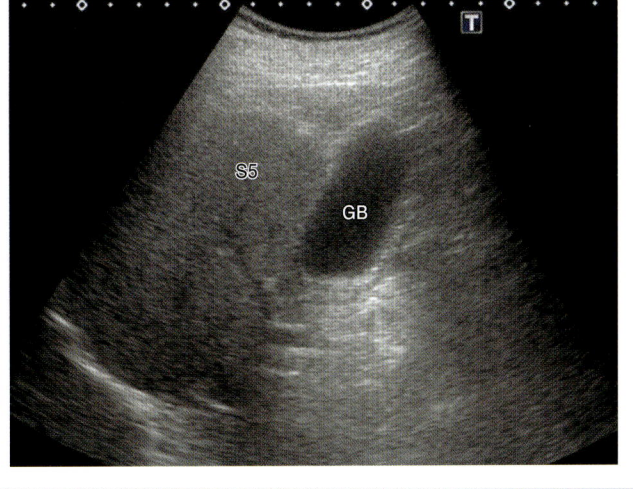

GB：胆嚢，S5：右葉前下区域

心窩部横断走査　基本断面（図9）

　胆管の同定には肝内門脈の走行を把握することが重要です。心窩部肋弓下（剣状突起）に沿って，プローブを横に当ててその門脈枝に並走する肝内胆管の拡張の有無を確認します。

　同時に門脈口径の狭小化など不随所見の有無についても注意します。特に門脈枝近傍の囊胞性病変を認めた場合は，必ずカラードプラで確認しましょう。胆管周囲囊胞（peribiliary cyst）や肝内短絡路（shunt）の存在などとの鑑別のためにも必須です。

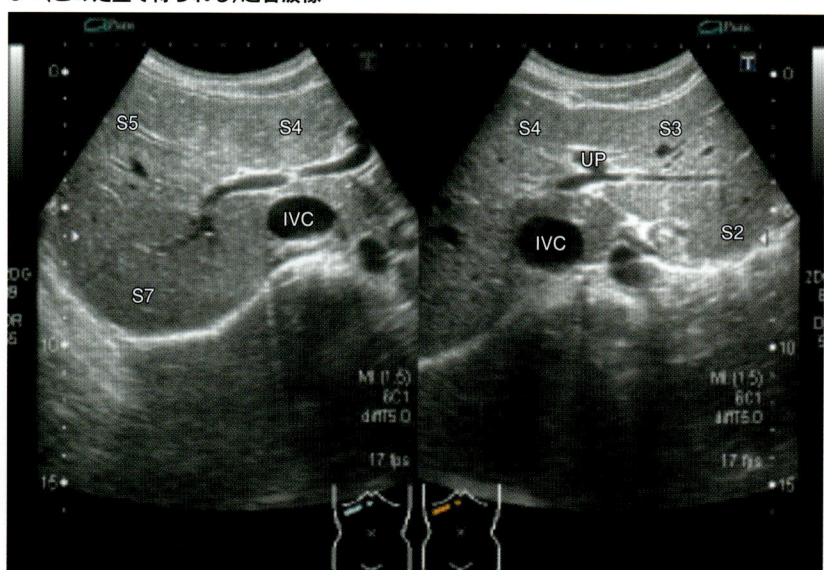

S2：左葉外側後区域，S3：左葉外側前区域，S4：左葉内側区域，S5：右葉前下区域，S7：右葉後上区域，St：胃，IVC：下大静脈，Ao：大動脈，Sp：脾臓，UP：門脈左枝臍部

図9　心窩部横断走査
a：心窩部横断走査
b：心窩部横断走査
c：（この走査で得られる）超音波像
d：心窩部横断走査（扇動走査） 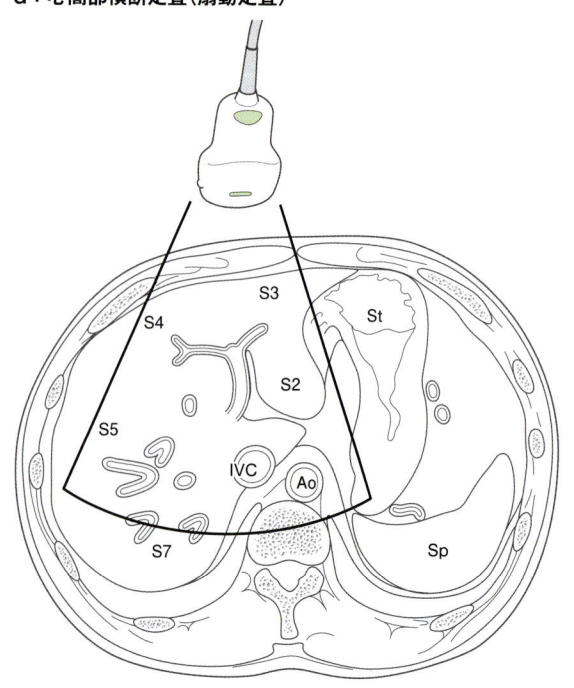
e
f　拡張した胆管像

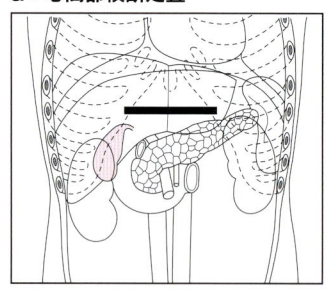

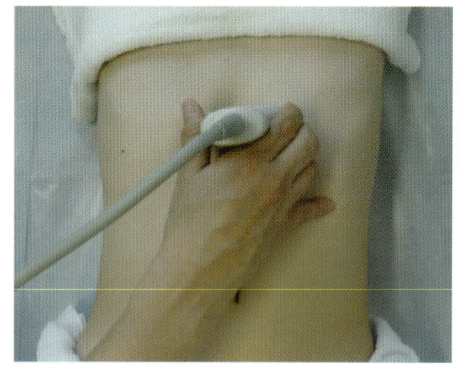

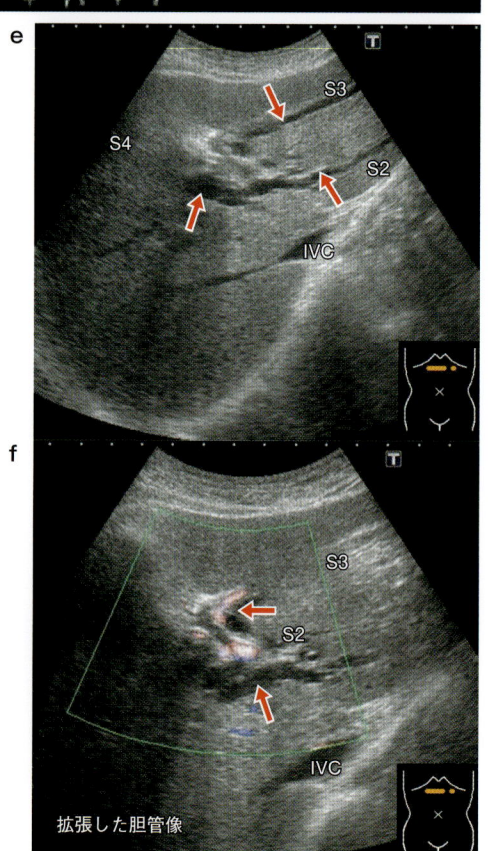

右肋弓下縦断走査　基本断面（図10）

●右肋弓下縦断走査（図10）

　胆嚢が頸部から底部まで描出される断面が描出できたら，そこからさらに扇動走査を行います。肝門部の門脈本幹を目印にして，その腹側を併走する総胆管を描出します。門脈と総胆管との間には，両者を横切る肝動脈の断面が認められます。入射角度や呼吸を工夫して観察することが重要となります。

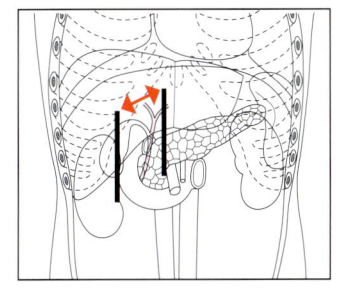

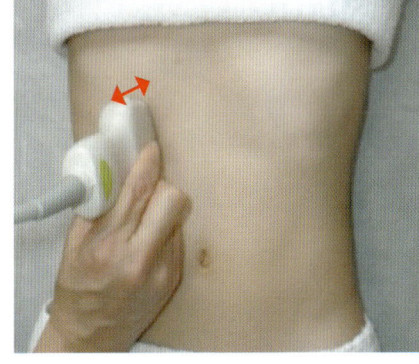

図10　右肋弓下縦断走査
a：右肋弓下縦断走査
b：右肋弓下縦断走査
c：（この走査で得られる）胆管の正常像

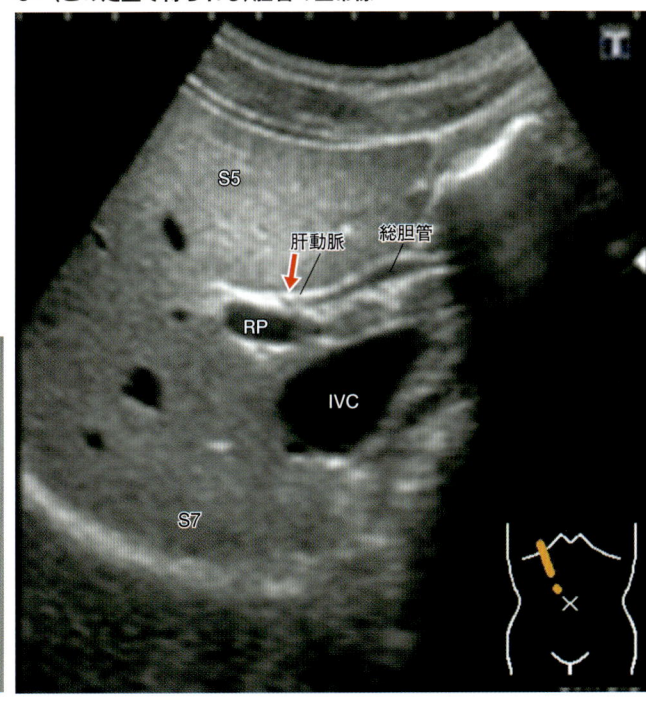

S5：右葉前下区域，S7：右葉後上区域，RP：門脈右枝，IVC：下大静脈

③ 疾患説明

急性胆嚢炎（図11）

　急性胆嚢炎の約90％は，胆石の存在による機械的な粘膜障害や胆石の頸部などへの嵌頓による胆汁うっ滞による胆汁酸の粘膜刺激に，細菌感染が加わることで発生するものと考えられています。

　主な症状は右上腹部痛と圧痛で，超音波検査時に腫大した胆嚢をプローブで圧迫すると，その部位に一致して最大の圧痛が認められ，sonographic Murphy-signを呈します。この所見は急性胆嚢炎の診断にとても有用です。また，多くの場合は発熱を伴います。

　急性胆嚢炎の検査時の注意点として，胆嚢頸部を中心に結石の嵌頓像の有無を確認することが挙げられます。無石胆嚢炎であることもありますが，その場合は長径のみで判断せず，横径も考慮し，また内圧が上昇していること

も確認します。胆嚢壁の肥厚像についても補助的所見となりますが，その場合は食事摂取の有無(5時間以上)も確認することが必要です。壁肥厚所見は，胆嚢炎発症直後には目立たないこともあるので，経過を追うことも重要です。

なお，急性胆嚢炎の所見に隠れて胆嚢癌が並存したり，重症例では壁内膿瘍が胆嚢床に穿破して胆嚢周囲膿瘍や肝膿瘍を形成することもあるので注意深い観察を行います。

図11　急性胆嚢炎
a：右肋弓下縦断走査 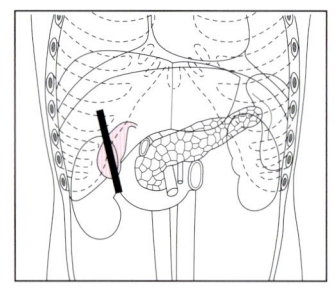
b：右肋弓下縦断走査 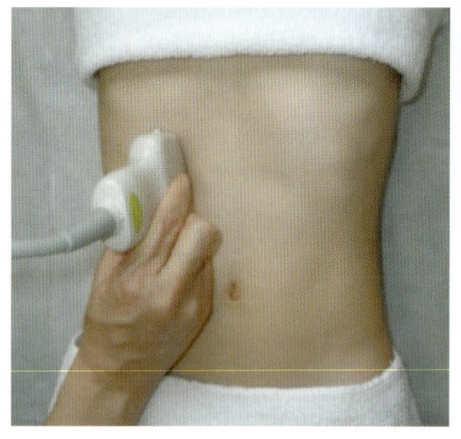
c：急性胆嚢炎の超音波像

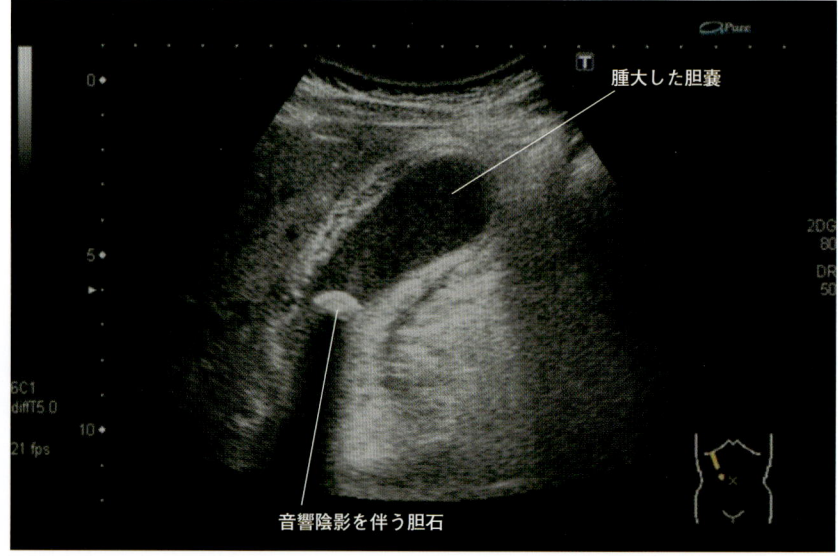

●急性胆嚢炎の超音波所見
①胆嚢内圧が上昇し，緊満感を伴う胆嚢の腫大を認めます。
②内腔にsludge(胆泥)やdebris(胆砂)を伴います。
③胆嚢頸部に結石の嵌頓像を認めます。
④胆嚢壁の肥厚(3mm以上)
　多くの壁内には1〜3層の層構造(高・低・高エコー)を認めます。
　低エコーの層は，胆嚢壁の浮腫や漿膜下の壊死を反映したものとされます。
⑤胆嚢粘膜面の欠損像
　重症例では，肥厚した壁内部に壁内膿瘍を示唆する限局的な低エコー領域や，それが肝床などの周囲に穿破して，液体貯留(膿瘍形成)を認める場合があります。
　穿破した場合は，胆嚢内圧が減少し，腫大していた胆嚢の緊満感が消失することもあります。

慢性胆嚢炎(図12)

　胆嚢壁に起こる機械的な反復する刺激により炎症が繰り返されることが原因の疾患で，多くは胆石の存在が関与していることがあり，ほぼ全層性に線維性肥厚が生じます。ただし，壁肥厚所見のみでは慢性胆嚢炎と断定することはできません。食後の胆汁分泌による変化や肝障害に伴う低アルブミン血症，またはリンパ流のうっ滞による変化もあることを念頭におかなければなりません。

　慢性胆嚢炎の注意点として，胆嚢癌が並存する場合もあるので注意深い観察を要します。

図12　慢性胆嚢炎
a：右肋弓下縦断走査 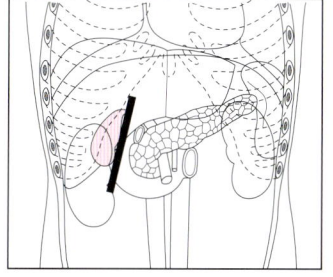
b：右肋弓下縦断走査 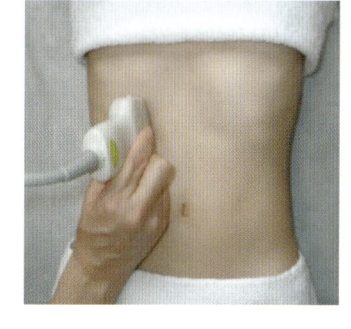
c：慢性胆嚢炎の超音波像① 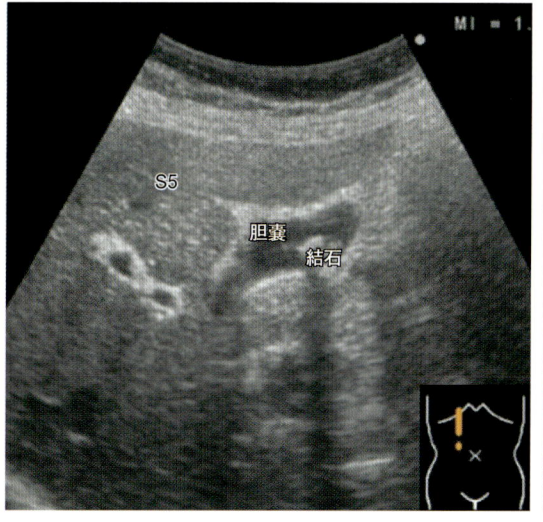
d：慢性胆嚢炎の超音波像②

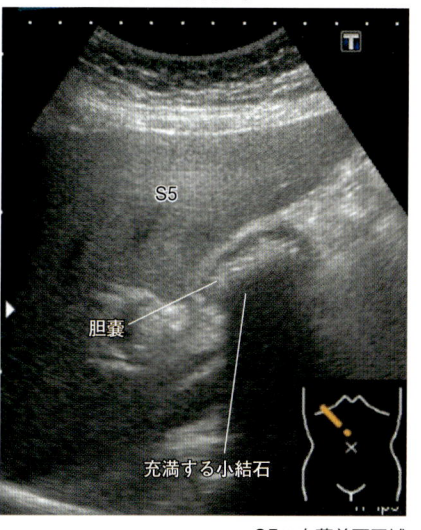

S5：右葉前下区域

●慢性胆嚢炎の超音波所見
①胆嚢の萎縮を認めます。
②音響陰影を伴う結石と内腔の狭小化・sludge(胆泥)の出現があります。
③胆嚢壁が高エコーに肥厚(3mm以上)します。
　壁の線維化が強い場合では胆嚢壁の層構造が不明瞭となり，より高エコーを呈することもあります。胆嚢癌が併存する可能性を忘れずに観察しましょう。

胆嚢ポリープ(図13)

　胆嚢ポリープの病態は，胆嚢粘膜固有層にコレステロールエステルなどを貪食した組織球(泡沫細胞)が集簇して，内腔に隆起したものです。①腫瘍様病変と，②腫瘍性病変(腺腫や過形成ポリープなど)に分類されます。日常診療で最も多く遭遇するのはコレステロールポリープですが，臨床的な重要度は低く，ほとんどの症例は経過観察で十分なことが多いとされます。径10mm以下の粒状あるいは桑実状の隆起性病変で多発するものが多いです。

ただし，胆嚢癌との鑑別が重要となることがあります。一般的に胆嚢ポリープは，有茎性で壁と細い茎で付着し，ときに心拍動に合わせて振り子状に動く様子が観察できます。接地している壁の肥厚像や広基性病変など付随所見がなければ，労力をかけて鑑別する必要はないでしょう。一方，病変の腫瘍径が10mm以上の場合や経過観察中に腫瘍のエコーレベルに変化をきたしたり，急激な径の増大を認めた場合は，腺腫や胆嚢癌などの悪性病変を考慮する必要があり，胆嚢摘出術を選択されることが多いです。

超音波機器のズーム機能を使って拡大し，壁との繋がりをみたり，分解能の高い高周波プローブを用いて，病変の形状や壁との付着部を詳細に観察することも必要です。また，緩慢に増大・発育する病変もあるので，数カ月前の前回所見と比較するだけではなく，初回検査時と対比することも重要です。

図13　胆嚢ポリープの超音波像

a：右肋弓下縦断走査

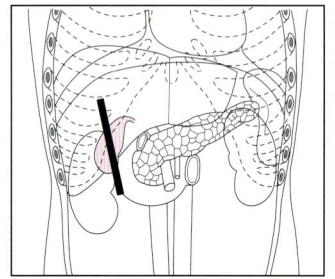

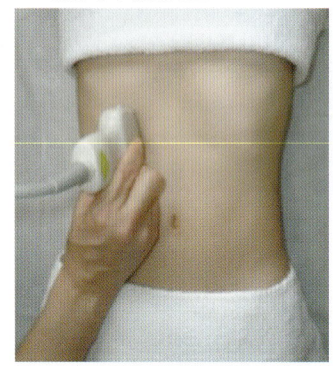

b：右肋弓下縦断走査

c：桑実様ポリープ

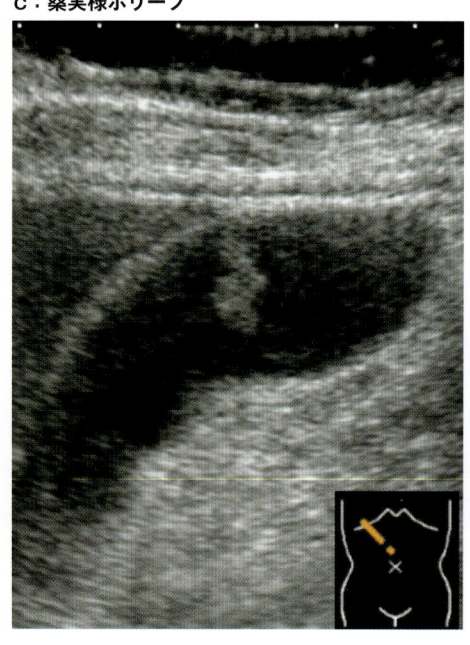

d：粒状ポリープ

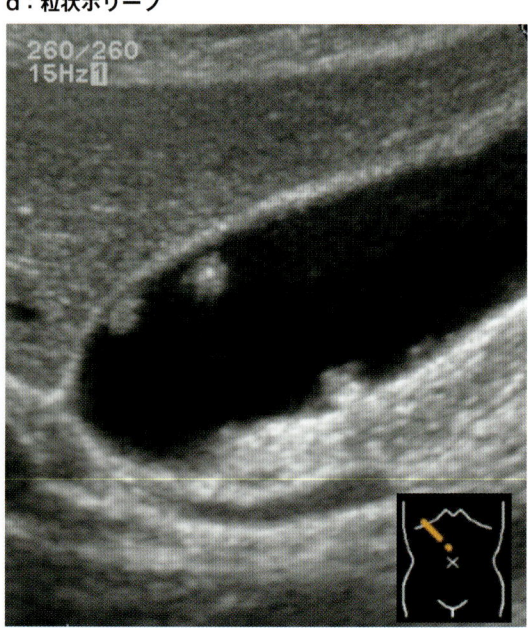

e：造影超音波像

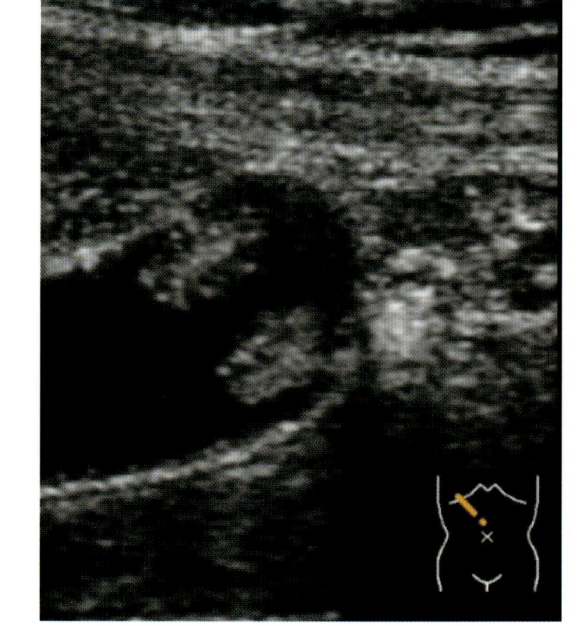

細い茎が明瞭に描出されている

● **胆嚢ポリープの超音波所見**

①胆嚢内腔に粒状もしくは桑実様の隆起性病変を認めます。大きさは10mm以下であることが多く，付着部の茎は細い，あるいは遊離しているようにみられます。

②接地している胆嚢壁に肥厚像や粘膜面の不整像は認めません。

胆嚢癌（図14）

　胆道系悪性腫瘍のうち胆嚢に発生した疾患をいいます。胆石の合併率が高いとされ，形態学的には①限局型，②浸潤型，③混合型に分類されます。限局型は早期の胆嚢癌であることが多いとされますが，浸潤型や混合型では進行胆嚢癌であることが多く，肝臓への直接浸潤やリンパ節転移，他臓器転移がみられます。超音波検査でその進展度評価を行う意義はきわめて高いとされます。

　病変の進展度評価は，病変が限局性なのか，あるいはびまん性なのかをみることから始めます。また，隆起した病変の表面が不整像を呈しているものか，隣接する臓器との境界は明瞭か，不明瞭かをみることも重要です。さらに周囲に腫大したリンパ節が存在するか否かも挙げられます。

　これらの有意所見を得るためには，分解能の高い高周波プローブを使い，ズーム機能も多用することでその病変の形状や壁の状態を詳細に観察することができます。

図14　胆嚢癌の超音波像

a：右肋弓下縦断走査

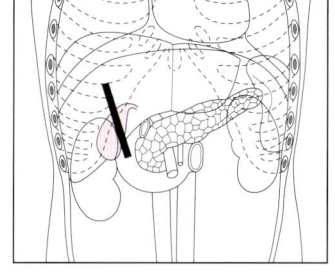

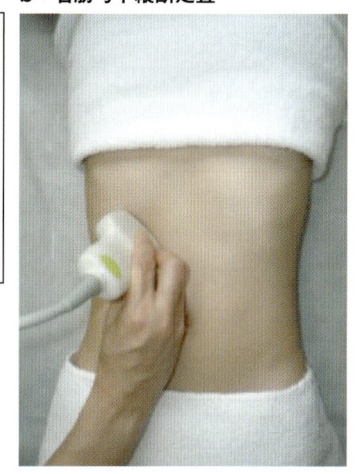

b：右肋弓下縦断走査

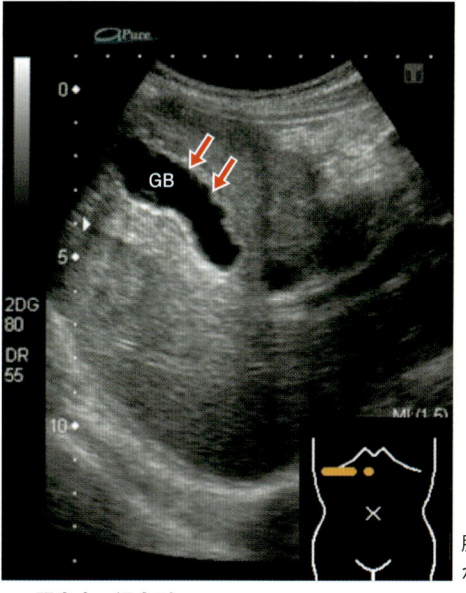

c：胆嚢癌・浸潤型

GB：胆嚢

胆嚢壁の層構造が不明瞭

d：胆嚢癌・限局型

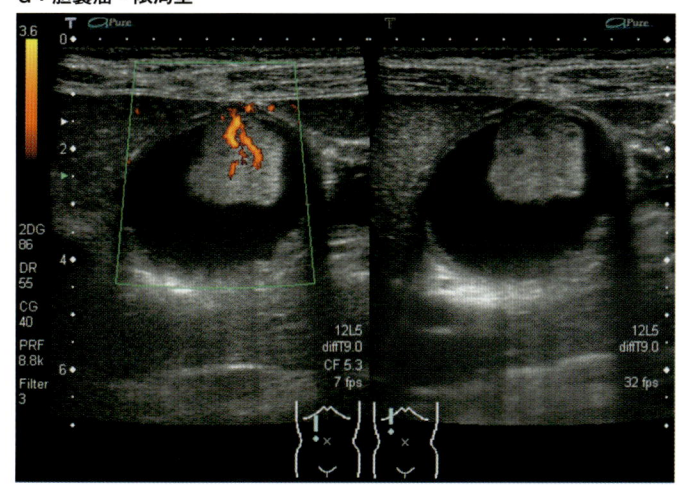

大きな隆起性病変へ流入する血流を認める

e：胆嚢癌・混合型

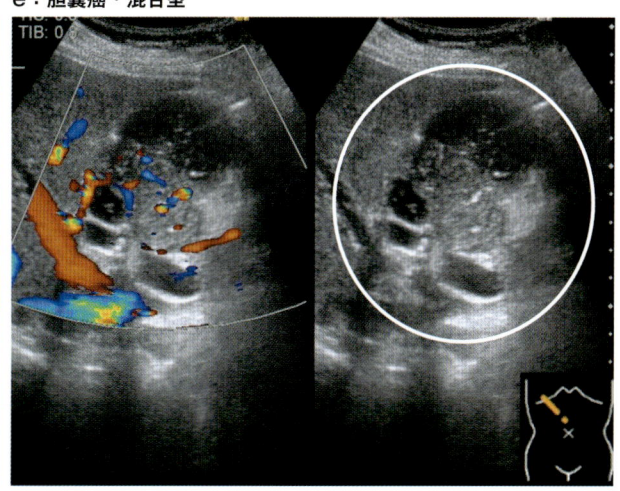

胆嚢と肝臓の境界が不明瞭

● 胆嚢癌の超音波所見

①内腔に限局する10mm以上の広基性隆起性病変，もしくは胆嚢壁の不整な肥厚像を認めます。

②壁の層構造は認められないことが多いです。

　肝床側の胆嚢壁（漿膜面）が不明瞭となり，肝実質と連続してみられることがあります（直接浸潤）。

③病変のエコーレベルは低エコーを呈することもあります。

　上皮内癌や腺腫との鑑別のように，超音波検査ですべての隆起性病変を鑑別することには限界があります。注意深い経過観察を行っていても，数mm単位で緩慢に増大したり，病変のエコーレベルに変化をきたした場合には，悪性病変の可能性を考慮して臨床医に提言することが重要です。黄色肉芽腫性胆嚢炎のように炎症性疾患であることもあるので，先入観で判断することは避けましょう。

胆嚢腺筋腫症（図15）

　胆嚢腺筋腫症は，胆嚢粘膜上皮および筋組織の過形成に伴う壁肥厚を示す良性病変をいいます。胆嚢粘膜に存在する特徴的な構造であるRokitansky-Aschoff洞（以下，RAS）が，筋層あるいは漿膜下層まで憩室様に陥入したもので肥厚した壁内に小嚢胞構造を形成し，コメットサインを伴うことが多いとされます。

　胆嚢腺筋腫症は，その病変の存在部位や形状から3つに分類され，それぞれ「限局型」「分節型」「びまん型」と表します。

● 胆嚢腺筋腫症の超音波所見

　3つに分類されるいずれにも共通した所見は，胆嚢壁が限局的にあるいは全周性に肥厚し，その肥厚した壁内にRASやコメットサインを認めることです。

①限局型（図15c）

　壁肥厚が体部に限局しており，肥厚した壁内にはRAS様構造が認められます。

②分節型（図15d，e）

　体部から底部の壁が部分的に肥厚しています。ときに内腔へと突出するようなトライアングルサインを形成し，底部内腔に小さな結石がトラップされていることもあります。

③びまん型（図15f）

　壁肥厚が頸部から底部まで広範囲にほぼ均一に肥厚しています。

　その壁内にRASやコメットサインが散在していることが多いとされます。

　胆嚢腺筋腫症の注意点は，結石の合併率が高いとされ，その結石があるために詳細な観察が困難な場合があります。積極的に体位変換などを行って胆嚢全体を注意深く観察する必要があります。

　底部限局型の観察には，可能な限り高周波プローブを用いて，多くの所見を得ることが望ましいとされます。

図15 胆嚢腺筋腫症の超音波像
a：右肋弓下縦断走査 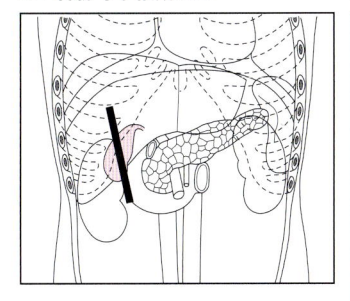
b：右肋弓下縦断走査 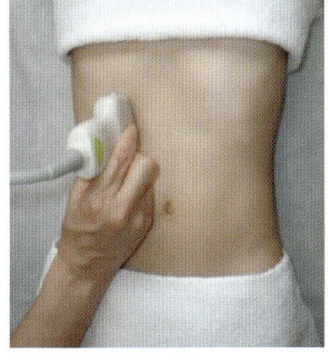
c：限局型 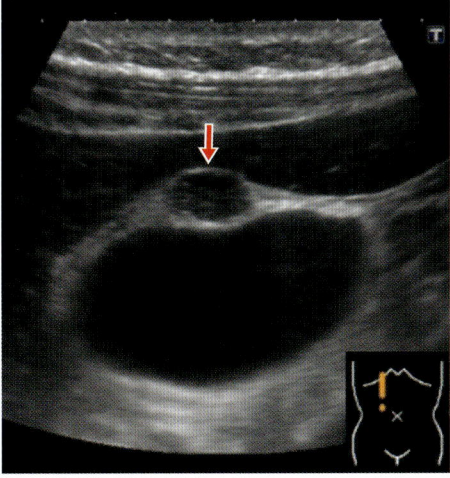
d：分節型 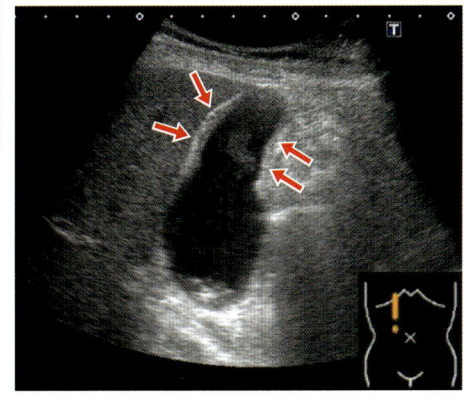
e：分節型 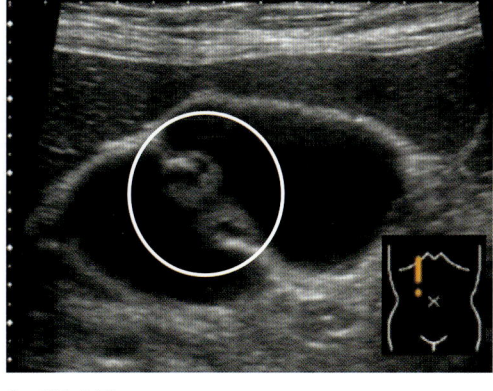
f：びまん型

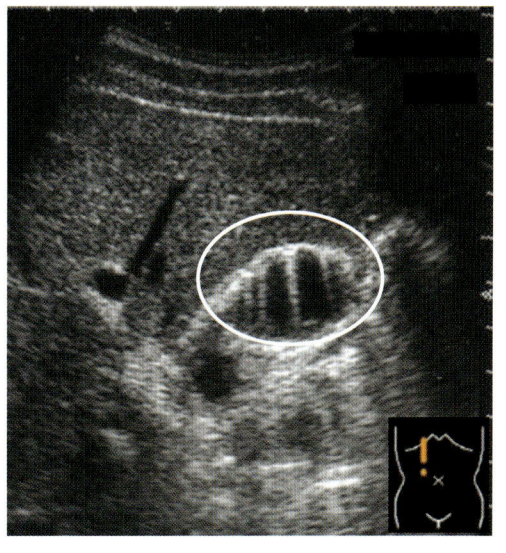

●胆嚢壁の肥厚像を診る（図16）

　胆嚢壁の肥厚には，食後による正常変化や炎症や胆嚢腺筋腫症によるもの，さらに癌の浸潤に至るまでさまざまです。鑑別のポイントは，まずは限局性か，あるいは全周性なのかを診ることです。

　次に限局性の場合，RASの存在の有無を確認します。

　一方で全周性の場合，壁の層構造が保たれているのか，均一な肥厚なのか，あるいはRAS様構造が存在するか否かに着目し，わずかでも不整な所見を得たときには，悪性病変の存在を疑うことが大切です。ドプラによる血流シグナルの多寡をみることで情報量が増えますが，良性病変でも血流シグナルが得られることを忘れてはなりません。血流の多寡のみで良悪性の鑑別は困難ですので，必ずBモード画像所見を詳細に検討し，基本に忠実に走査することが望まれます。それが診断への一番の近道となるはずです。

図16 超音波所見

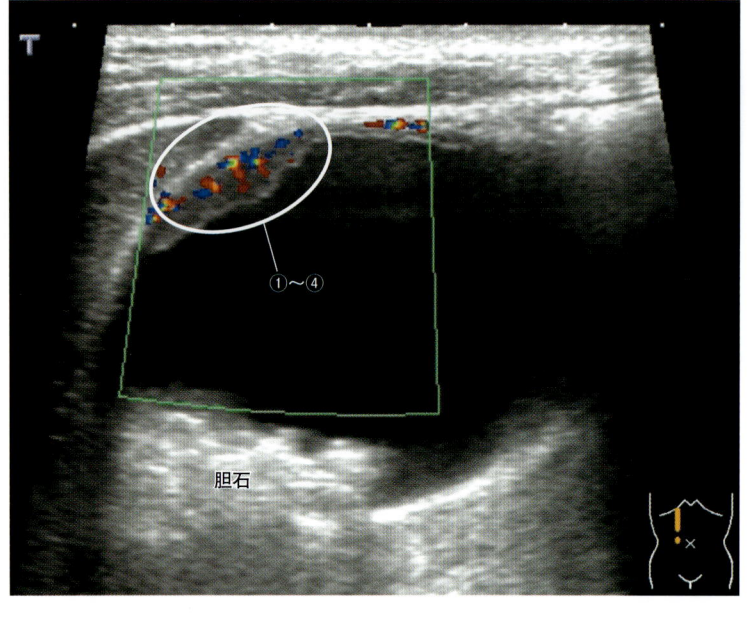

①胆嚢内腔に胆石を伴う
②体部から底部の壁が限局して広基性かつ不整に肥厚し，粘膜面には細かな凹凸がみられる
③壁の層構造は，漿膜面（肝床）で保たれているものの粘膜や漿膜下層の区別が困難で消失している
④病変のエコーレベルは低エコーを呈している

⬇

このような所見では積極的に胆嚢癌を疑うべきである

表1 胆嚢隆起性病変の形態学的分類

型別	粒状	桑実状	乳頭状		茸状（ポリープ状）	不整〜扁平隆起
			単純	文頭		
エコーレベル	高エコー	点状高エコー集合	等〜低エコー			
付着の仕方	遊離型		遊離〜接触		有茎型	広基型
胆嚢疾患	コレステロールポリープ		コレステロールポリープ 腺腫あるいは癌		腺腫or癌	癌

（腹部超音波テキスト．超音波検査技術 25，2002より引用）

閉塞性黄疸（総胆管結石）（図17）

　胆道系で形成された結石のことをその部位により，胆嚢結石・胆管結石・肝内結石とよびます。結石が胆管内を塞ぐことで黄疸や肝機能障害などが出現します。結石の大きさにより胆管内に嵌頓することもあり，上流にある胆嚢や胆管の拡張が起こることもありますが，必ずしもそうとは限りません。また，感染を引き起こすと胆管炎を併発し，発熱を伴うことがあります。

　総胆管結石を超音波検査で同定することは困難であるといわれますが，季肋部および肋弓下での縦走査にこだわらず，横走査を駆使して胆道系の拡張部位を丁寧に丹念に追うことでその閉塞機転を探し当てることが可能となります。しかし，超音波検査にも限界がありますので，CTやMRI画像と対比させながらイメージを膨らませ検査に臨むことが必要です。

図17 総胆管結石
a：右肋弓下縦断走査 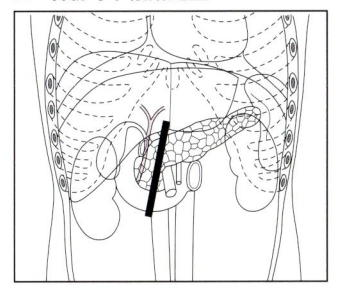
b：右肋弓下縦断走査（左側臥位） 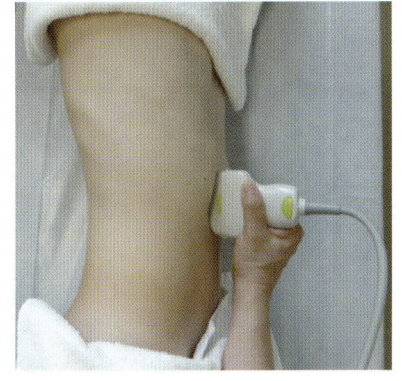
c：総胆管結石の超音波像

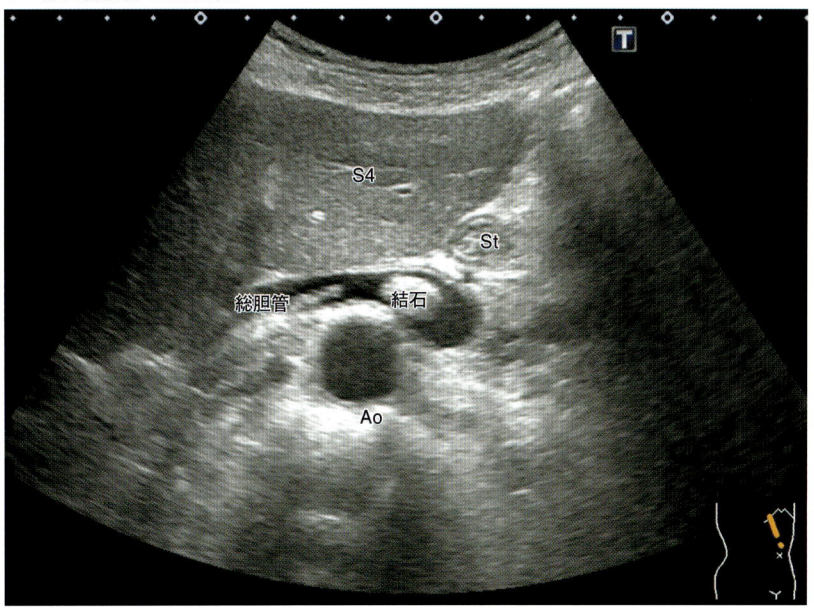

S4：左葉内側区域，St：胃，Ao：大動脈

●総胆管結石の超音波所見
①拡張した総胆管内に音響陰影を伴う高エコー像として描出されます。
②結石が嵌頓している場合は，それより上流の胆管は拡張します。
　ときに胆嚢腫大も伴い，胆嚢内腔には胆泥もみられます。
③結石が非常に細かく胆管に嵌頓していない場合は，胆管拡張がみられません。
　したがって，胆管拡張がないからといって結石の存在を否定することはではないので十分に注意しましょう。

閉塞性黄疸（下部胆管癌）（図18）

　胆管癌の解剖学的定義は，"胆道癌取扱い規約"により病変の存在部位で分けられ，下部胆管，中部胆管，上部胆管，肝門部胆管の4つとされます。
　そのうち下部胆管癌とは，膵内胆管に発生した癌をさし，胆管癌全体のおよそ40％を占め，その多くは，腺癌（adenocarcinoma）とされます。
　閉塞性黄疸で発見されることが多く，減黄処置を必要とします。

●下部胆管癌の超音波所見
①直接的な所見として，胆管内腔に結節性腫瘤像や浸潤による充満エコーが得られます。
　ときに胆泥やdebrisなど胆汁のうっ滞をみている可能性もあるので，左側臥位などの体位変換を行い丁寧に観察しましょう。
②間接的所見として，胆管の拡張像が得られます。
　基本的には，腫瘤の存在部位より上流の胆管が拡張することが多いので，どこまで拡張がみられるのか丹念に走査することがポイントとなります。

図18 下部胆管癌

a：右肋弓下縦断走査

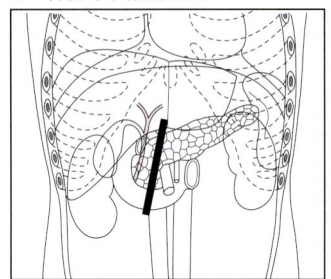

b：右肋弓下縦断走査（左側臥位）

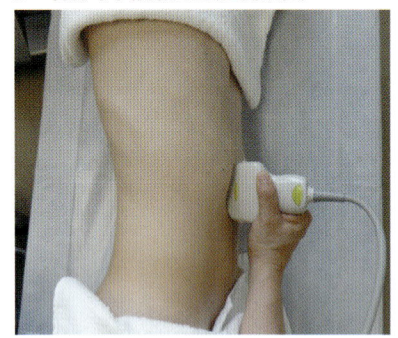

c：下部胆管癌の超音波像

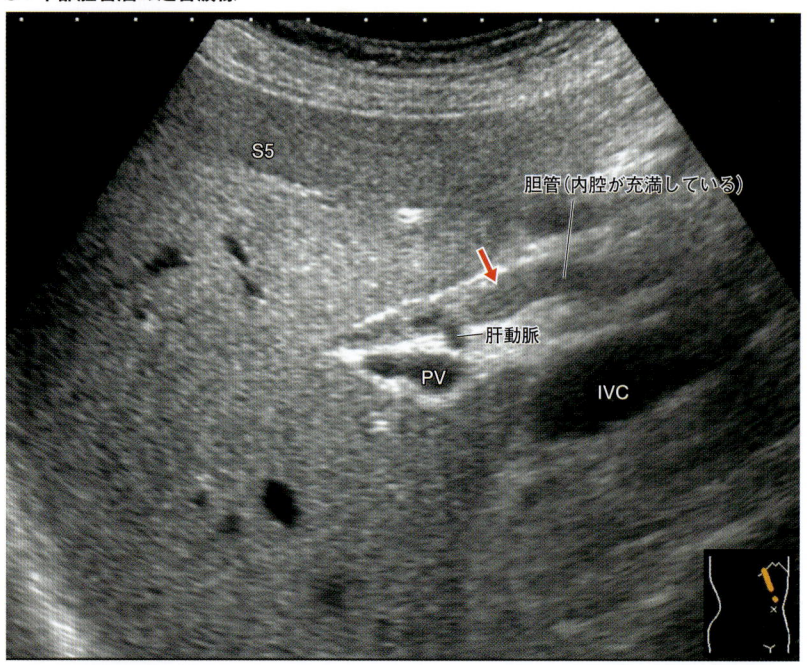

胆管（内腔が充満している）
肝動脈
S5
PV
IVC

d：造影超音波像

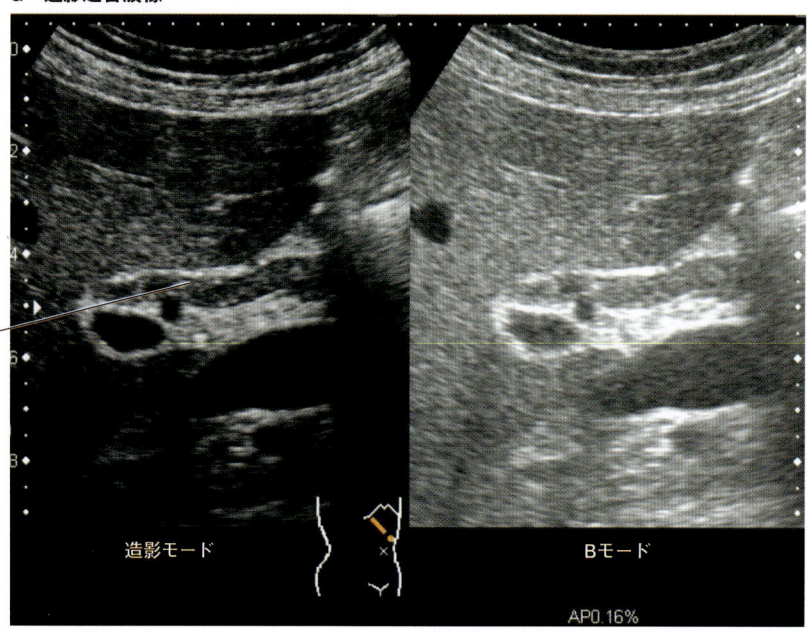

造影されているので胆泥ではなく腫瘍であることがわかる

造影モード　Bモード

AP0.16%

S5：右葉前下区域，IVC：下大静脈，PV：門脈

④ 救急時の腹部エコー

急性胆嚢炎（図19）

　先に述べたように急性胆嚢炎は，そのほとんどが胆石の存在による機械的な粘膜障害や胆石の嵌頓により胆汁うっ滞をきたし，胆汁酸の粘膜刺激に細菌感染が加わることで発生するものとされます．すなわち，胆石を保有するヒトが過食や過労を誘因とした胆石発作（右季肋部痛や右背部への放散痛・発熱・黄疸）を引き起こします．

● **急性胆嚢炎の超音波所見 ーチェックポイントー**
①胆嚢腫大→胆嚢内圧が上昇し，緊満感を伴います．
　プローブで圧迫するとその部位に一致して最大の圧痛が認められます．これを，sonographic Murphy-signといいます．
②内腔にsludge（胆泥）やdebris（胆砂）が貯留
③胆嚢頸部で結石の嵌頓像
④胆嚢壁の肥厚像（3mm以上）
⑤胆嚢粘膜面の欠損像と膿瘍形成→まれに，胆嚢十二指腸瘻などの内胆汁瘻から落石したものが回盲部などに嵌頓した場合は，胆石イレウスを起こします．

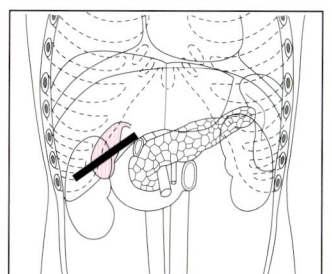

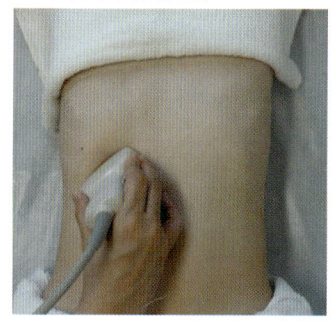

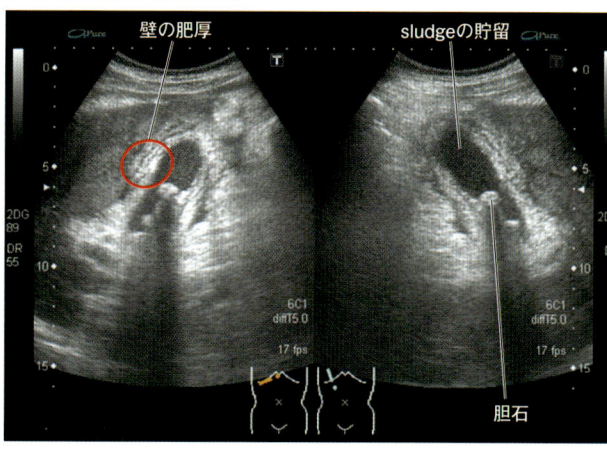

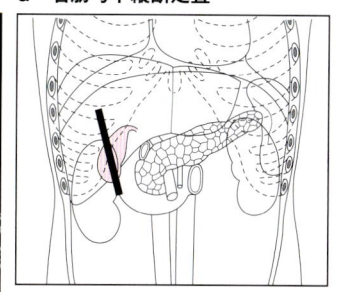

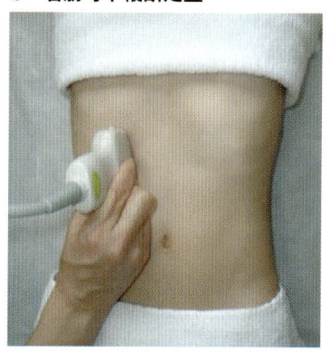

図19　急性胆嚢炎
a：右肋弓下横断走査
c：急性胆嚢炎の超音波像
d：右肋弓下縦断走査
b：右肋弓下横断走査
b：右肋弓下縦断走査

One Point Advice

胆石症が引き金となる疾患

　胆石症の最も重篤な合併症に，急性閉塞性化膿性胆管炎（AOSC）があります。この病態は，胆道で増殖した菌が肝臓から静脈を介して逆行性に血液中へ入り込むことで，さらに敗血症や播種性血管内凝固症候群（DIC）を引き起こすこととなります。

　胆石が胆嚢頸部に嵌頓し，炎症が波及することで総胆管狭窄をきたしたものをMirizzi症候群といいます。急性重症胆管炎へと移行することがあるので覚えておく必要があります。なお，本疾患の特徴的超音波所見は，肝内胆管の拡張を認めるものの，総胆管拡張は認めないことです。

terminology
- AOSC：acute obstructive supprative cholangitis
- DIC：disseminated intravascular coagulation

閉塞性黄疸（総胆管結石）（図20）

　胆道系で形成された結石が総胆管内に落下してきた状態をさします。感染を起こすと急性胆管炎となり，Charcot 3徴（発熱，黄疸，右季肋部痛）を認めます。さらに，腸内細菌の増殖による大量のエンドトキシンを含んだ胆汁が逆行性に血液中に流入すると，最重症状態である急性閉塞性化膿性胆管炎（AOSC）を発症します。このときCharcot 3徴に加えてショックと意識障害が出現した病態をReynolds 5徴といいます。

図20　総胆管結石
a：右肋弓下縦断走査 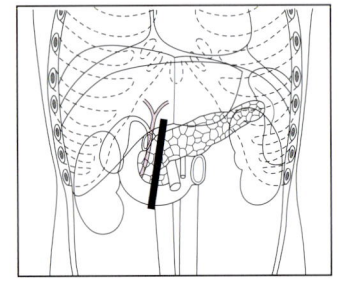
b：右肋弓下縦断走査（左側臥位） 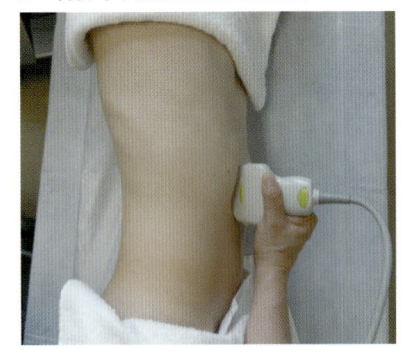
c：総胆管結石の超音波像

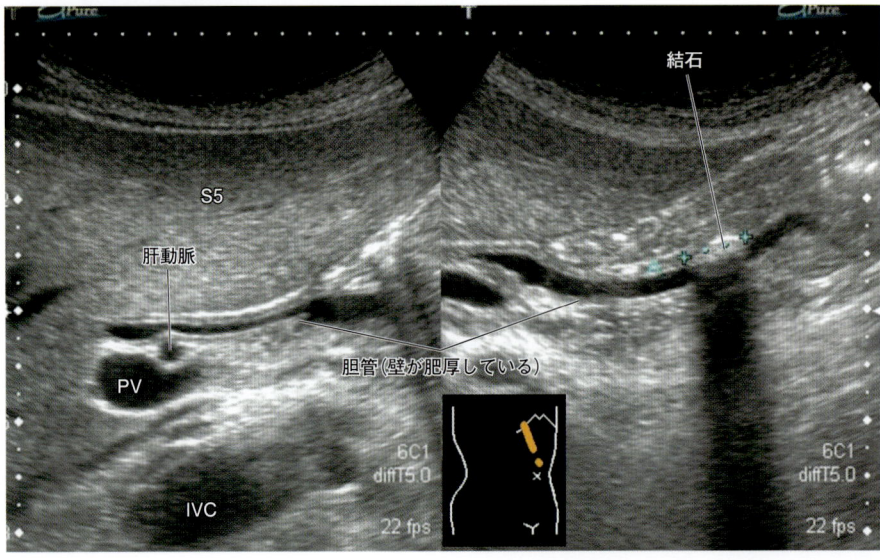

S5：右葉前下区域，IVC：下大静脈，PV：門脈

●**総胆管結石の超音波所見 −チェックポイント−**
①拡張した総胆管内の高輝度な結石像
　ビリルビンカルシウム石であることが多く，必ずしも音響陰影を伴うわけではありません。また，非常に細かな結石の場合は嵌頓することなく，胆管拡張がみられないこともあることを知っておきましょう。
②結石より上流の胆管拡張
③総胆管壁の肥厚とエコー輝度上昇の有無
　胆管炎を併発しているのか否かのヒントになります。

報告書の書き方 ①急性胆嚢炎 よい例

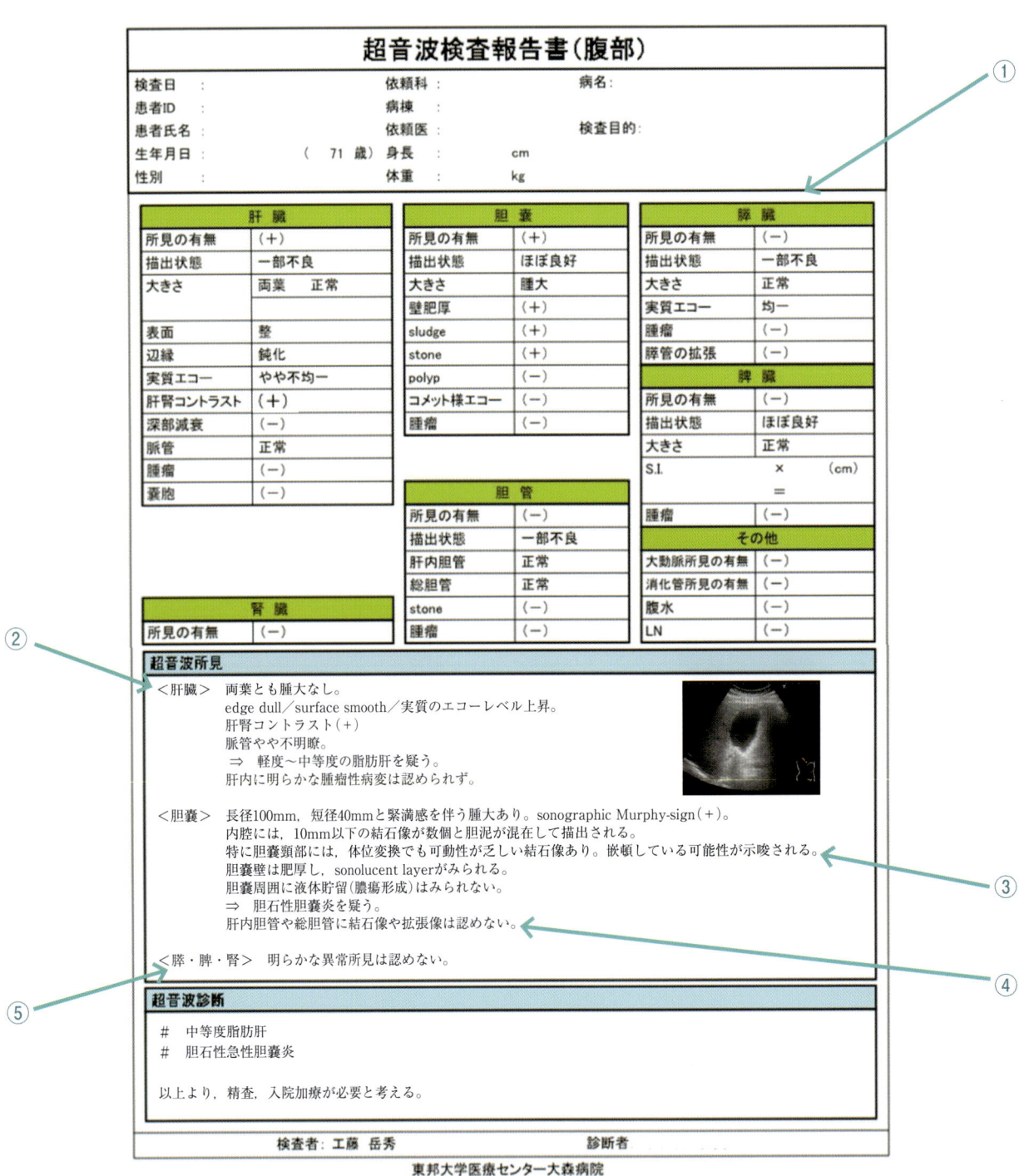

超音波検査報告書（腹部）

検査日：
患者ID：
患者氏名：
生年月日：　　　（71歳）　身長：　　cm
性別：　　　　　　体重：　　kg

依頼科：
病棟：
依頼医：

病名：
検査目的：

肝臓

所見の有無	（＋）
描出状態	一部不良
大きさ	両葉　正常
表面	整
辺縁	鈍化
実質エコー	やや不均一
肝腎コントラスト	（＋）
深部減衰	（－）
脈管	正常
腫瘤	（－）
囊胞	（－）

胆嚢

所見の有無	（＋）
描出状態	ほぼ良好
大きさ	腫大
壁肥厚	（＋）
sludge	（＋）
stone	（＋）
polyp	（－）
コメット様エコー	（－）
腫瘤	（－）

胆管

所見の有無	（－）
描出状態	一部不良
肝内胆管	正常
総胆管	正常
stone	（－）
腫瘤	（－）

腎臓

所見の有無	（－）

膵臓

所見の有無	（－）
描出状態	一部不良
大きさ	正常
実質エコー	均一
腫瘤	（－）
膵管の拡張	（－）

脾臓

所見の有無	（－）
描出状態	ほぼ良好
大きさ	正常
S.I.	×　　（cm）　＝
腫瘤	（－）

その他

大動脈所見の有無	（－）
消化管所見の有無	（－）
腹水	（－）
LN	（－）

超音波所見

＜肝臓＞　両葉とも腫大なし。
　　　　　edge dull／surface smooth／実質のエコーレベル上昇。
　　　　　肝腎コントラスト（＋）
　　　　　脈管やや不明瞭。
　　　　　⇒　軽度〜中等度の脂肪肝を疑う。
　　　　　肝内に明らかな腫瘤性病変は認められず。

＜胆嚢＞　長径100mm，短径40mmと緊満感を伴う腫大あり。sonographic Murphy-sign（＋）。
　　　　　内腔には，10mm以下の結石像が数個と胆泥が混在して描出される。
　　　　　特に胆嚢頸部には，体位変換でも可動性が乏しい結石像あり。嵌頓している可能性が示唆される。
　　　　　胆嚢壁は肥厚し，sonolucent layerがみられる。
　　　　　胆嚢周囲に液体貯留（膿瘍形成）はみられない。
　　　　　⇒　胆石性胆嚢炎を疑う。
　　　　　肝内胆管や総胆管に結石像や拡張像は認めない。

＜膵・脾・腎＞　明らかな異常所見は認めない。

超音波診断

＃　中等度脂肪肝
＃　胆石性急性胆嚢炎

以上より，精査，入院加療が必要と考える。

検査者：工藤　岳秀　　　　　診断者：
東邦大学医療センター大森病院

---

①所見の基本的事項は表にすべて記載。
②肝臓の所見もしっかりと記載する。
③胆嚢の大きさや壁の肥厚形態が詳細に記載されており，その原因についても推測されている。また、周囲の液体貯留（膿瘍形成）の有無についても記載する。
④胆管の所見も記載する必要がある。
⑤他臓器についても記載する。特に膵内胆管の状態により，膵臓にまで所見がおよぶこともあるので観察と記載を怠らないほうが望ましい。

報告書の書き方　①急性胆嚢炎　悪い例

超音波検査報告書（腹部）

検査日：　　　　　依頼科：　　　　　病名：
患者ID：　　　　　病棟：
患者氏名：　　　　依頼医：　　　　　検査目的：
生年月日：　　　（71歳）身長：　　　cm
性別：　　　　　　　　　体重：　　　kg

肝臓	
所見の有無	（＋）
描出状態	一部不良
大きさ	両葉　正常
表面	整
辺縁	鈍化
実質エコー	やや不均一
肝腎コントラスト	（＋）
深部減衰	（−）
脈管	正常
腫瘤	（−）
嚢胞	（−）

胆嚢	
所見の有無	（＋）
描出状態	ほぼ良好
大きさ	腫大
壁肥厚	（＋）
sludge	（＋）
stone	（＋）
polyp	（−）
コメット様エコー	（−）
腫瘤	（−）

膵臓	
所見の有無	（−）
描出状態	一部不良
大きさ	正常
実質エコー	均一
腫瘤	（−）
膵管の拡張	（−）

脾臓	
所見の有無	（−）
描出状態	ほぼ良好
大きさ	正常
S.I.	×　（cm）＝
腫瘤	（−）

胆管	
所見の有無	（−）
描出状態	一部不良
肝内胆管	正常
総胆管	正常
stone	（−）
腫瘤	（−）

その他	
大動脈所見の有無	（−）
消化管所見の有無	（−）
腹水	（−）
LN	（−）

腎臓	
所見の有無	（−）

超音波所見

①＜肝臓＞　edge dull／surface smooth／実質のエコーレベル上昇。
　　　　　肝腎コントラスト（＋）
　　　　　⇒　脂肪肝を疑う。
　　　　　肝内に明らかな腫瘤性病変は認められず。

②＜胆嚢＞　腫大あり。内腔には、結石像と胆泥が混在している。
　　　　　胆嚢壁の肥厚あり。
　　　　　総胆管の拡張は認めない。

③

超音波診断

\# 中等度脂肪肝
\# 胆石性急性胆嚢炎

以上より、精査、入院加療が必要と考える。

検査者：工藤　岳秀　　　　　診断者：
東邦大学医療センター大森病院

❌
①脂肪肝の程度も推測できるよう所見を記載する。
②所見が簡素すぎて、胆嚢腫大の原因が言及されていない。また、結石が嵌頓しているのか推測もされておらず、肝内胆管の所見も触れていない。
③他臓器に所見がない場合でも、記載することが望ましい。

II 腹部エコーの実践教習―検査法の実際―

3 膵臓

3 膵臓

工藤岳秀（東邦大学医療センター大森病院臨床生理機能検査部）

① 解剖（図1）

図1　膵臓の構造

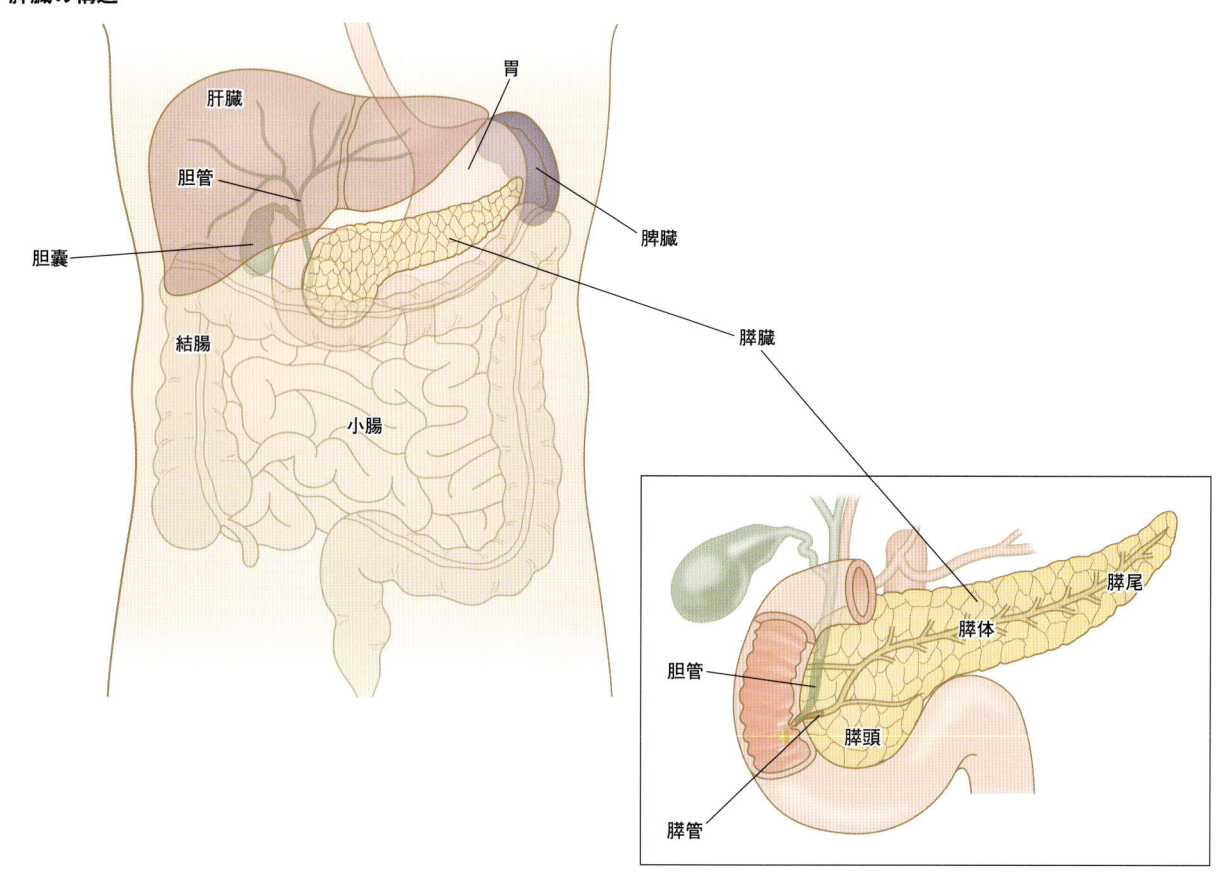

膵臓

　膵臓は第1〜2腰椎の高さ（みぞおち）の高さで，十二指腸の内縁から脾門部までの後腹膜に位置する横長な15cm前後・重さ75gほどの実質臓器です。

　膵癌取扱い規約では，十二指腸に接する位置から，頭部・体部・尾部の3つに分けられ，膵頭部には鉤状突起が含まれています。頭部と体部は上腸間膜静脈左縁によって境界され，残った部分を2等分することで体部と尾部に区分されます。膵尾部端はほぼ脾門部に位置しています。

　膵周囲には，門脈や上腸間膜動脈などの大切な大血管が走行しているので，脈管構造を十分に理解することが重要です。体尾部の後面を脾静脈および脾動脈が走行しています。上腸間膜静脈は，膵頭部後面で脾静脈と合流し門脈本幹を形成します。

また，膵臓には膵管が走っており，膵臓でつくられた膵液を集めて，十二指腸に注ぎます。この十二指腸への注ぎ口はファーター(Vater)乳頭とよばれ，そのすぐ手前で膵内胆管が合流しています。したがって，特に膵頭部に病変が存在すると，膵管・胆管・十二指腸などが影響を受けるのです。膵管の閉塞によって膵液がうっ滞して膵炎を併発したり，胆管の閉塞によって胆汁うっ滞を生じ黄疸を発症したり，十二指腸狭窄によって食物や胃液がうっ滞して嘔吐を繰り返すなどの症状が現れる場合があります。一方，体部や尾部の病変ではこれらの症状が出にくい一面もあり，入念に観察することが求められます。(図1)。

One Point Advice

膵臓の発生(図2)

　膵臓には，発生学的な違いから腹側膵と背側膵があります。

①背側膵がほぼ膵臓本体となり，膵頭部の一部～体部～尾部を形成します。一方，腹側膵は背側膵の尾側に位置し，もともとは十二指腸の右側に存在していたものが回転することで背尾側に配置され，膵鉤部となります。

②膵管

　背側膵の膵管(Santorini管)は，副膵管から一直線に十二指腸の副乳頭に注ぎますが，発生過程で腹側膵の膵管(Wirsung管)と融合することで主要な膵液の流れは，背側膵～腹側膵の主膵管～vater乳頭を作ります。その後，副膵管は退化して狭小化するのです。総胆管はvater乳頭付近で腹側膵の膵管と癒合し，共通管となります。

　このような発生過程で，背側膵と腹側膵がうまく癒合しないものを膵管癒合不全とよびます。まったく融合していない場合の完全型，融合しているが狭小化あるいは機能していない場合の不完全型があります。

　例えば，総胆管と腹側膵の膵管融合がvater乳頭から離れると高位合流となり，膵液のうっ滞が生じることで膵炎などを引き起こす要因となるともいわれています。ときに，背側膵と腹側膵の実質のエコー輝度が異なることで，腫瘤性病変との鑑別が必要となることがあります。このような場合には，主膵管や副膵管の走行や拡張所見の有無を観察することが鑑別の補助になります。

図2　膵臓の発生

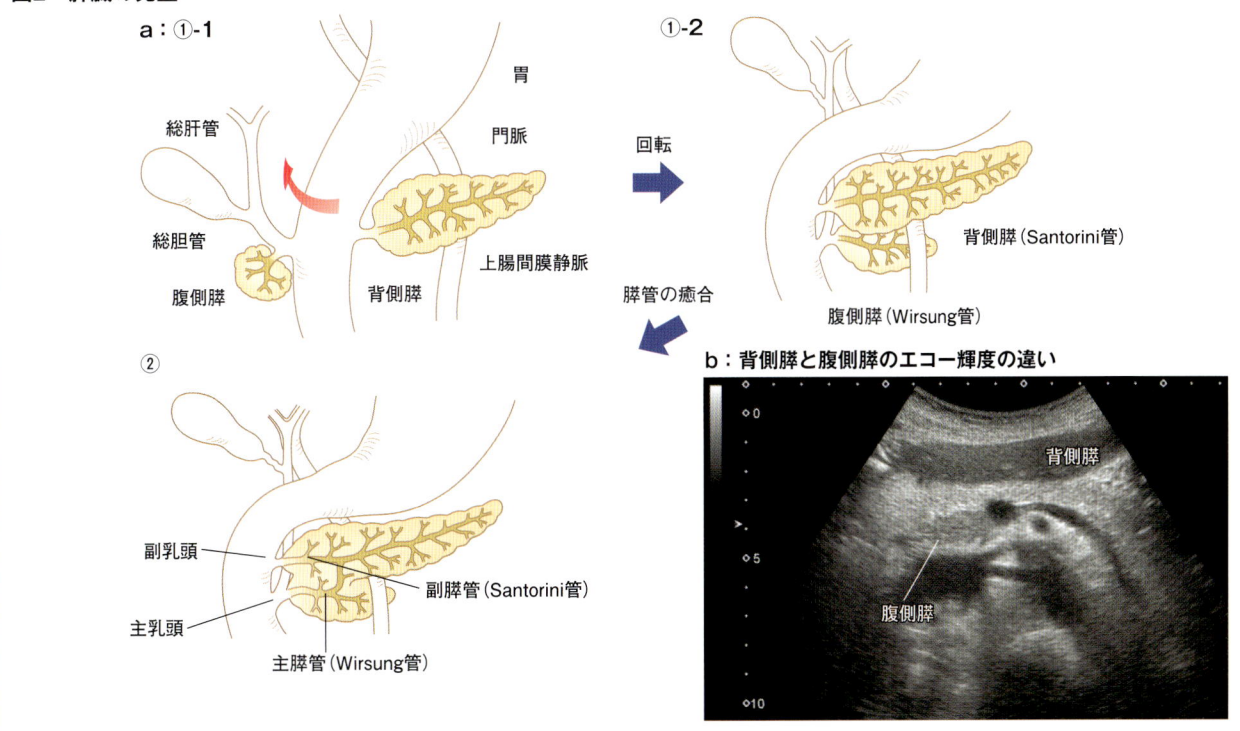

a：①-1　総肝管／総胆管／腹側膵／胃／門脈／背側膵／上腸間膜静脈

①-2　回転　背側膵(Santorini管)／腹側膵(Wirsung管)

②　副乳頭／主乳頭／副膵管(Santorini管)／主膵管(Wirsung管)

膵管の癒合

b：背側膵と腹側膵のエコー輝度の違い　背側膵／腹側膵

● **膵臓の超音波像**

　膵臓の超音波像は，形状・膵実質のエコーレベル・膵管系の評価に着目します。心窩部横走査で「への字」に走行し，表面は平滑で周囲の臓器との境界も明瞭です。大きさは通常，厚みとして評価しますが，部位により異なることと個人差があるため注意を要します。目安としては，頭部で30mm以下，体部で20mm以下となりますが，全体とのバランスをみることも重要です。膵実質のエコーレベルは肝実質と同等かやや高く，頭部から尾部まで全体的に均一です。しかし，後腹膜の脂肪や線維成分の増加でより高エコーにみられることもあります。膵管径の評価も重要で，正常内腔径は2mmとされていますが，検査中に経時変化を認めることもあります。壁の状態（整か不整か）にも着目し，他に異常所見を認めない場合は時間を変えて再検査を行うなど，注意深い経過観察を行うことも必要です。

② 基本走査

心窩部横断走査　基本断面（図3）

● **心窩部横断走査**（図3）

　膵臓は，個人差はあるものの脾静脈の腹側を斜め左上がりに位置しています。必然的にプローブの接地もその走行に従って横断走査することで，膵鈎部から膵尾部までの観察を行うことが可能になります。

　膵臓の観察は，とにかく消化管ガス（特に胃や十二指腸の内容物）との闘いです。プローブによる圧迫の加減や半坐位または左右の側臥位などの体位変換，腹式呼吸により下腹部を膨らませるなどあらゆる工夫を駆使し，適宜行うことで，膵全体を広範囲に描出できるよう視野を確保する努力が必要となります。長時間，仰臥位でいると消化管ガスが被ってきてしまうこともあるので，検査の冒頭で観察するのも工夫の1つとなります。

　また，肝門部や総胆管など十二指腸ガスのため観察が困難な場合では，膵頭部の膵内胆管レベルから観察することで，比較的容易に胆管系の確認が可能となることがあります。

図3　心窩部横断走査

a：心窩部横断走査

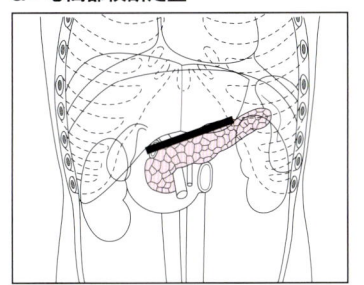

b：心窩部横断走査

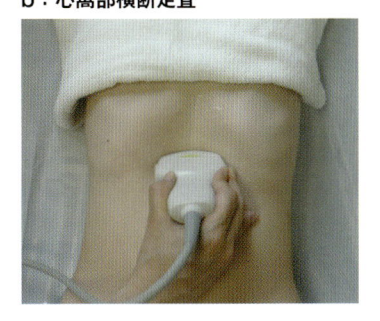

c：心窩部横断走査
主に胃や十二指腸のガスを圧迫等で除ける

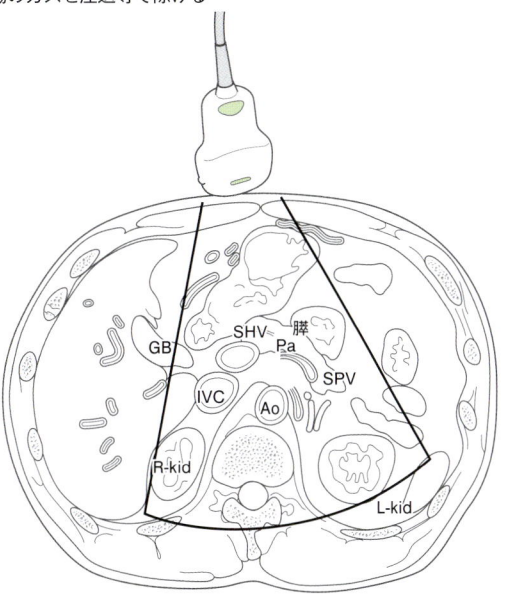

d：（この走査で得られる）膵臓の正常像

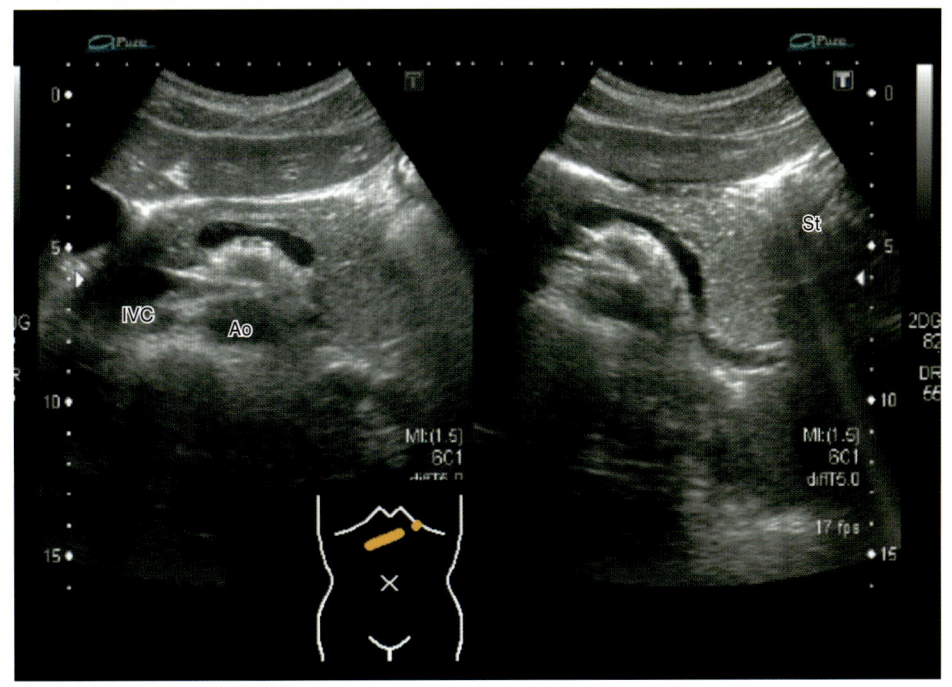

GB：胆嚢，R-kid：右腎，Sp：脾臓，UP：門脈左枝臍部，TP：門脈左枝横行部，RP：門脈右枝，RHV：右肝静脈，IVC：下大静脈，St：胃，Ao：腹部大動脈，Pa：膵臓

心窩部縦断走査　基本断面（図4）

●心窩部縦断走査（図4）

　心窩部横断走査だけでは膵臓の観察は不十分です。縦走査を加えることで膵頭部や鉤部の観察に非常に有効となります。下大静脈（IVC）を目印に，その腹側に位置する膵臓（頭部・鉤部）を認識しましょう。
　胆嚢などと同様に多方向から観察することが望ましいです。

図4　心窩部縦断走査
a：心窩部縦断走査 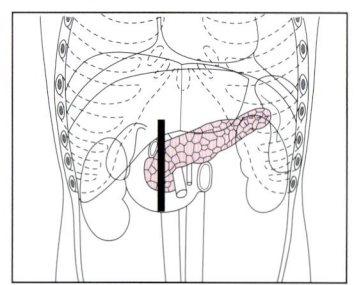
b：心窩部縦断走査 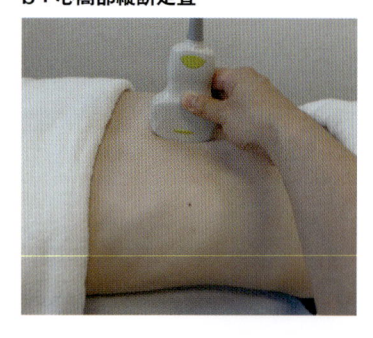
c：心窩部縦断走査
d：（この走査で得られる）膵頭部と鉤部の正常像

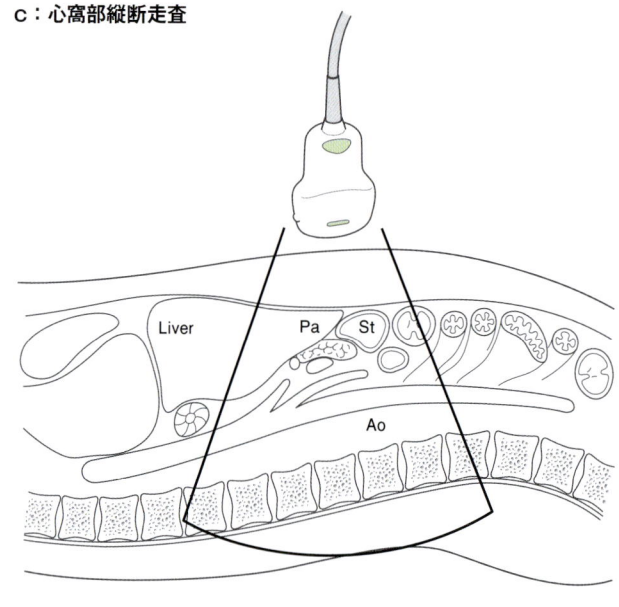

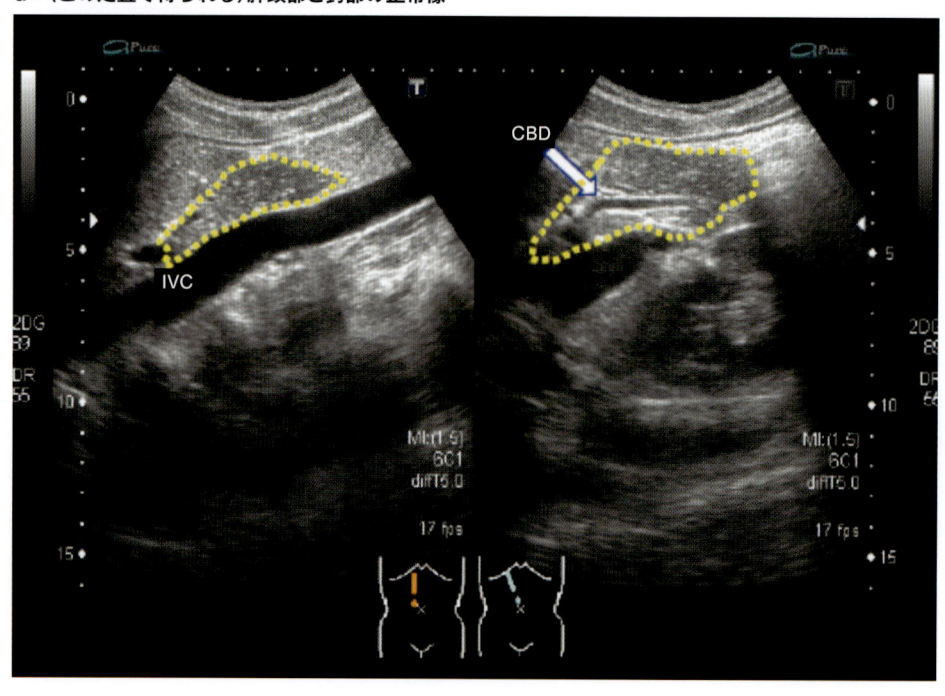

R-kid：右腎，Sp：脾臓，
IVC：下大静脈，St：胃，
CBD：総胆管，Pa：膵臓，
Liver：肝臓，Ao：腹部大動脈

左肋弓下横断走査・左肋間走査　基本断面（図5, 6）

●左肋弓下横断走査（図5），左肋間走査（図6）

　膵尾部の観察は，困難で難渋し苦手意識をもっていらっしゃる方も多いと思われます。まずは，膵全体の走行を認識することが重要で，あとはプローブ走査や呼吸調節で，じっくりと消化管ガスを排除することが上手に描出するポイントとなります。膵体部が描出される断面から左側腹部を覗き込むように傾けると，膵尾部が明瞭に確認できます（左肋弓下横断走査）。

　さらに左肋間走査で脾臓をエコーウィンドウとし，脾門部を観察することも膵尾部の観察には非常に有効です。

図5　左肋弓下横断走査

a：左肋弓下横断走査 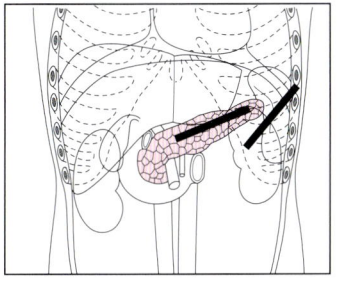
b：左肋弓下横断走査 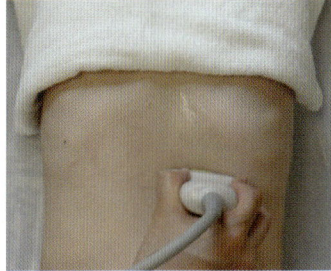
c：左肋弓下横断走査 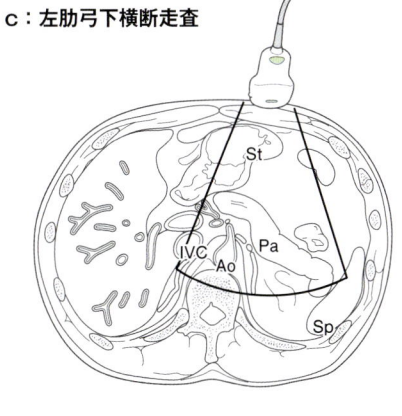
d：（この走査で得られる）膵体尾部の正常像

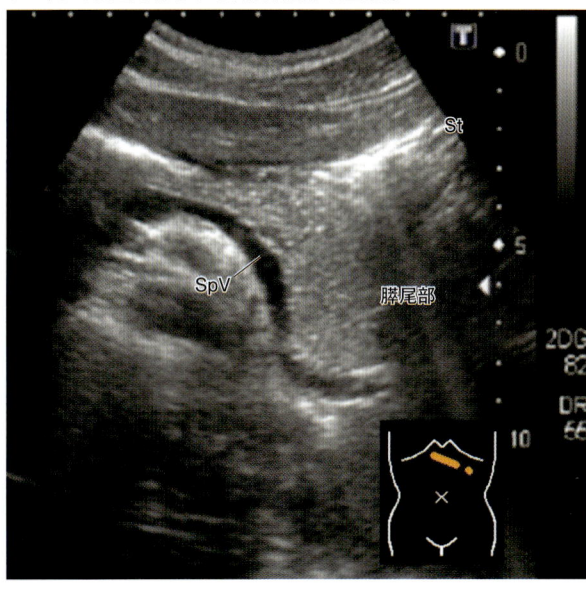

SpV：脾静脈，St：胃

図6　左肋間走査

a：左肋間走査 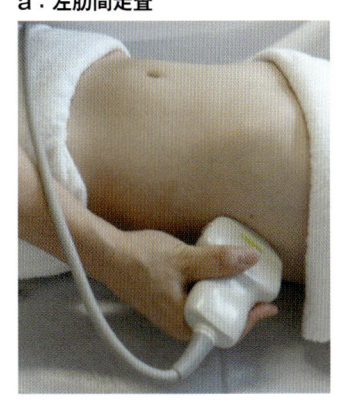
b：（この走査で得られる）膵尾部の正常像 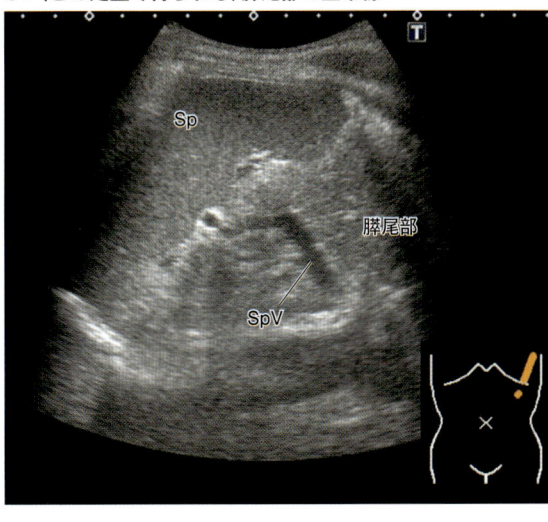
c：左肋間走査

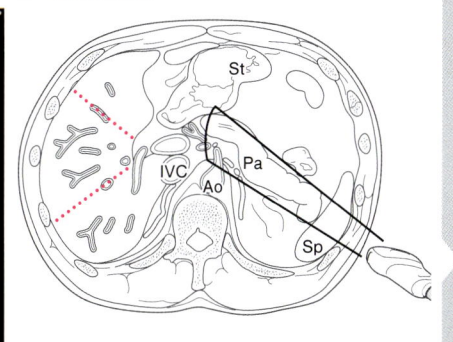

St：胃，IVC：下大静脈，Ao：大動脈，Pa：膵臓，Sp：脾臓

One Point Advice

飲水法や右側臥位による膵臓の描出（図7）

　膵臓の観察に飲水法が有効となることがあります。

　前述したように，通常描出には胃および十二指腸や横行結腸などの消化管ガスが大きく影響します。

　描出不良の場合は，プローブで適度な圧迫を加えたり半坐位にしたりして消化管ガスを排除します。これでも描出が不良の場合は，飲水法を行うことで胃内腔を満たし，それを音響窓とすることで膵臓（特に膵体尾部）が描出しやすくなります（**図7**）。飲水量は，個人差にもよりますが500mL前後は必要です。

　また，右側臥位にすることで消化管ガスが移動するので，飲水法を行わずして膵体部が描出しやすくなることもあるので，ぜひ試してみましょう。

　逆に，痩せている被検者では，プローブで圧迫することで膵実質がつぶれてしまい観察しにくい状況を検者自ら作ってしまうことがあります。そのようなときはプローブを浮かせるくらい優しく接地し，膵の走行に合わせるだけで容易に観察することができます。

図7　飲水後の超音波像

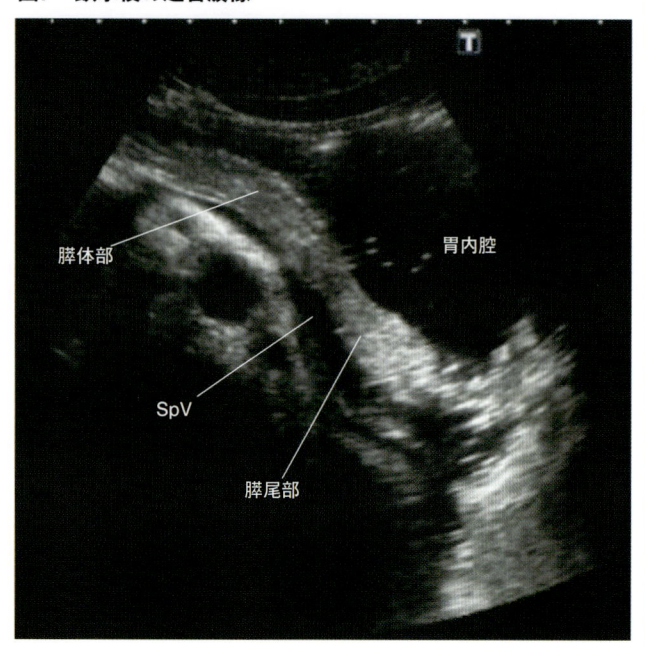

SpV：脾静脈

③ 疾患説明

急性膵炎（図8）

　膵臓は，消化酵素を含む液体（膵液）を十二指腸へと分泌して食物の消化を行う重要な臓器です。

　急性膵炎は，それらの膵酵素がさまざまな原因で膵臓内で活性化されることで膵臓や周囲の組織を消化してしまうことによる急性炎症をさします。発症率は，女性より男性のほうが2倍高く，その原因の30％はアルコール摂取によるもの，25％は胆石によるものと考えられています。

　症状は突然の吐気・嘔吐が起こり，激しい上腹部痛や背部痛を伴い増強して持続するので，急性胆嚢炎や消化管穿孔などの急性腹症との鑑別が非常に重要となります。

.... **Question** ....

Q：急性膵炎が疑われたら？

A：急性膵炎が疑われる症例における超音波検査に期待されることは，①膵臓の炎症所見の有無（存在診断），②病変の拡がりの程度（重症度診断），③合併症の有無（合併症診断）を診ることです。その意義は非常に高いものですが，重症例の場合は圧痛が強いため十分な観察ができないことがあります。周囲臓器への炎症性波及のため消化管蠕動は低下をきたし，より描出能は不良となるので，その限界を知っておくことも必要です。

　また，胆石性膵炎の場合もあるので，胆管拡張や総胆管結石の有無を必ず確認することも重要です。

　急性膵炎後にみられる仮性嚢胞（pseudocyst）は，発症後4週以降にみられることが多いとされるので，覚えておきましょう。

図8　急性膵炎
a：心窩部横断走査 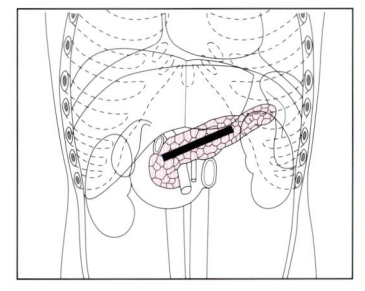
b：心窩部横断走査 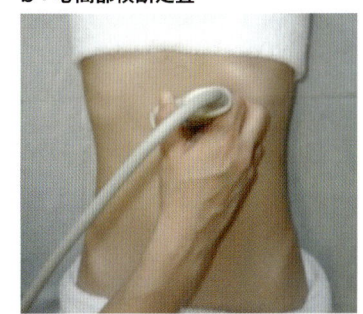
c：急性膵炎の超音波像

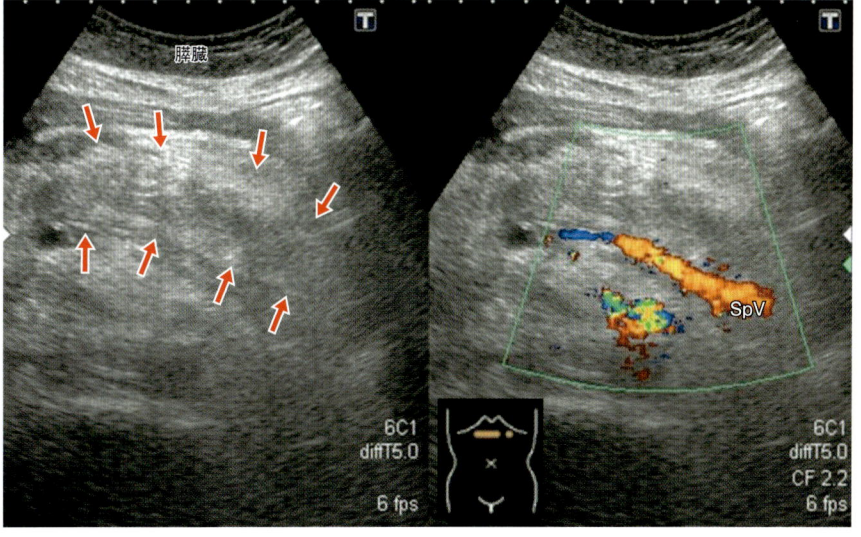

SpV：脾静脈

● **急性膵炎の超音波所見**

①膵臓全体が腫大し，膵実質は低エコーと高エコーが混在してまだら状を呈します。

　主膵管拡張の有無も確認しましょう。

②膵臓と周囲臓器（胃や脂肪織）との輪郭は不明瞭となります。

　特に，境界部が高エコーを呈するときは炎症性波及が示唆されます。

③膵臓背側を走行する脾静脈が不明瞭となることがあります。

　閉塞や狭小化をきたすことは少ないとされますが，炎症のため血栓を生じることもあるのでカラードプラを使い，その走行と血流シグナルを確認しましょう。

④炎症の程度により，腹水や胸水が貯留することがあります。

　膵周囲の液体貯留の有無を確認することは当然ですが，左右の腎周囲や横隔膜付近にも気を配り観察しましょう。

慢性膵炎(図9)

　慢性膵炎は，活性化された膵酵素が膵臓や周囲組織を消化してしまうことで，膵臓そのものが慢性かつ持続性に発症する炎症性疾患です。

　慢性膵炎が疑われた場合には，超音波検査は必須かつ重要な役割を担っています。音響陰影を伴う膵石エコーの存在が判明したものは確診とされます。一方，膵石が認められなくても，①膵内の粗大高エコー像，②膵管の不整拡張像，③辺縁の不規則な凹凸がみられる膵の変形，などのうち1つ以上が描出されるものは準確診例とされます(ただし，準確診所見での診断率は低い)。

　また，腫瘤形成性膵炎などのように確診や準確診に合致しない疾患も混在するので超音波検査の限界を知り，造影CTやMR胆管膵管撮影(MRCP)などの他のモダリティも参考に考慮しましょう。

> **terminology**
> MRCP：Magnetic Resonance cholangiopancreatography

図9　慢性膵炎
a：心窩部横断走査 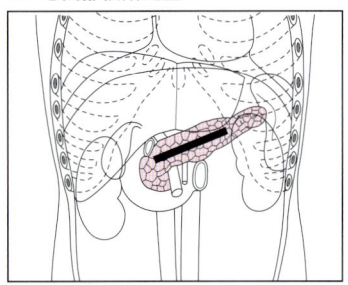
b：心窩部横断走査 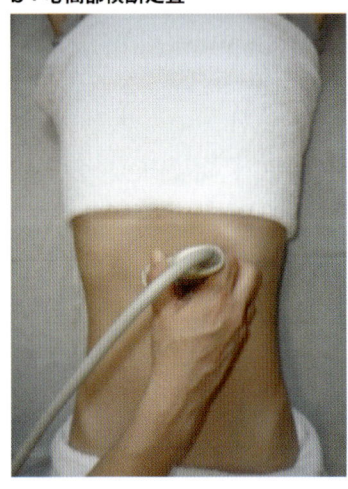
c：慢性膵炎の超音波① 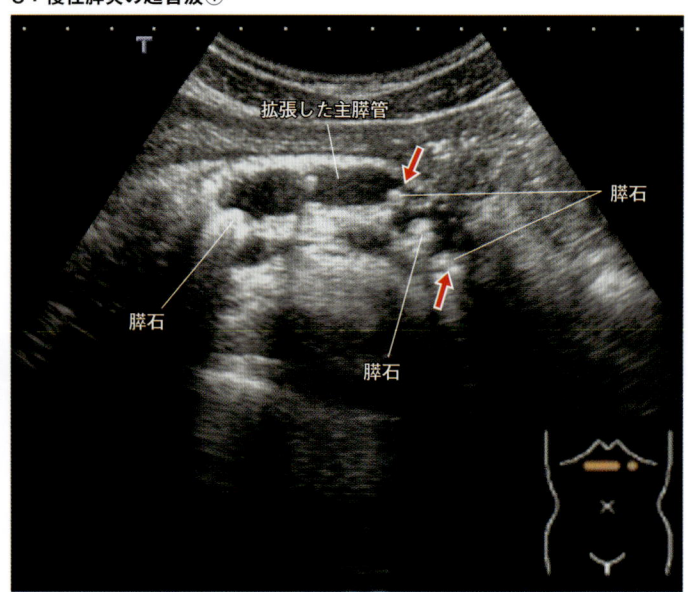
d：慢性膵炎の超音波像②

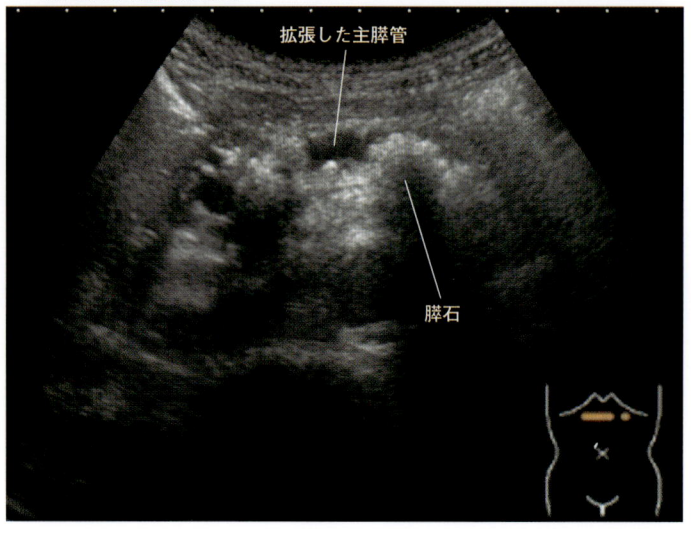

● 慢性膵炎の超音波所見
①膵石が存在します。
②大きさは，一般的に膵は腫大しますが，炎症が慢性化し実質の線維化が進むと萎縮します。その場合には，膵石や膵管拡張を高率に伴います。
③主膵管拡張がみられます。
④仮性囊胞を伴うことがあります。
　これは，膵液が膵管閉塞によりうっ滞し，停滞するためといわれています。

自己免疫性膵炎（図10）

　原因は不明とされ，発症において自己免疫機序の関与が疑われる膵炎をさします。わが国での自己免疫性膵炎のほとんどは，IgG4関連疾患の膵病変と考えられています。

　特異的な症状はなく，糖尿病や閉塞性黄疸などを契機に発見されることが多いといわれています。

　臨床的特徴は，中高年の男性に多く，膵内胆管の狭窄による閉塞性黄疸を発症し，ときに膵石を合併するという報告もあります。

● 自己免疫性膵炎の超音波所見
①特に膵頭部を中心に円形腫大を認めます。
②膵実質の辺縁は比較的平滑で均一な低エコーを呈します。
③腫大した膵実質内に貫通する膵管が描出されます（duct penetrating sign）。
　これは，膵癌ではみられず，それらの腫瘤性病変との鑑別に役立ちます。

図10　自己免疫性膵炎
a：心窩部横断走査 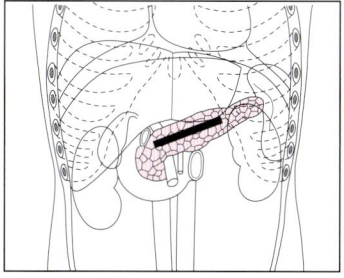
b：心窩部横断走査 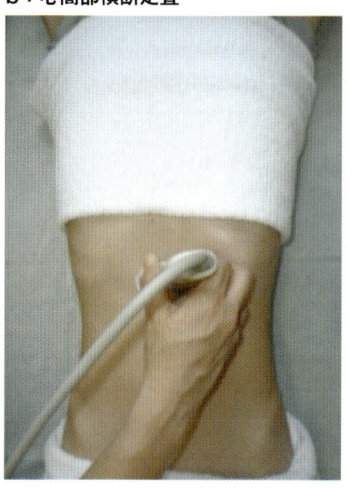
c：自己免疫性膵炎の超音波像

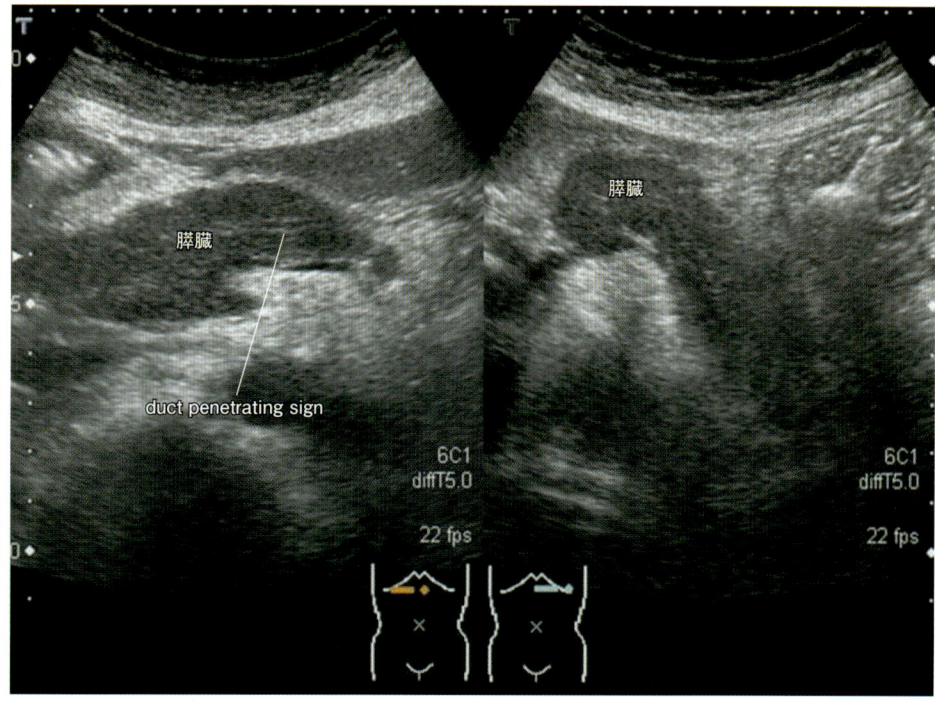

膵癌（図11）

　膵悪性腫瘍の80％以上を膵管癌が占めるとされます。いわゆる上皮性悪性腫瘍のことをさし，それ以外の間葉系悪性腫瘍である肉腫と区別されます。

　膵管癌は充実性と嚢胞性に分けられ，充実性の代表例が浸潤性膵管癌です。一方で，嚢胞性膵腫瘍には，粘液性嚢胞性腫瘍（SCN）や膵管内乳頭粘液性腫瘍（IPMN）の悪性転化などが挙げられます。

　その他に，内分泌系腫瘍として膵内分泌癌もあります。

　通常，膵癌＝浸潤性膵管癌をさすことが多く，その分類のなかに乳頭腺癌や管状腺癌などがあります。

> **terminology**
> SCN：serous cystic neoplasm
> IPMN：intraductal papillary mucinous neoplasm

●膵癌の超音波所見

①膵実質内に形状不整な低エコー腫瘍を認めます。
　腫瘍尾側の主膵管は拡張していることが多いです。主膵管の拡張形態は平滑～数珠状を呈します。
②腫瘍の輪郭は明瞭で不整なことが多いとされますが，腫瘍尾側に生じる閉塞性膵炎の影響が加わると輪郭の一部は不明瞭となり，同部での輪郭性状は判定不能となります。
③腫瘍内部は均一からやや不均一・低エコーを呈することが多いとされますが，大きくなるにつれて中心部に高エコー領域が出現します。また，嚢胞性成分を伴うこともあります。
④腫瘍背側を走行する脾静脈の同定が困難となり，ときに血流シグナルを認めない場合は直接浸潤の可能性が示唆されます。
⑤周囲のリンパ節への転移をきたすことも多く，その場合は腫瘍と一塊となって描出されます。

図11　膵癌
a：心窩部横断走査 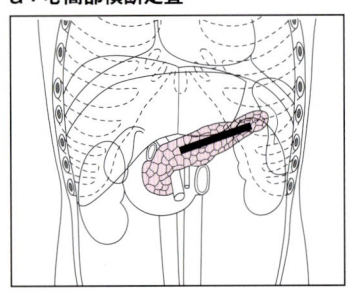
b：心窩部横断走査 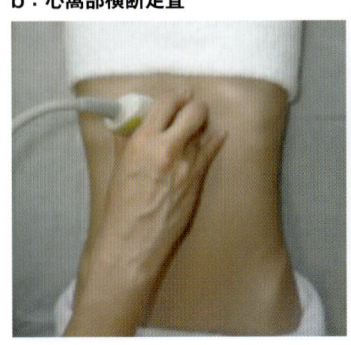
c：膵癌の超音波像
（膵頭部の腫瘍性病変／腫瘍尾側の膵管は数珠状に拡張）

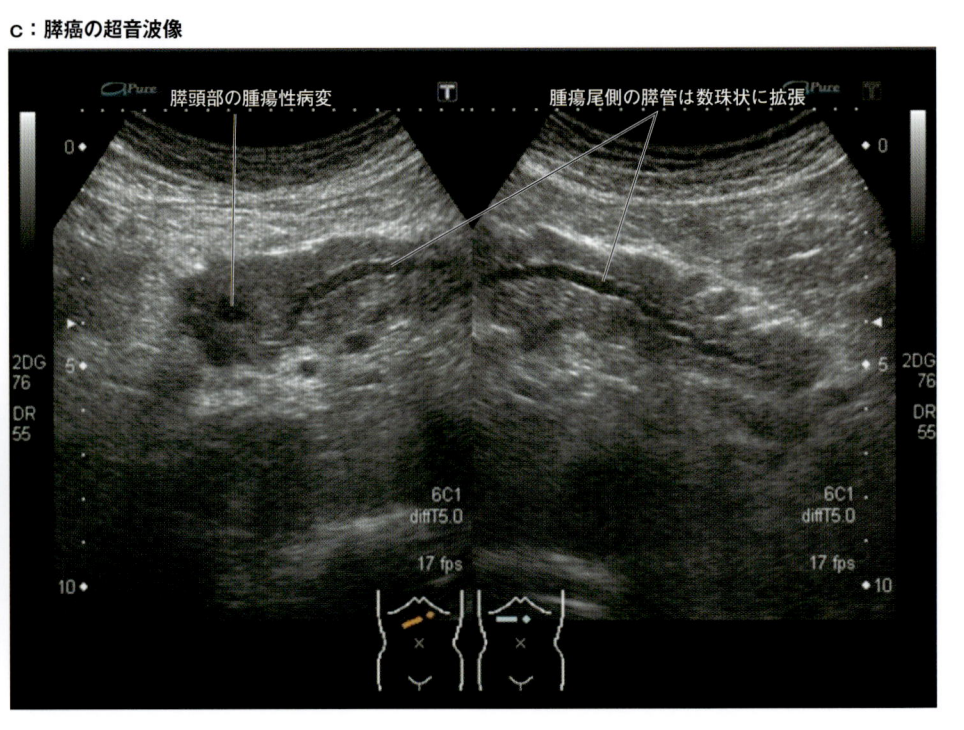

膵癌は進行して発見されることが多く，胆管や消化管への浸潤を伴うことがあります。その浸潤部位により，胆汁うっ滞をきたすことで肝内胆管の拡張や胆嚢腫大を認めたり，十二指腸浸潤では粘膜面に潰瘍形成をきたすことで，上部消化管出血の原因ともなります。さらに消化管の通過障害をきたすこともあります。また，脈管侵襲も多くみられるので，注意深い丁寧な観察が必要となります。

One Point Advice

膵腫瘤性病変との鑑別（図12，13）

　自己免疫性膵炎でも膵頭部だけが限局性に腫大することがあり，その場合には膵癌や腫瘤形成性膵炎との鑑別診断が重要となります。昨今は，その鑑別に造影超音波検査が有用とされる報告もあります。自己免疫性膵炎の典型的な造影所見は，膵実質全体が染影され腫瘍血管を認めないことが多いとされます。一方，膵癌では腫瘤辺縁が染影され腫瘍血管を認めます。

図12　自己免疫性膵炎の場合

a：心窩部横断走査

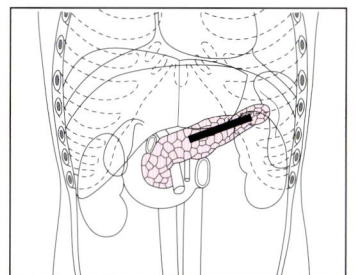

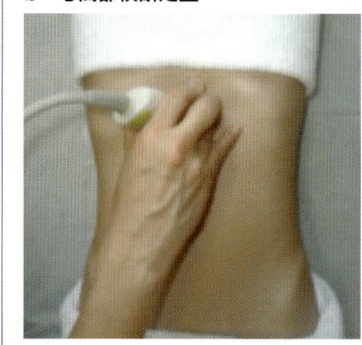

b：心窩部横断走査

c：自己免疫性膵炎の造影画像

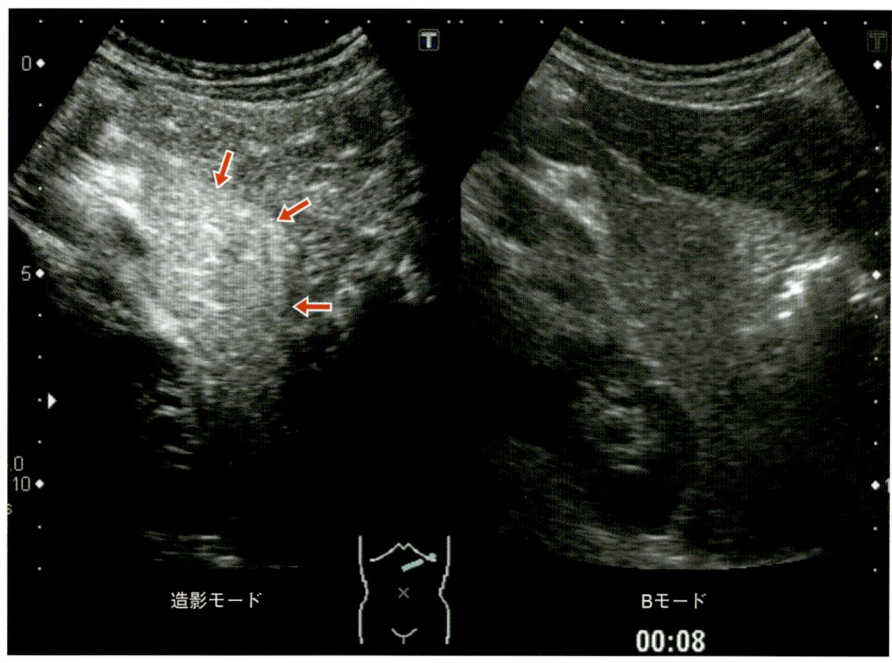

造影モード　　　Bモード
00:08

膵尾部の実質が均一に染影されている

図13　膵癌の場合
a：心窩部横断走査 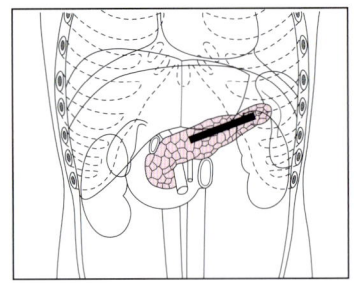
b：心窩部横断走査 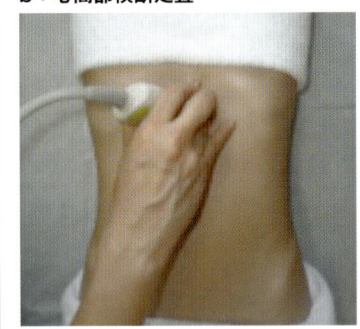
c：膵癌の造影画像

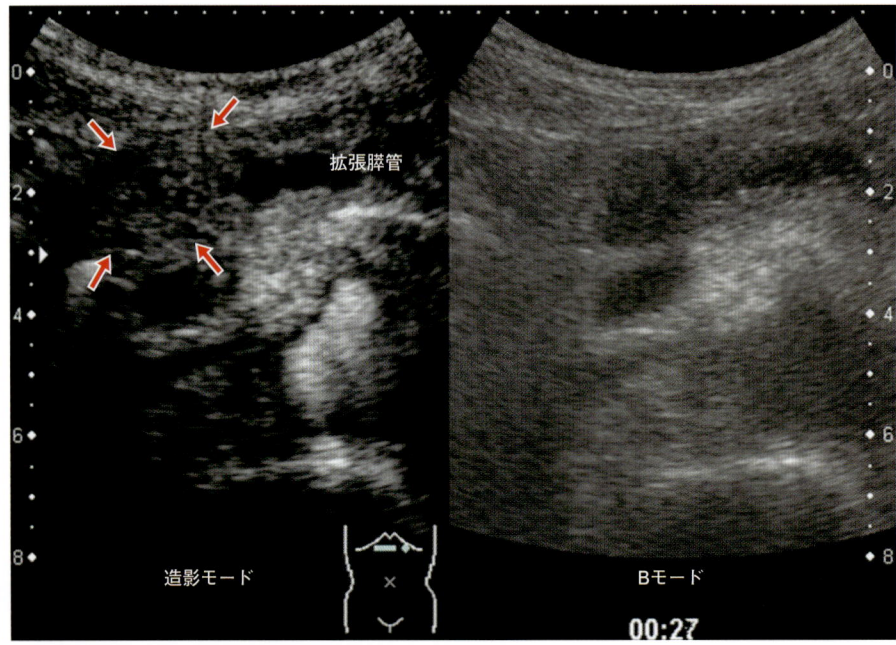

造影モード　　Bモード

膵頭部の腫瘤は，辺縁を中心に染影され不均一

膵囊胞性腫瘍（IPMN・MCN・SCN）（図14〜16）

　膵囊胞性腫瘍には粘液性と漿液性があり，粘液性は膵管内乳頭粘液性腫瘍（IPMN）と粘液性囊胞腫瘍（MCN），漿液性は漿液性囊胞腫瘍（SCN）が挙げられます。これらのうち最も多く遭遇する疾患はIPMNで，病変の主座から分枝型・主膵管型・混合型に分類されます。また典型的なMCNは，中年女性の膵体尾部に好発することが多いとされ，厚い線維性被膜を有する夏みかん状の形態を示します。SCNの頻度は少なく膵腫瘍全体の1〜2％とされ，グリコーゲンに富む小型囊胞が蜂巣状に集簇する多房性病変であることから，ときに充実性腫瘤と誤認しやすい一面もありますが，後方エコーの増強が認められる点で鑑別できます。

　いずれにしても非典型例が存在することを念頭におき，それぞれの病変の特徴的所見を拾いあげていくことが重要です。

● **IPMNの超音波所見**（図14）
①主膵管型では主膵管の高度拡張がみられ，主膵管内に壁在結節（MN）を認めます。
②分枝型では，囊胞内にMNを認める場合があります。
③混合型は主膵管型と分枝型の所見を呈します。

terminology
IPMN：intraductal papillary mucinous neoplasm
MCN：mucinous cystic neoplasm
SCN：serous cystic neoplasm

terminology
MN：mnral nodule

図14　IPMN
a：心窩部横断走査

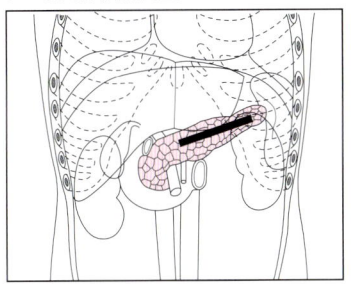

b：心窩部横断走査

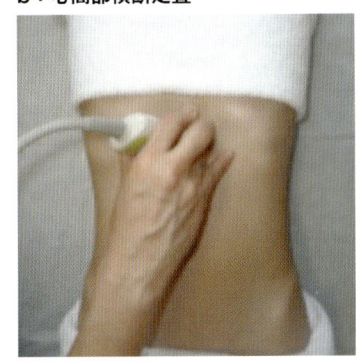

c：IPMNの超音波像

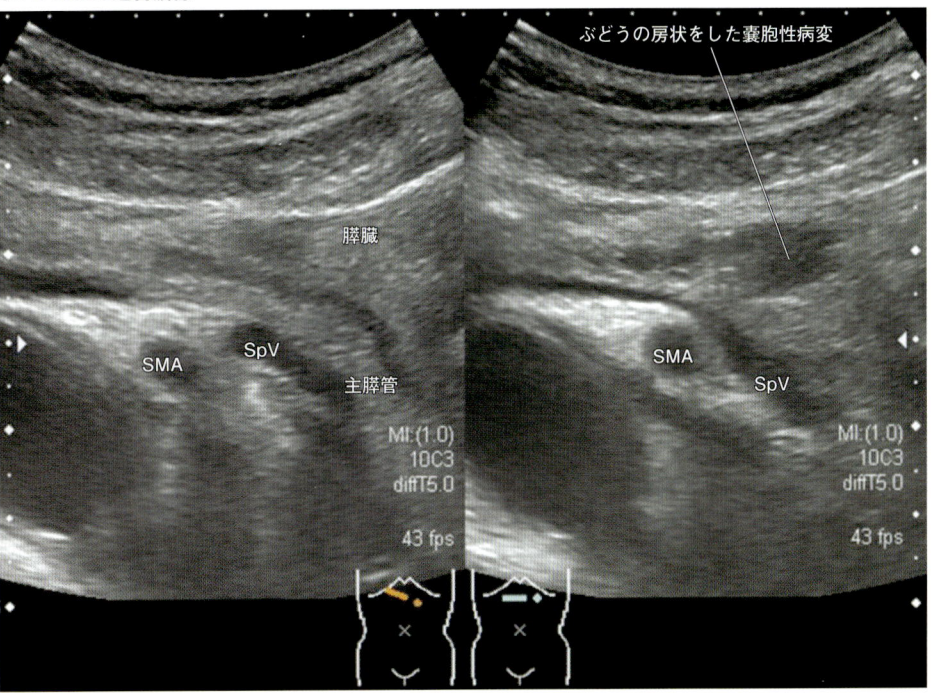

ぶどうの房状をした嚢胞性病変
膵臓
SMA　SpV　主膵管
SMA　SpV

SMA：上腸間膜動脈，SpV：脾静脈

●MCNの超音波所見（図15）
①境界明瞭で平滑な嚢胞性腫瘤を認めます。
②腫瘍の内部に隔壁様の充実エコーを伴います（Cyst in Cyst）。
③主膵管との明らかな連続性はみられません（必ずしも確認できるものではありません）。

図15　MCN
a：心窩部横断走査

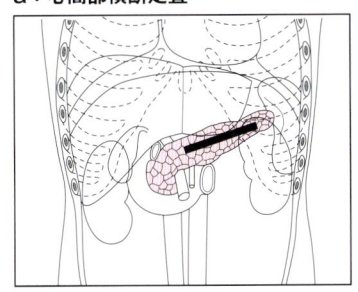

b：心窩部横断走査

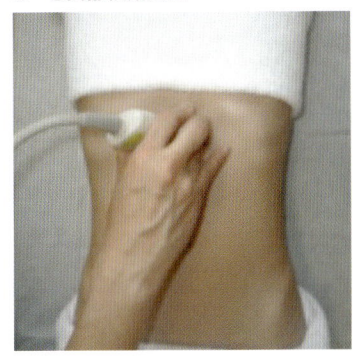

c：MCNの超音波像

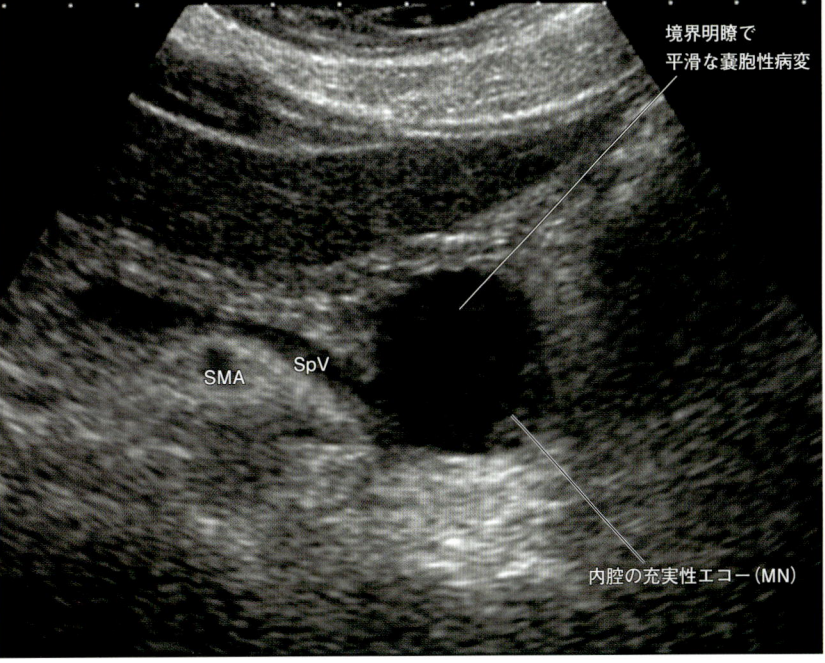

境界明瞭で平滑な嚢胞性病変
SMA　SpV
内腔の充実性エコー（MN）

SMA：上腸間膜動脈，SpV：脾静脈

● **SCNの超音波所見（図16）**
①境界明瞭で平滑な腫瘤像を認めます。
②小嚢胞の集簇のため充実性腫瘍と認識されることがあります。ときに石灰化を伴うことがあります。
③主膵管との明らかな連続性はみられません。

図16　SCN
a：心窩部横断走査 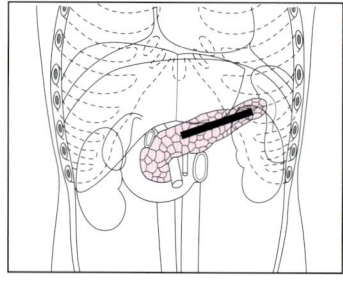
b：心窩部横断走査 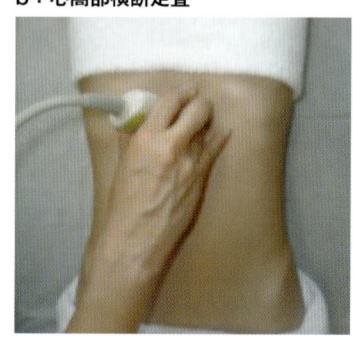
c：SCNの超音波

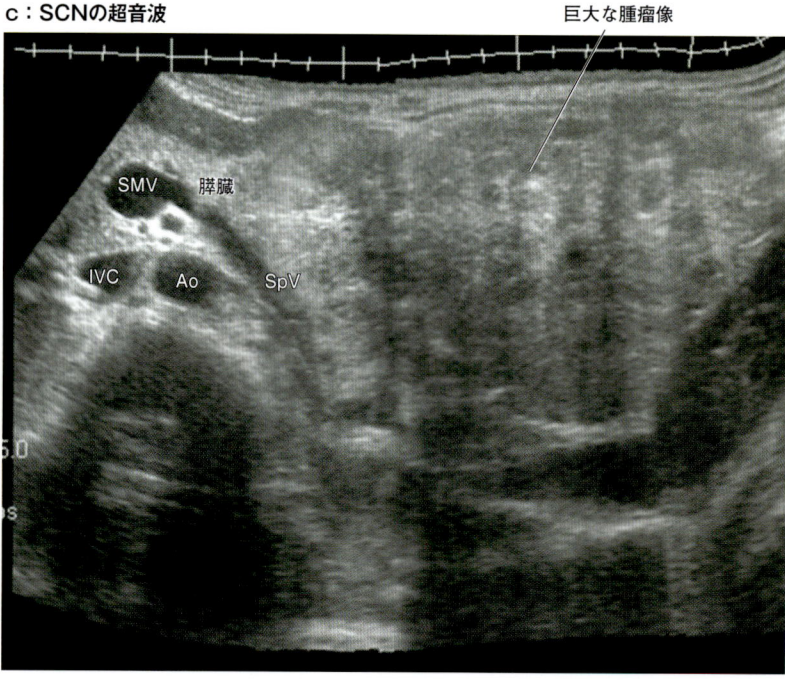

巨大な腫瘤像

SMV：膵体尾部，IVC：下大静脈，Ao：大動脈，SpV：脾静脈

膵嚢胞性腫瘍（仮性嚢胞）（図17, 18）

　膵臓にできる嚢胞性腫瘍は，真性嚢胞と仮性嚢胞に分けられます。真性嚢胞は主として前ページに挙げたものがありますが，仮性嚢胞は膵炎や外傷性損傷が原因でできることが多いとされます。嚢胞内の成分は，貯留した膵液なので周囲臓器に対しても影響を与えます。ときに出血や感染を伴うこともあります。

● **仮性嚢胞（急性膵炎に伴う）の超音波所見（図17）**
①膵頭部に限局する腫大および実質のエコーレベル低下と粗雑化を認めます。
　⇒急性膵炎の所見
②膵頭部には，境界明瞭で内部にきわめて淡い点状エコーを伴う単房性嚢胞がみられます。
　また，膵体部にも多房性の嚢胞性病変を認めます。これらの後方エコーは増強しています。

図17 急性膵炎に伴う仮性囊胞
a：心窩部横断走査 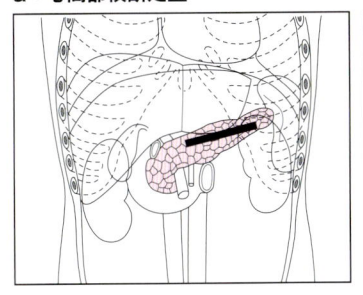
b：心窩部横断走査 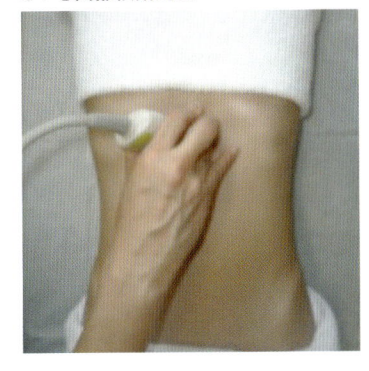
c：(仮性囊胞の)超音波像

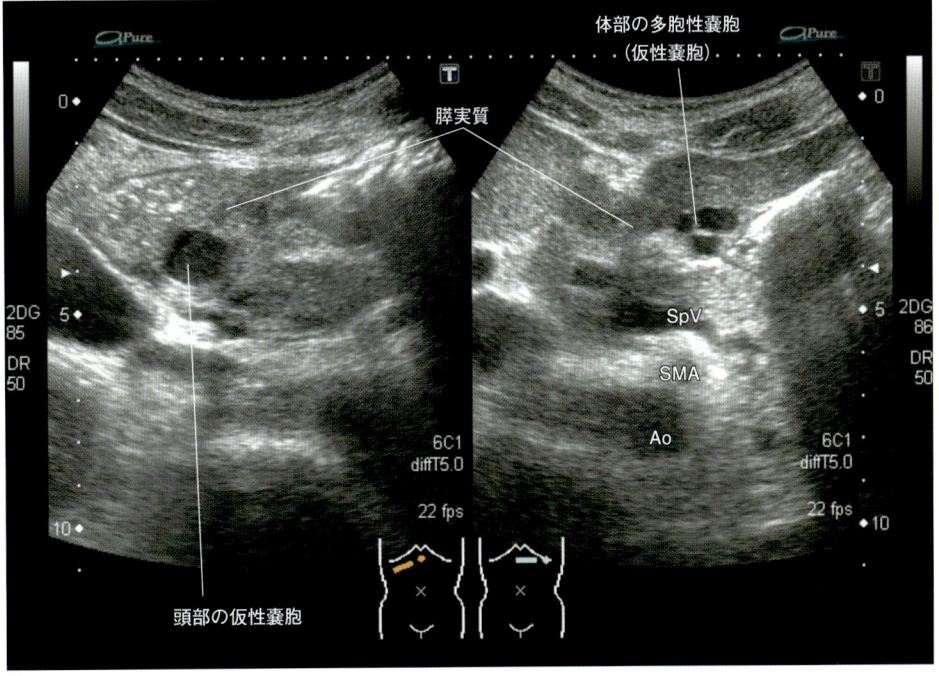

Ao：大動脈，SMA：上腸間膜動脈，SpV：脾静脈

● 仮性囊胞（外傷性膵損傷に伴う）の超音波所見（図18）
①脾門部に接して高エコーを呈する巨大な腫瘤性病変を認めます。
②この病変は，カラードプラで血流を認めません。

図18 外傷性膵損傷に伴う仮性囊胞
a：左肋間走査 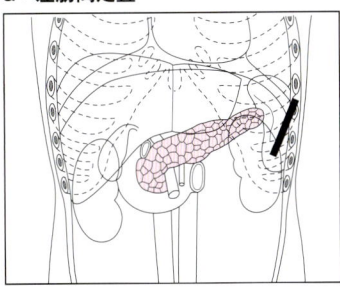
b：左肋間走査 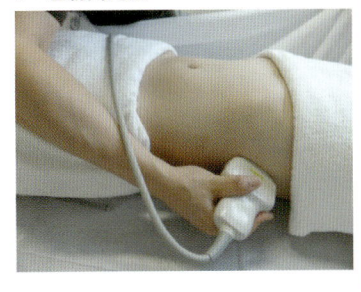
c：超音波像

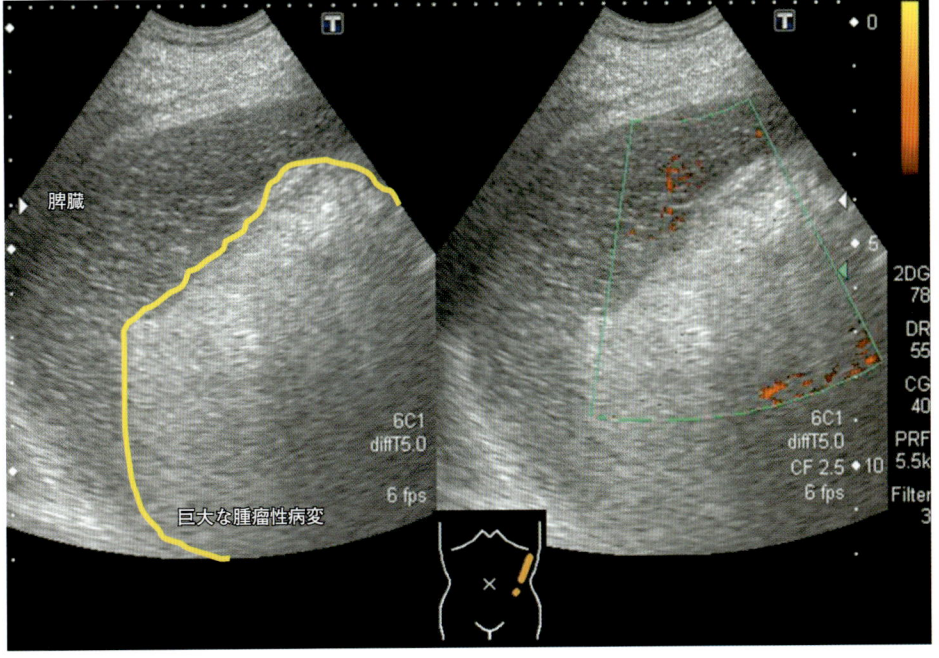

④ 救急時の腹部エコー

急性膵炎（図19, 20）

　膵酵素が種々の原因で活性化され，膵組織を自己消化してしまう急性炎症です。前述したように，成因の多くはアルコール摂取や胆石によるものと考えられています。重症化すると死亡率は20％ともいわれています。

　重症化の指標として，呼吸困難・ショックや意識障害・重症感染症・出血傾向が挙げられます。

　予後に影響するので急性膵炎の超音波像は，ぜひ覚えておきましょう。ただし，その描出能は不良であることも理解しておくことが必要です。

●急性膵炎の超音波所見　−チェックポイント−
①膵腫大→膵頭部や膵体部で厚みが3cm以上
②膵実質の不均一→低エコーと高エコーが混在
③膵の輪郭の不明瞭化→周囲臓器への炎症性波及を示唆
④膵や腎周囲への液体貯留の有無
⑤腹水や胸水の貯留の有無

図19　急性膵炎
a：心窩部横断走査 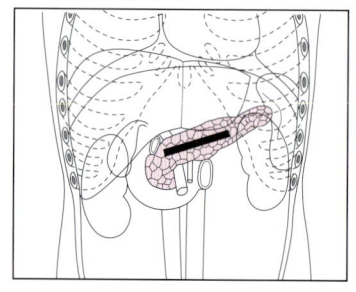
b：心窩部横断走査 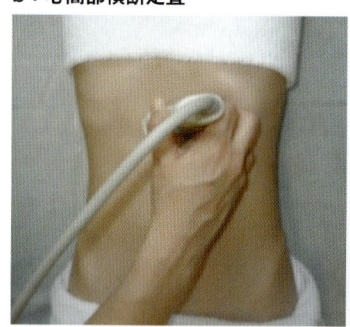
c：急性膵炎の超音波像

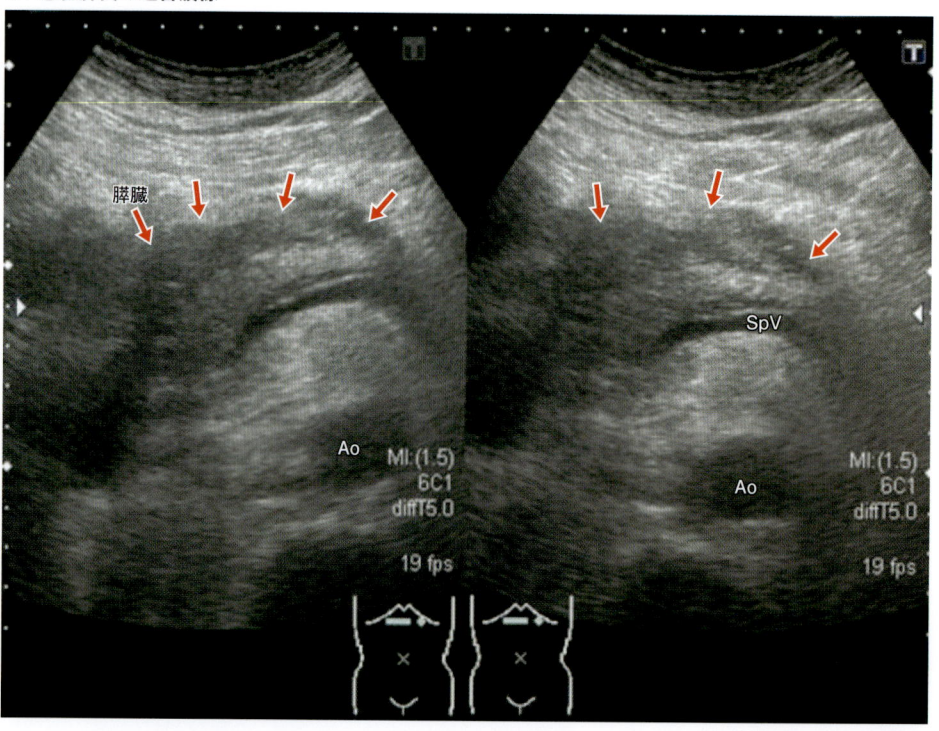

Ao：大動脈，SpV：脾静脈

図20　急性膵炎に伴う胸水
a：左肋間走査 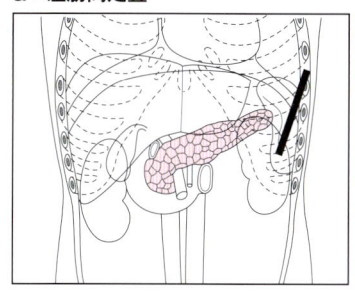
b：左肋間走査 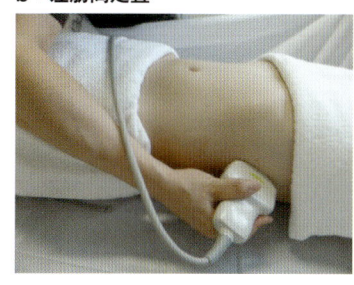
c：超音波像

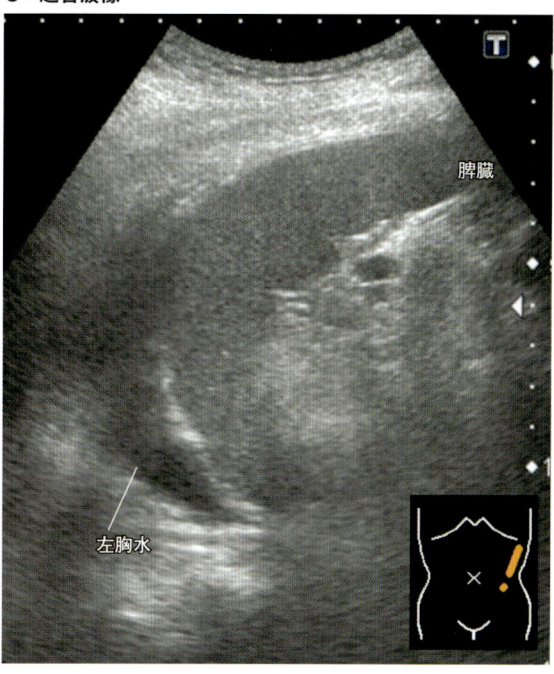

報告書の書き方　①閉塞性黄疸（膵頭部癌）　よい例

超音波検査報告書（腹部）

検査日：　　　　　　依頼科：　　　　　　病名：閉塞性黄疸
患者ID：　　　　　　病棟：
患者氏名：　　　　　依頼医：　　　　　　検査目的：スクリーニング
生年月日：　　（　　歳）身長：　　　cm
性別：　　　　　　　体重：　　　kg

肝臓

所見の有無	（−）
描出状態	一部不良
大きさ	両葉　正常
表面	整
辺縁	正常
実質エコー	正常
肝腎コントラスト	（−）
深部減衰	（−）
脈管	正常
腫瘤	（−）
嚢胞	（−）

胆嚢

所見の有無	（＋）
描出状態	ほぼ良好
大きさ	腫大
壁肥厚	（−）
sludge	（＋）
stone	（−）
polyp	（−）
コメット様エコー	（−）
腫瘤	（−）

胆管

所見の有無	（＋）
描出状態	ほぼ良好
肝内胆管	拡張
総胆管	拡張
stone	（−）
腫瘤	?　（＋）

膵臓

所見の有無	（＋）
描出状態	一部不良
大きさ	正常
実質エコー	均一
腫瘤	（＋）
膵管の拡張	（＋）

脾臓

所見の有無	（−）
描出状態	一部不良
大きさ	正常
S.I.	×　　（cm）＝
腫瘤	（−）

その他

大動脈所見の有無	（−）
消化管所見の有無	（−）
腹水	（−）
LN	（＋）

腎臓

所見の有無	（＋）

超音波所見

＜肝臓＞　edge sharp／surface smooth／実質均一／肝腎コントラスト(−)
　　　　　肝内に明らかな腫瘤性病変は認めない。
　　　　　門脈枝について右枝の求肝性血流シグナルは認められるが，左枝臍部〜左枝は
　　　　　内腔の狭小化を来しており，血流シグナルが乏しい。
＜胆嚢＞　腫大を認めるものの緊満感は伴わない。
　　　　　内腔に胆泥を認める。壁肥厚は認めない。
＜胆管＞　肝内胆管は，左右ともに5mmの拡張あり。総胆管拡張は15mm。
＜膵臓＞　膵頭部に境界不明瞭な中心部に石灰化を伴う低エコー腫瘤像を認める。
　　　　　大きさは42×29mm。腫瘤の形状は不整で周囲の腫大したリンパ節と一塊となっている。
　　　　　主膵管は，この腫瘤尾側で数珠状拡張を呈している(4.7mm)。
　　　　　膵体部から尾部の実質は，低エコーで粗雑である。

　　　⇒　膵頭部の腫瘤を閉塞機転とした閉塞性黄疸が示唆される。
　　　　　また，左肝管を中心とした胆管炎の併発も疑う。
　　　　　なお，この腫瘤性病変はSMV〜門脈本幹の一部を圧排し，これらの狭小化を来している。
　　　　　直接浸潤の可能性は否定できない。脾静脈の走行はsmoothで血流シグナルは良好である。

＜脾臓＞　脾腫なし。
＜腎臓＞　両腎に嚢胞性病変を認める。

超音波診断

＃　膵臓癌疑い
＃　胆嚢腫大・胆泥
＃　総胆管および肝内胆管の拡張。
＃　腎嚢胞

以上より，膵頭部癌による閉塞性黄疸と考える。SMVおよび門脈浸潤の可能性が疑われる。

検査者：　工藤　岳秀　　　　　診断者：

東邦大学医療センター大森病院

---

① 所見の基本的事項は表にすべて記載。
② 腫瘤の上流となる胆嚢や肝内胆管・総胆管の所見を丁寧に観察し，それぞれ記載する。
③ 腫瘍の内部性状をしっかりと記載する。均一か不均一か。
　 大きくなるにつれて中心部に高エコー領域を伴ったり，嚢胞性成分を伴うこともある。
④ 膵腫瘍については，超音波医学会の膵癌超音波診断基準を参考に所見を拾い，記載していくことが必要である。
⑤ 腫瘤尾側に生じる閉塞性膵炎の可能性も捉えられると有効である。
⑥ 周囲のリンパ節や脈管浸潤についても得られる所見を記載しておく。

報告書の書き方 ①閉塞性黄疸(膵頭部癌) 悪い例

❌
①所見の基本的事項は表にすべて記載。
②胆嚢腫大や肝内胆管・総胆管拡張を認めるにもかかわらず，所見が乏しい。
③腫瘍の内部性状をしっかりと記載する。均一か不均一か。
　大きくなるにつれて中心部に高エコー領域を伴ったり，嚢胞性成分を伴うこともある。
④主膵管の拡張形態について，平滑なのか・数珠状なのかの記載がない。
　また，内壁が整なのか・不整なのかも記載することが望ましい。
⑤周囲のリンパ節や脈管浸潤についても得られる所見を記載しておく。
⑥他臓器に所見がない場合でも，記載することが望ましい。

II 腹部エコーの実践教習―検査法の実際―

4 腎・副腎・膀胱・前立腺

4 腎・副腎・膀胱・前立腺

八鍬恒芳（東邦大学医療センター大森病院臨床生理機能検査部）

① 解剖（図1〜3）

主要な解剖シェーマと泌尿器系超音波像を並べて図示します。

図1 腎の解剖

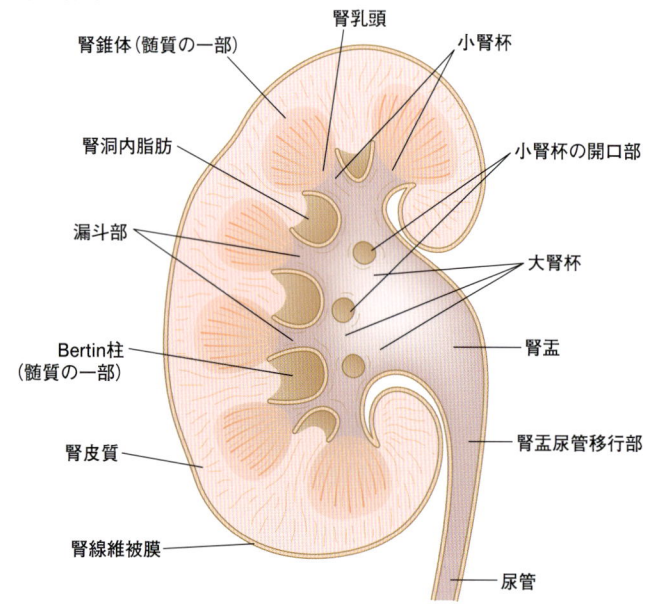

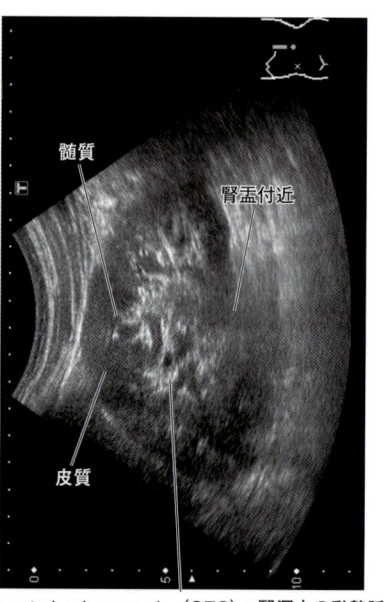

（シェーマのラベル）腎錐体（髄質の一部）、腎乳頭、小腎杯、腎洞内脂肪、小腎杯の開口部、漏斗部、大腎杯、Bertin柱（髄質の一部）、腎盂、腎皮質、腎盂尿管移行部、腎線維被膜、尿管

（超音波像のラベル）髄質、腎盂付近、皮質

central echo complex（CEC）：腎洞内の動静脈，腎杯，脂肪結合組織よりなる中心部高エコー領域。

図2 腎内動脈像および腎内超音波ドプラ像

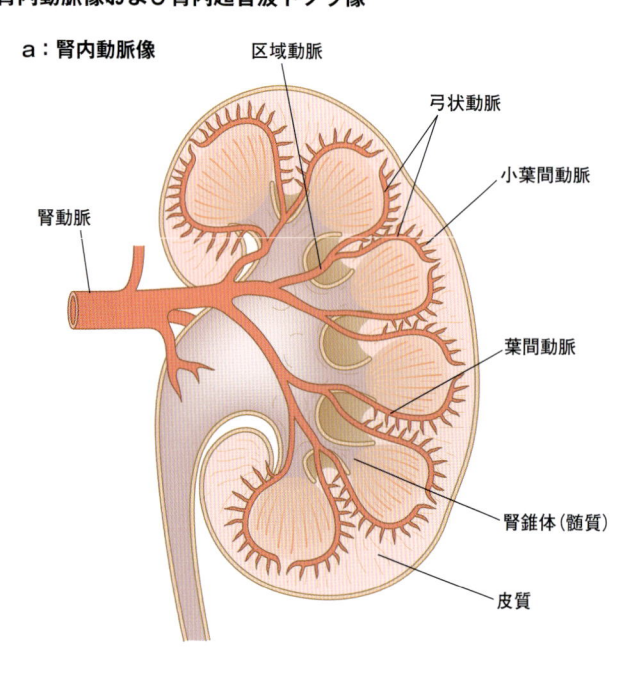

a：腎内動脈像 — 腎動脈、区域動脈、弓状動脈、小葉間動脈、葉間動脈、腎錐体（髄質）、皮質

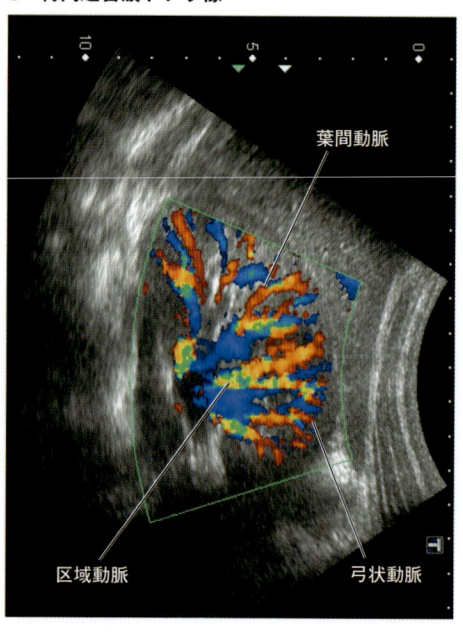

b：腎内超音波ドプラ像 — 葉間動脈、区域動脈、弓状動脈

図3　腎静脈と合流血管，副腎像

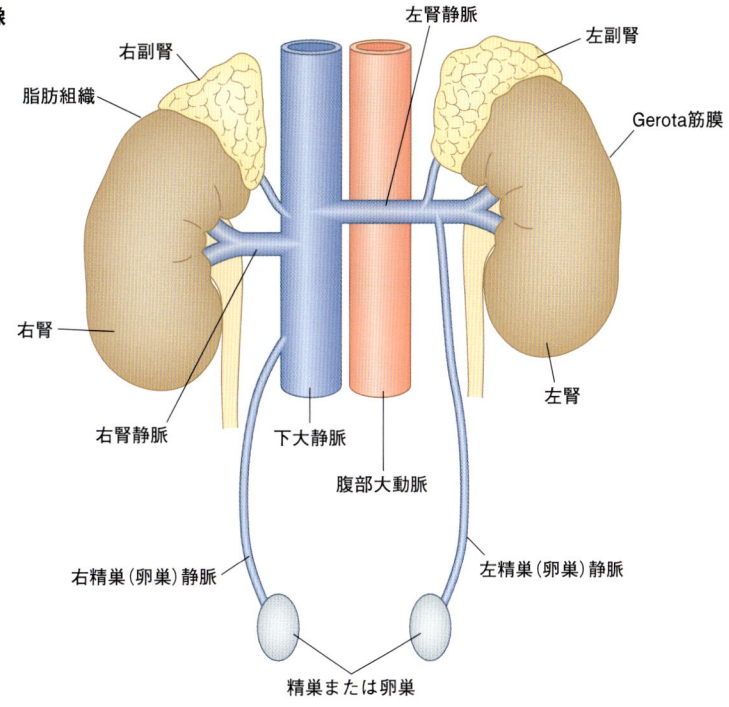

腎臓（kidney）および副腎（adrenal gland）

　腎は腰椎の両側，後腹膜腔内に左右一対存在します。両腎の長軸は腎下極が腰筋に圧排され外側に位置しているため，「ハ」の字状となります。右腎は左腎より下方に位置しており，体位や呼吸により数cm移動します。成人での大きさは長径10～11cm，短径5～6cm，厚径4～5cm，重量120～150gで，右腎に比べ左腎が少し大きいです。腎は線維被膜で覆われており，その外側は腎周囲脂肪組織で，さらに外側を腎筋膜（Gerota's fascia）によって包まれています。腎静脈は腎動脈の腹側を走行しており，左腎静脈には左副腎静脈，左精巣静脈が流入し，右副腎静脈，右精巣静脈は下大静脈に直接流入します。

　副腎は腎の脂肪皮膜内（capsula adiposa）にあります。右副腎は右腎上極の内側前方に存在し，左副腎は左腎上極の内側前方に存在します。副腎は，全体の80％を占める皮質（cortex）と，残り20％の髄質（medulla）で構成されます。重量は4～5gの小さな臓器です（**図1～3**）。

尿管（ureter）

　尿管は尿の導管で，緩やかに狭窄した腎盂尿管移行部に始まります。腎を離れた尿管は大腰筋の前を外側から内側に走り，総腸骨動静脈の前を通って骨盤内に入ります。その後，膀胱底部後方から膀胱筋層に約2cm潜入し，膀胱三角部に終わります。長さは25～30cm，外径は約5mmです。尿管は，①腎盂尿管移行部，②総腸骨動脈交差部，③膀胱壁を貫く位置（尿管膀胱移行部）で内腔が狭くなっています。拡張のない正常な尿管は描出が難しいのですが，総腸骨動脈交差部付近は比較的描出が容易です（**図4**）。

図4 尿路の解剖および正常の尿管口像

a：解剖図

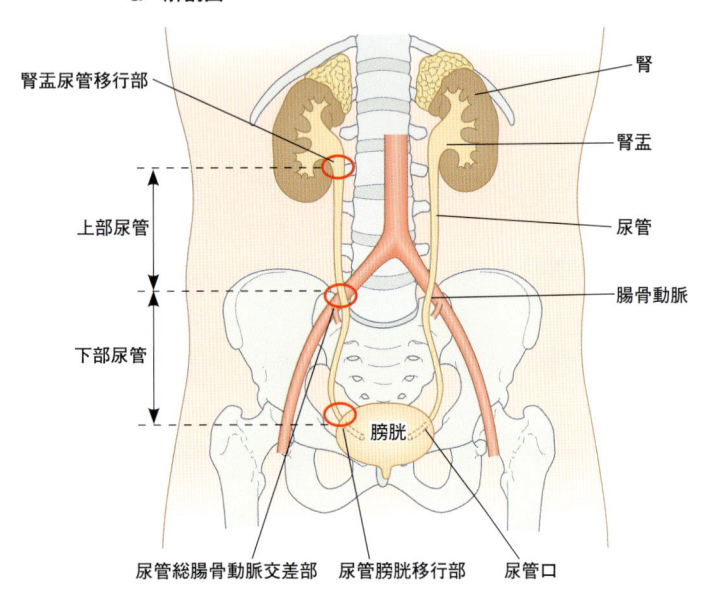

b：尿管口像（正常）

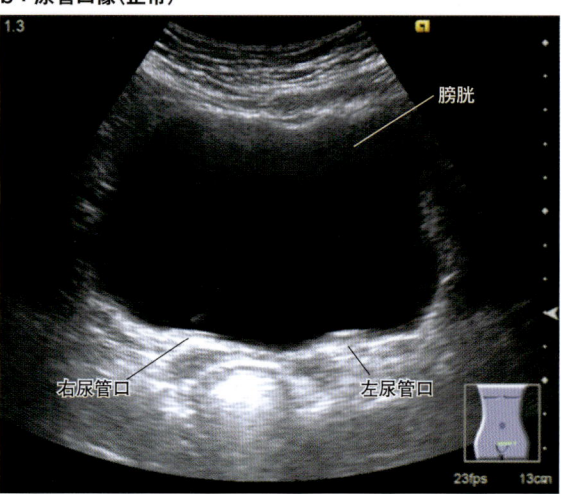

膀胱（urinary bladder）

　膀胱は，男性では恥骨と直腸との間に，女性では恥骨と子宮・腟との間に存在します．伸展した状態では卵円形を呈することが多く，尿の充満度や隣接臓器からの圧迫の程度により，形状は大きく変化します．最も頭側の部分を頂部といい，内尿道口と左右の尿管口の間の三角形の領域を膀胱三角部といいます（**図5**）．

図5　膀胱のおよび膀胱付近のシェーマおよび超音波像

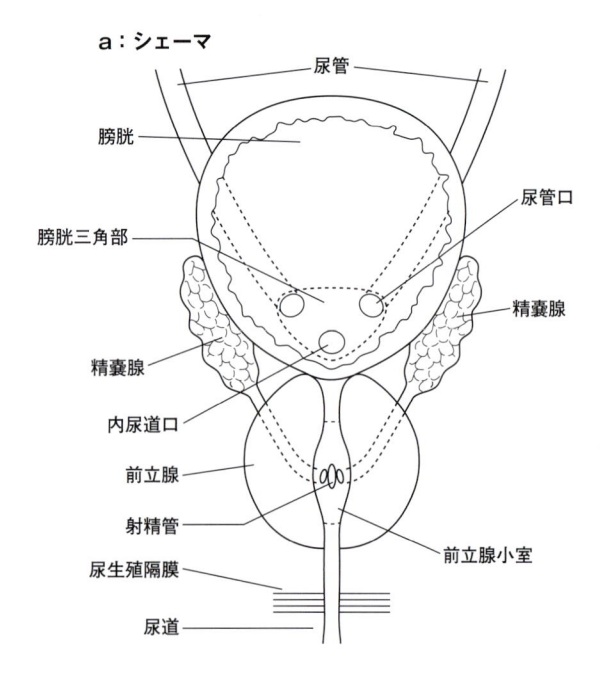

a：シェーマ

b：超音波像

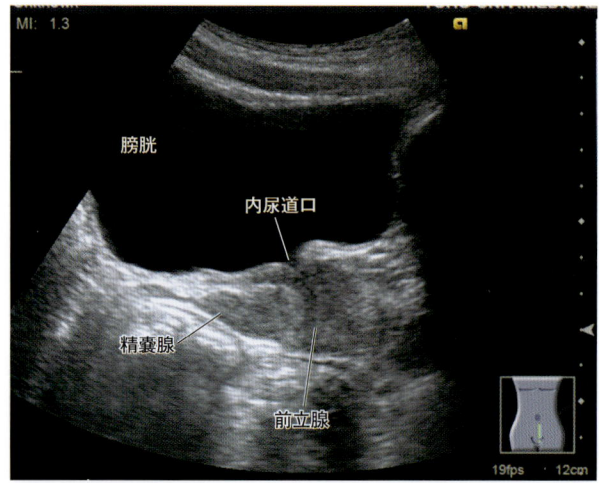

前立腺（prostate）

　前立腺は男性の後部尿道を取り囲む実質性臓器であり，前立腺液を分泌する外分泌腺です。

　断面のサイズとしては，左右径35mm，前後径20mm，上下径25mm程度が正常上限とされています。前立腺肥大症診療ガイドラインでは超音波による体積測定が推奨されており，**表1**のような診断基準があります。

表1　前立腺体積計測による前立腺肥大症の基準値

指標	前立腺体積
軽症	<20mL
中等症	<50mL
重症	≧50mL

　現在はMcNealによる前立腺解剖が広く理解されており，腺組織として，辺縁領域（peripheral zone：PZ）・移行領域（transition zone：TZ）・中心領域（central zone：CZ）に，また非腺組織として，前線維筋組織（anterior fibromuscular stroma：D）に分けられます。

　PZは前立腺外側および背側を占め，前立腺腺組織の約70％を占めます。約70％の前立腺癌はこの組織から発生するといわれています。超音波では，前立腺の辺縁近くに位置する均一で比較的細かなエコーを示す領域です。

　CZは尿道の後方，射精管を囲むように存在し，前立腺組織の25％を占めますが，35歳頃より萎縮します。超音波ではPZとCZは明瞭に区別できず，一括して外腺とよばれます。

　TZは前立腺尿道の左右に位置し，前立腺組織の5％を占めます。TZは年齢とともに増大する傾向にあり，前立腺肥大症の95％はこの部分の組織の増生によります。超音波ではこの領域は，比較的粗な不均一エコーを呈します（**図6**）。

図6　ZONE ANATOMY（McNeal）および前立腺横断像

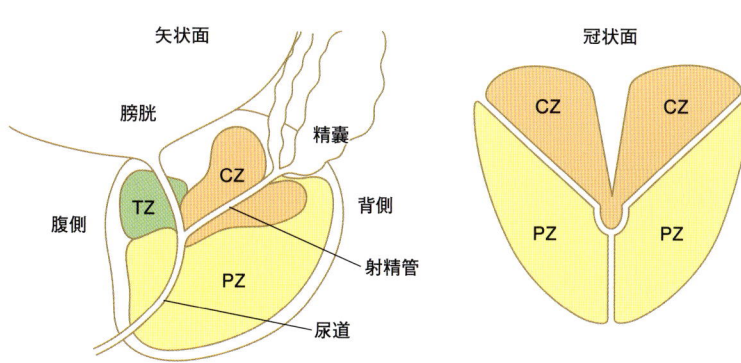

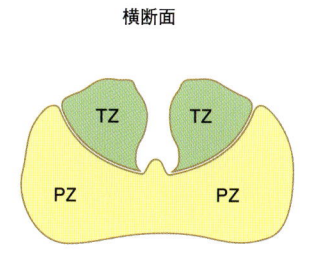

TZ：transition zone（移行領域）
CZ：central zone（中心領域）
PZ：peripheral zone（辺縁領域）

② 基本走査

使用プローブ

プローブの適切な選択法は，主に観察深度で選ぶとよいでしょう。

通常の腹部エコーで使用する5MHz前後のコンベックスプローブは，至適な観察深度が16cm以上と観察範囲が広く，腎・膀胱・前立腺を観察するには適しています。ただし，観察深度が浅い（5cm程度以内）部位を詳細に観察する場合は，積極的に10MHz前後のリニアプローブなどの高周波プローブを使用するとよいでしょう。

背臥位からの観察 縦断・横断（腎の計測）

①腎長軸断面

正中からやや左右の長軸方向（下側がやや外側を向くような位置）で腎を描出します。肋骨の音響陰影で見えづらい場合や，腎が上方に位置している場合は吸気にて腎を下方に移動します。ただし，腎が深吸気により斜めになる場合もあり，基本的にビームと直行するような長軸断面を心がけて呼吸をコントロールしてください（**図7～9**）。長軸断面では，上極，下極の境界が明

図7　背側からの腎長軸断面の観察

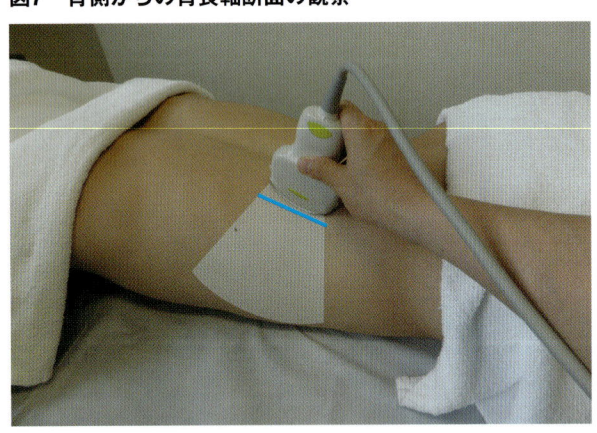

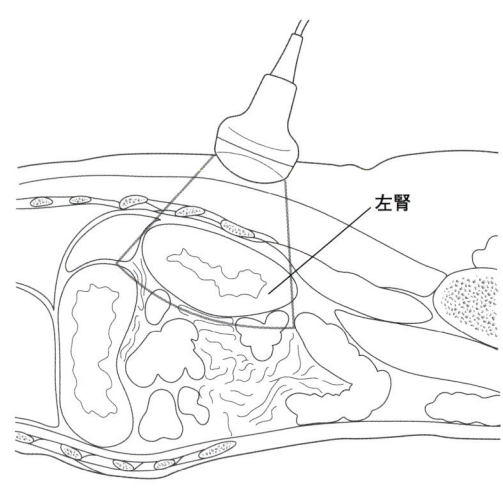

図8　正常肺：背部描出による長軸断層像 ◯

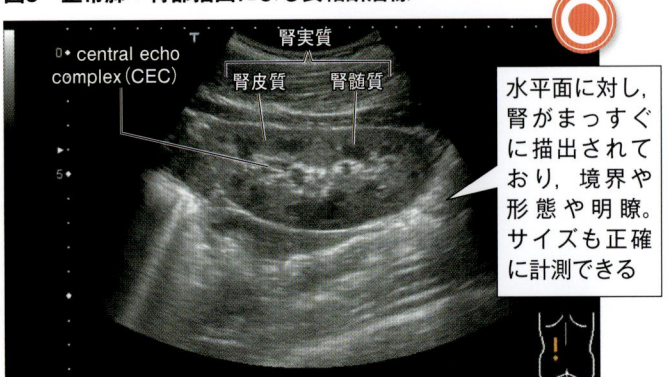

水平面に対し，腎がまっすぐに描出されており，境界や形態や明瞭。サイズも正確に計測できる

図9 ✕

これはダメ　深吸気により，腎が斜めに描出されている。

[central echo complex（CEC）：腎洞内の動静脈，腎杯，脂肪結合組織よりなる中心部高エコー領域]

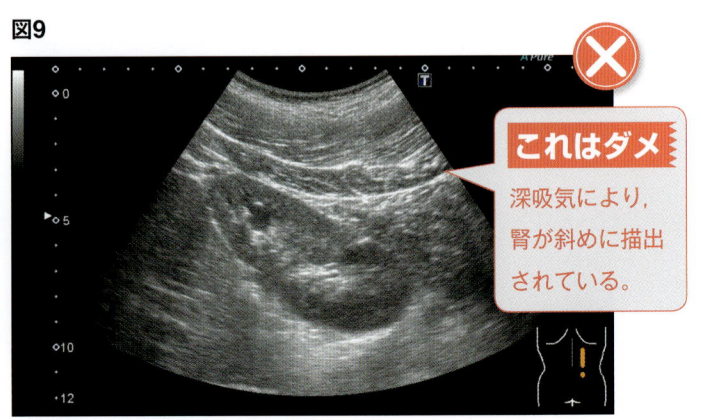

瞭なため，再現性のよい腎サイズ計測が可能です。長径と短径を計測します。

②腎短軸断面

長軸断面を得たプローブを半時計方向に90°回転すると，腎短軸断面が観察できます（**図10**）。短軸断面では主にプローブを上下に走査して腎全体をくまなく観察します。

図10　背側からの腎短軸断面

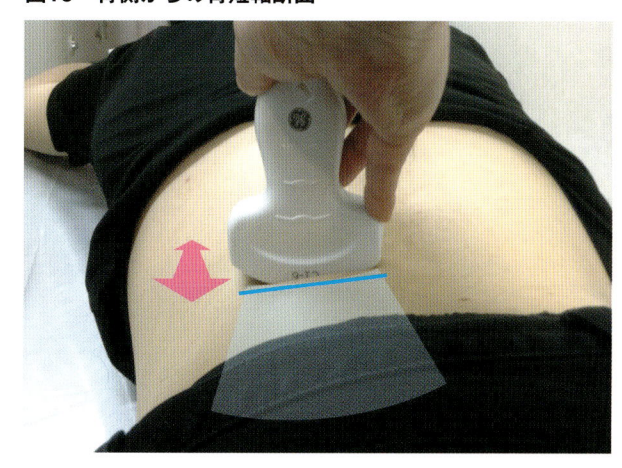

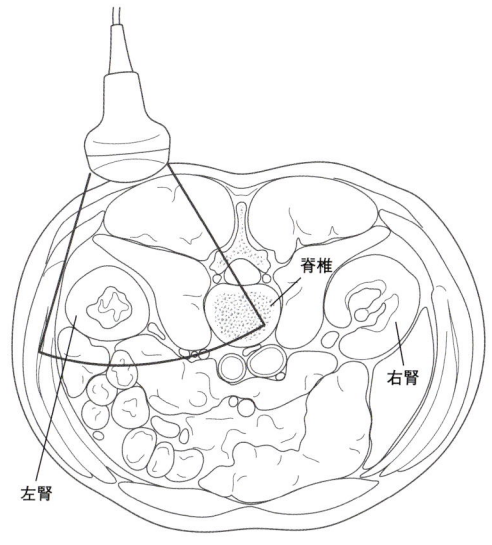

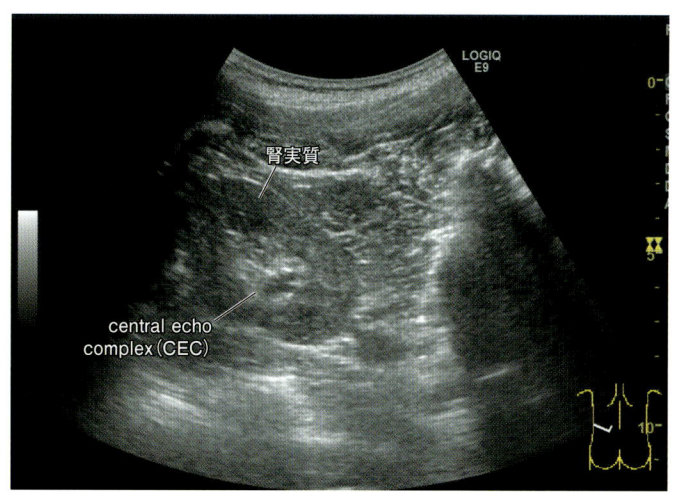

側腹部走査による腎の観察法

①腎長軸断面の観察

仰臥位，もしくは，側臥位にて側腹部から腎長軸断面を描出します。

右腎は肝を音響窓として利用し，比較的腹部（前面）から描出する方法と，側腹部の背側から見上げる方法があります（**図11〜14**）。側腹部からの描出時は深吸気で，腎をできる限り下方に移動すると，より明瞭に腎が描出されます。比較的前面からの描出では，消化管ガスなどにより腎下極が欠損像となるため，しっかりと側副部から腎全体が描出できるように走査します。

図11　右側腹部（腹側方向）からの腎長軸断面の観察

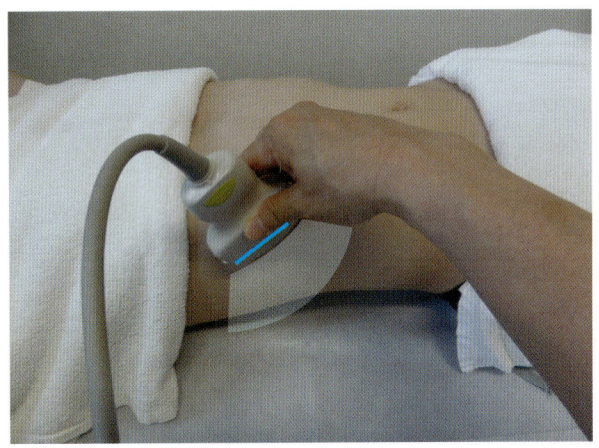

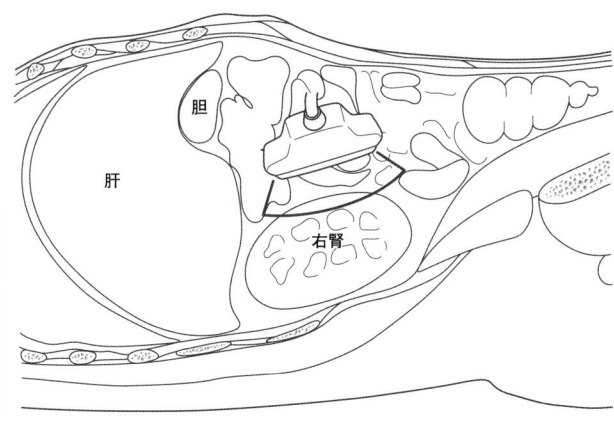

図12　右側腹部（腹側方向）からの腎長軸断面の観察

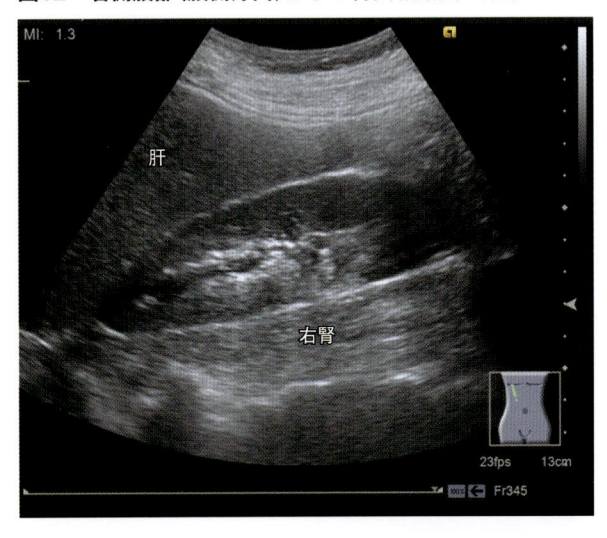

図13　右側腹部（背側方向）からの腎長軸断面の観察

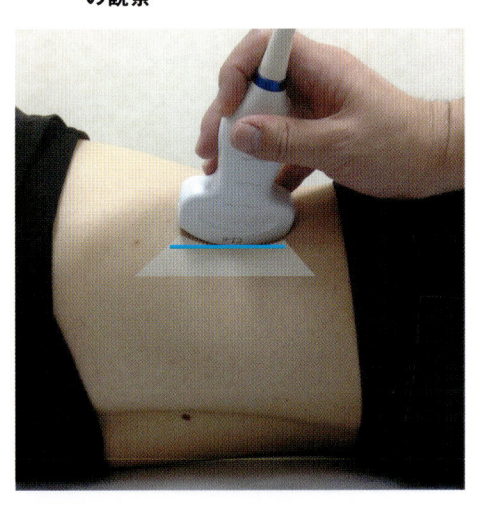

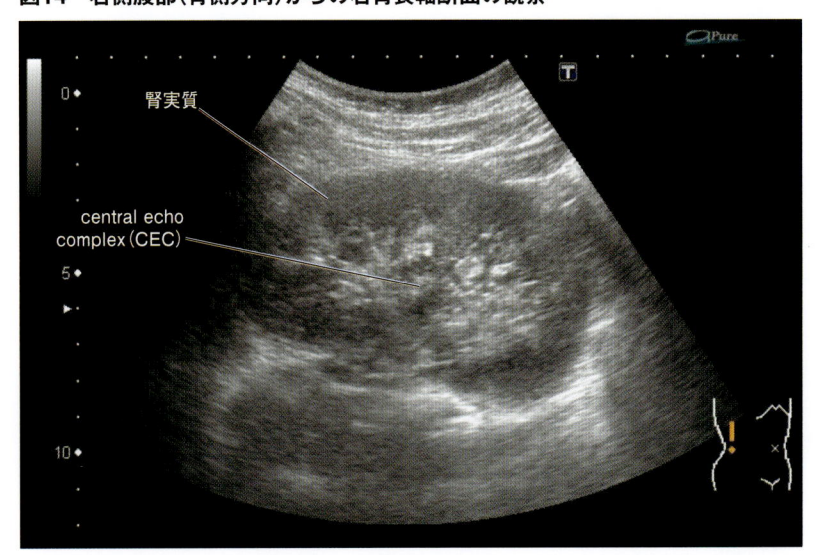

図14　右側腹部（背側方向）からの右腎長軸断面の観察

図14 右側腹部（腹部方向）からの右腎長軸断面の観察（つづき）

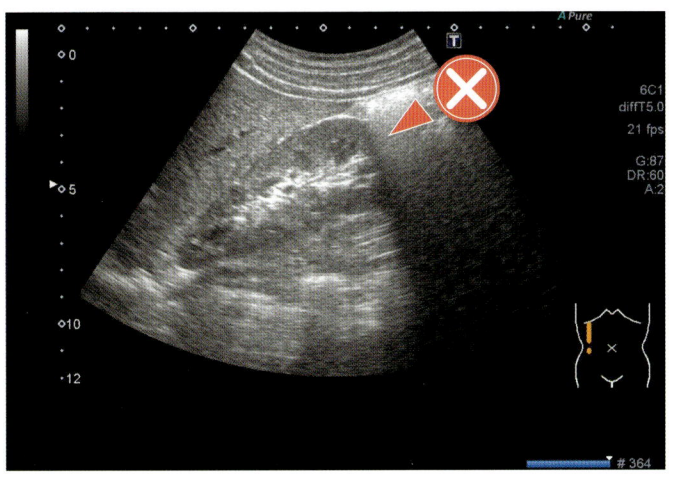

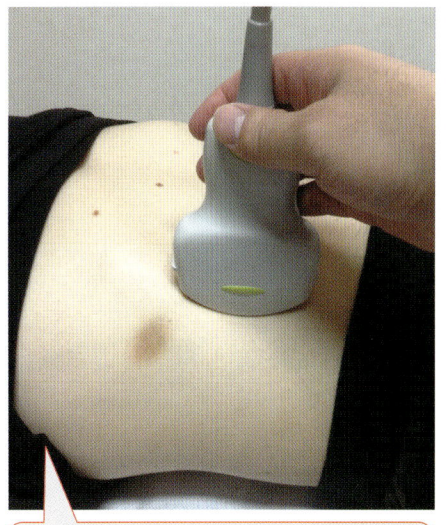

これはダメ
プローブが腹部側前面にあり、腎下極が消化管ガスにより欠損像となっている

　左側腹部には，肝のような，エコーウィンドウとなる大きな臓器がなく，腹部前面側からでは消化管によるガスの影響を受け，左腎の描出は困難となります。ですので，できるだけ背側からプローブを見上げるような走査で左腎長軸断面を描出します（**図15，16**）。

図15　左側腹部（背側方向）からの左腎長軸断面の観察

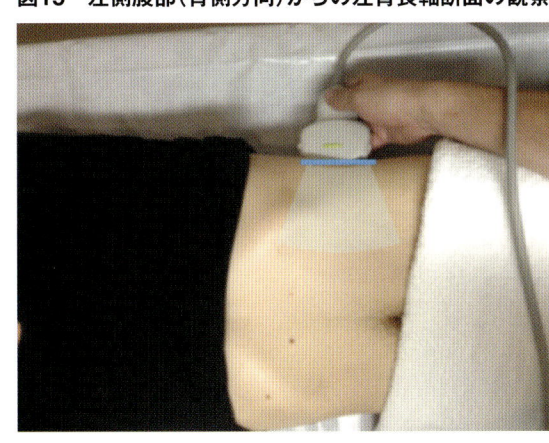

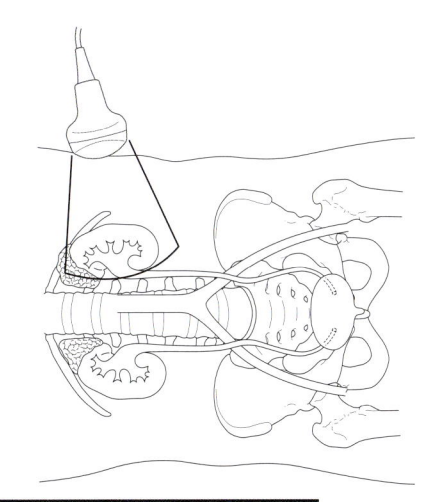

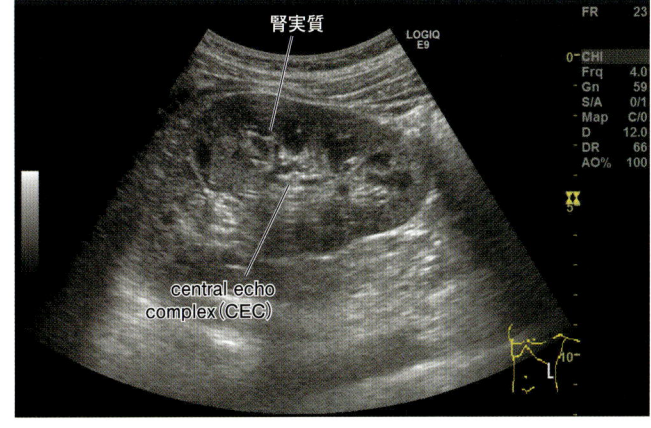

腎実質

central echo complex（CEC）

副腎の描出法

①右副腎

　仰臥位もしくは右側臥位で，肝右葉を肋弓下の見上げ走査で描出します。次いで，プローブの角度をゆっくりと下側に向けていくと右腎上極と内側に描出される下大静脈の間に，副腎による楔状の低輝度成分が観察できます。通常，副腎辺縁（ほぼ皮質に相当）は最大径2cm程度の楔状低エコー像として描出され，内部（ほぼ髄質に相当）は高エコーを呈し，腎周囲脂肪織と境界不明瞭となります（**図16**）。

図16　左側腹部（背側方向）からの左腎長軸断面の観察

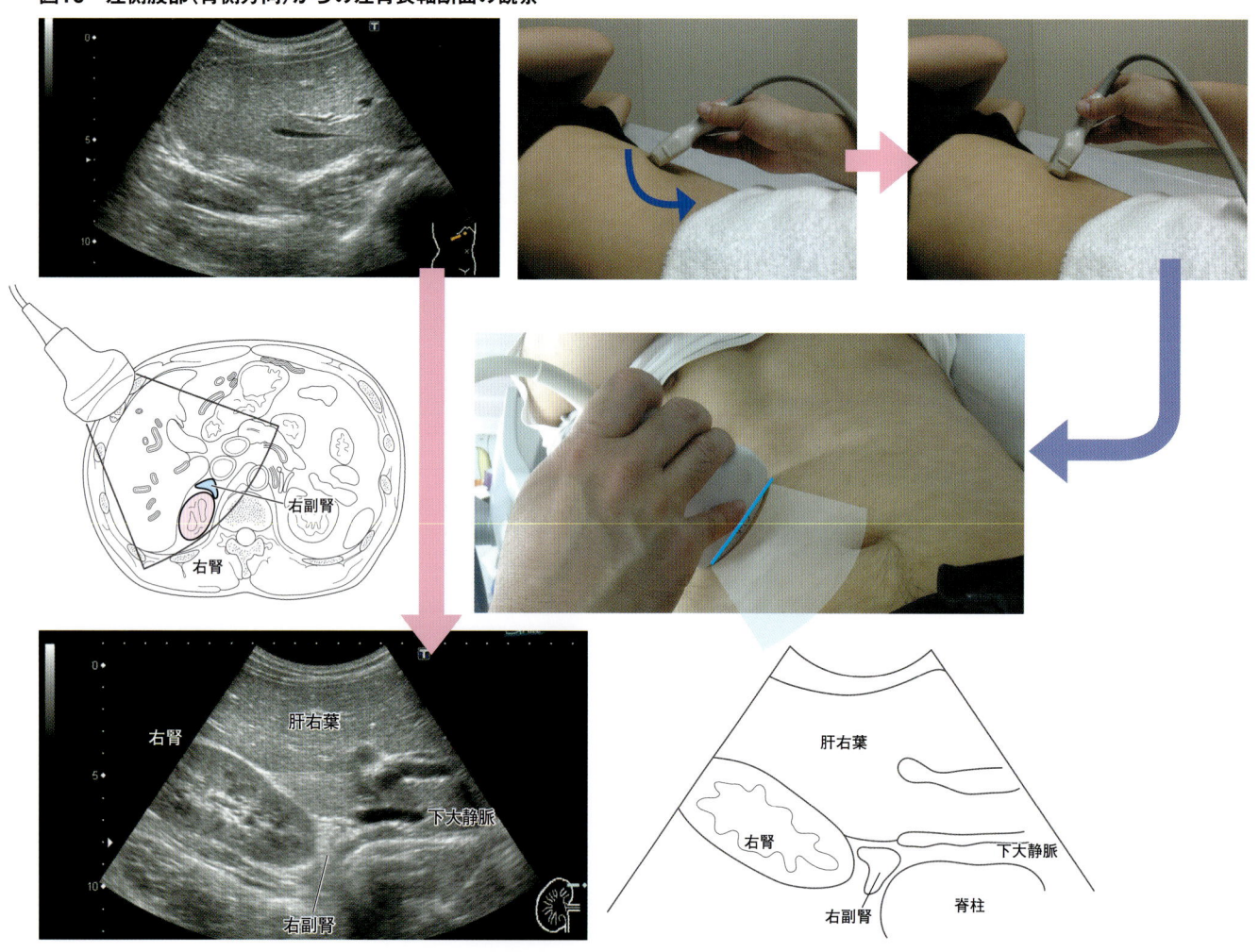

②左副腎

　痩せている方で，膵尾部が明瞭に描出される方は左副腎が観察可能な場合があります。描出法は，心窩部よりもやや左腹部の横走査で膵尾部付近を明瞭に描出したのち，プローブをやや下方に移動します。正中横走査で膵尾部と腹部大動脈および左腎上極付近が明瞭に描出されれば，左副腎は，腹部大動脈と左腎内側の間に楔状の組織として描出されます（**図17**）。

　また，背側〜側腹部走査で，左腎長軸断面の上極と大動脈が描出されれば，左腎の腹側に張り付くような三日月状の組織として描出されます。

図17　左副腎の描出法

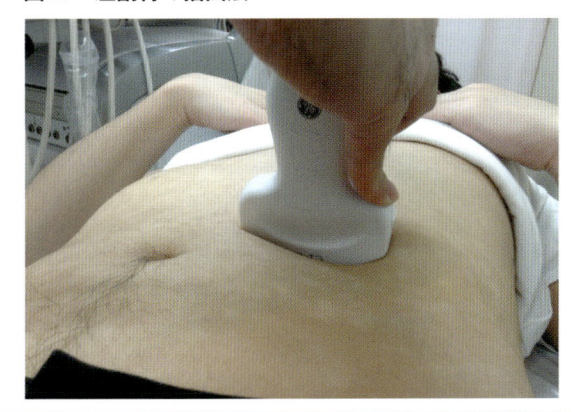

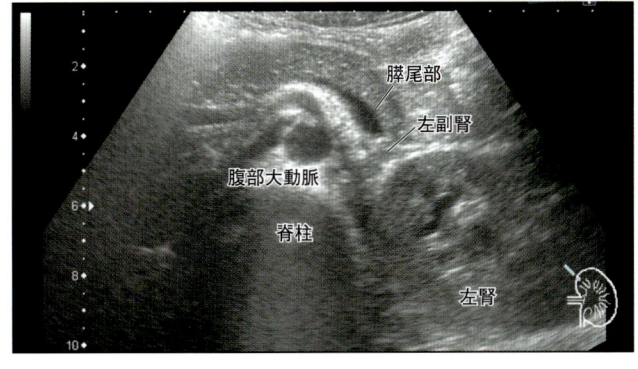

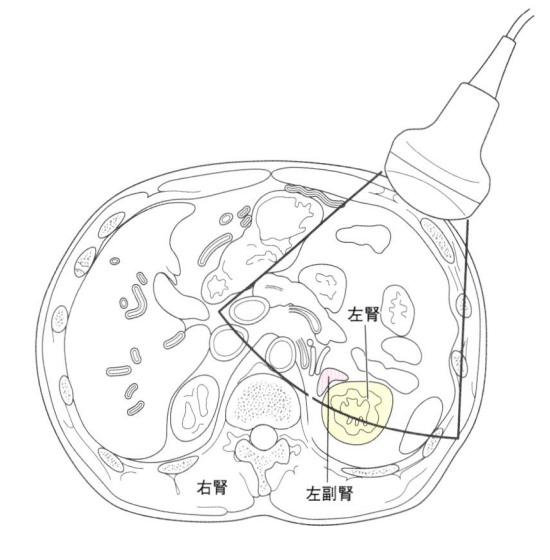

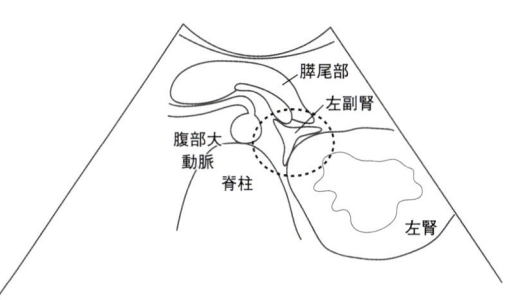

下腹部正中縦断・横断走査（膀胱）

①膀胱の観察

　膀胱に十分に尿を溜めた状態（膀胱充満法）で観察します。下腹部，恥骨の上方からスキャンします。横断像では，上方から下方にえぐるようなスキャンにて膀胱壁全体をスキャンします。基本断面は，尿管口付近がカニの目のように膀胱壁からわずかに突出するように見えます（**図18**）。縦断像でも左右にくまなく膀胱壁を観察します。目安として内尿道口が男性では前立腺内，女性では腟よりも前面に描出されます（**図19，20**）。

図18　膀胱（横断像）

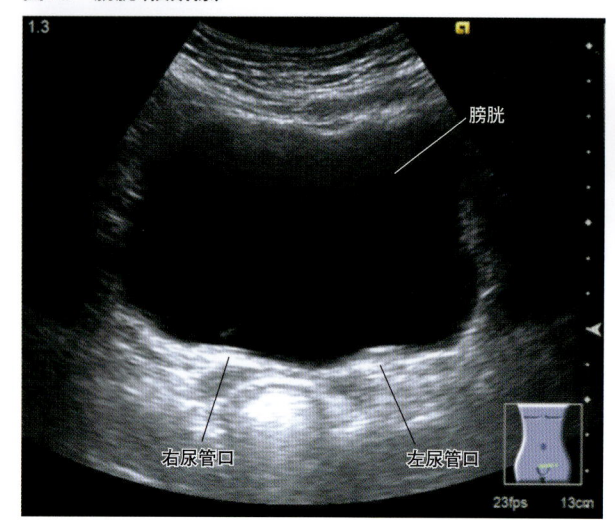

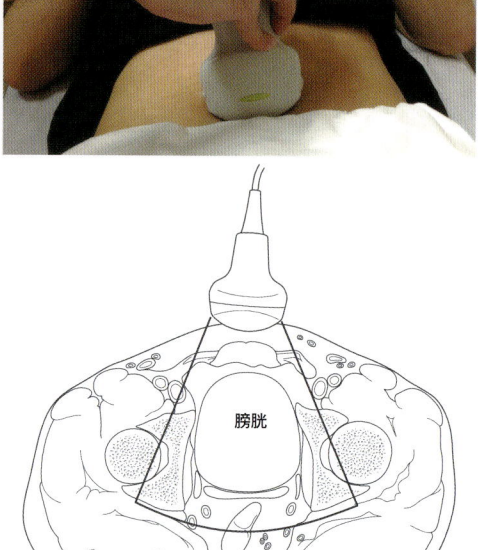

膀胱
右尿管口
左尿管口
膀胱

図19　膀胱（縦断像）

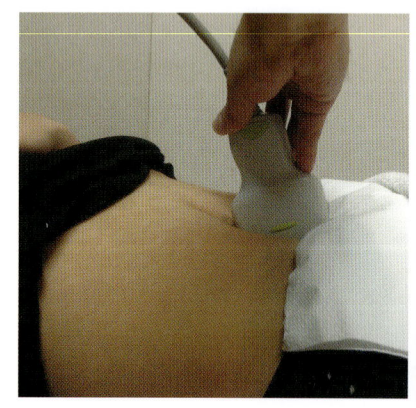

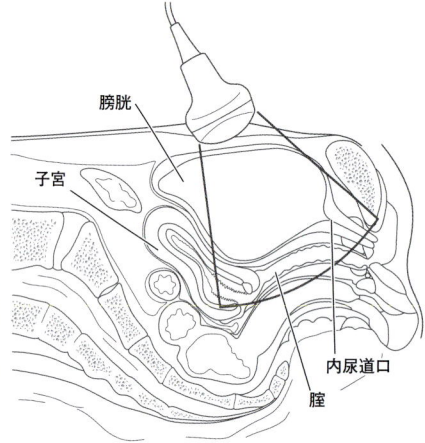

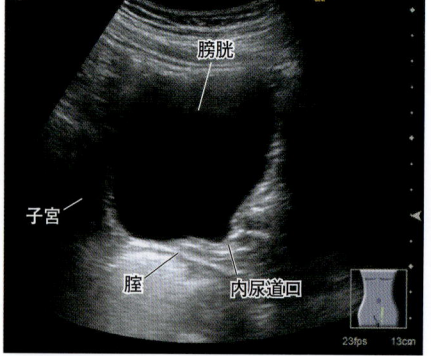

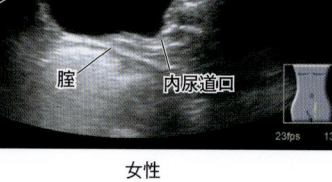

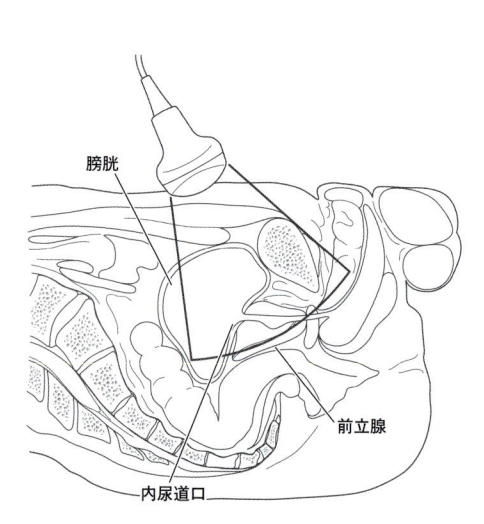

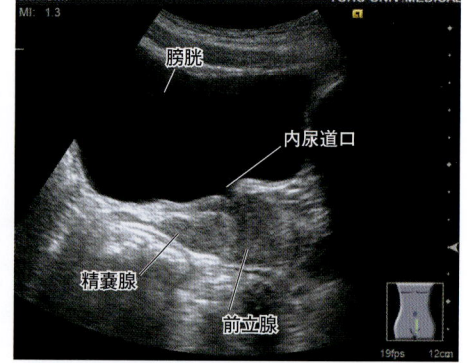

膀胱
子宮
内尿道口
腟

膀胱
前立腺
内尿道口

膀胱
子宮
腟
内尿道口

膀胱
内尿道口
精嚢腺
前立腺

女性　　　男性

図20 膀胱観察での尿貯留不十分例

これはダメ 尿充満が十分でないため，膀胱壁の描出不良

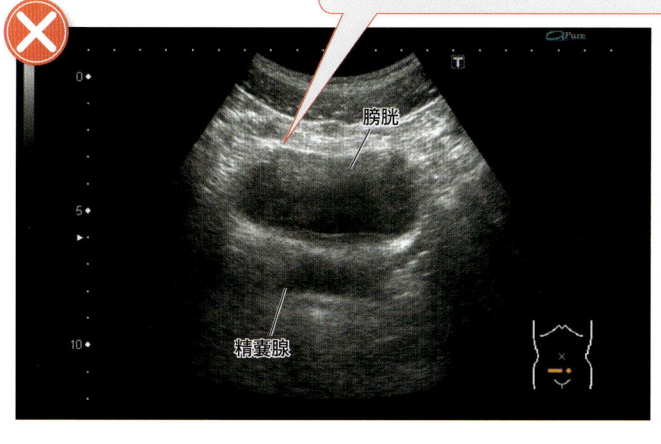

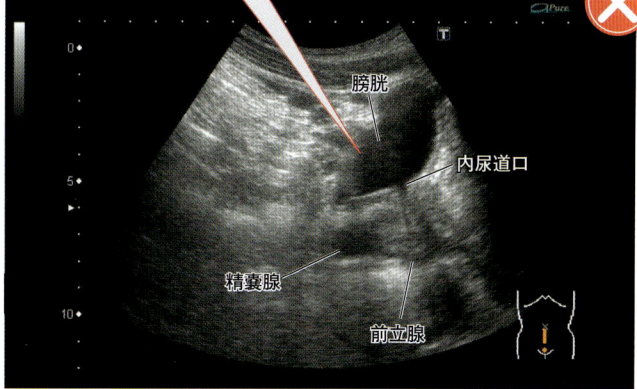

下腹部正中縦断・横断走査（前立腺）

①前立腺の観察

　膀胱を観察するスキャンと同じ要領で前立腺は描出できます。膀胱観察での横断像を得る要領で，尿管口付近から下側に煽るように観察すると，まず精嚢腺が描出され，その後前立腺が描出されます。前立腺のほぼ中心部で，内尿道口が観察されます（**図21**）。前立腺の横断像では，横径と前後径が計測できます。

図21 前立腺（横断像）

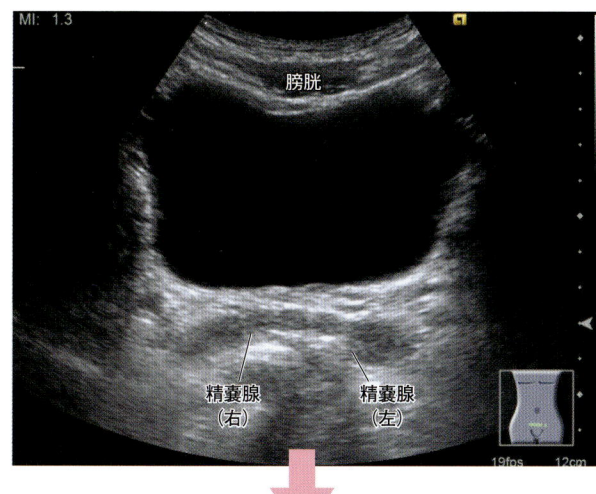

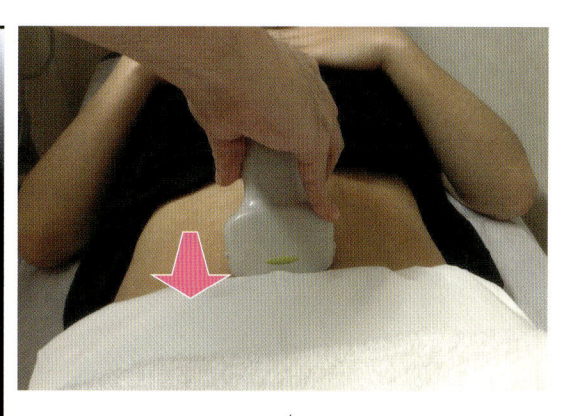

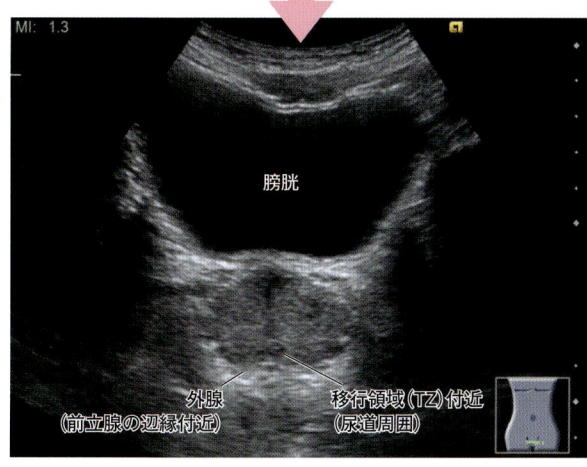

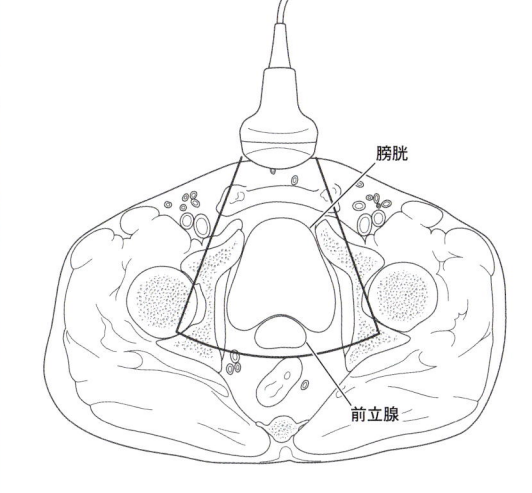

前立腺は形状が縦横では横に大きいのが正常で，境界は明瞭，表面smoothです。辺縁領域（peripheral zone：PZ）と中心領域（central zone：CZ）は一般的に外腺とよばれます。

　前立腺縦断像の描出法は，前述した膀胱の縦断像での前立腺・精嚢腺の描出法を参照してください（**図19確認**）。縦断像では，前立腺の上下径が計測できます。

　前立腺の体積計測は**図22**のように横径×前後径×上下径×π/6で算出されます。ただし，前立腺サイズの基準値は経直腸的超音波検査によるものであることを忘れないでください。基準となるサイズはp163**表1**を参照してください。

図22　前立腺（体積計測例）

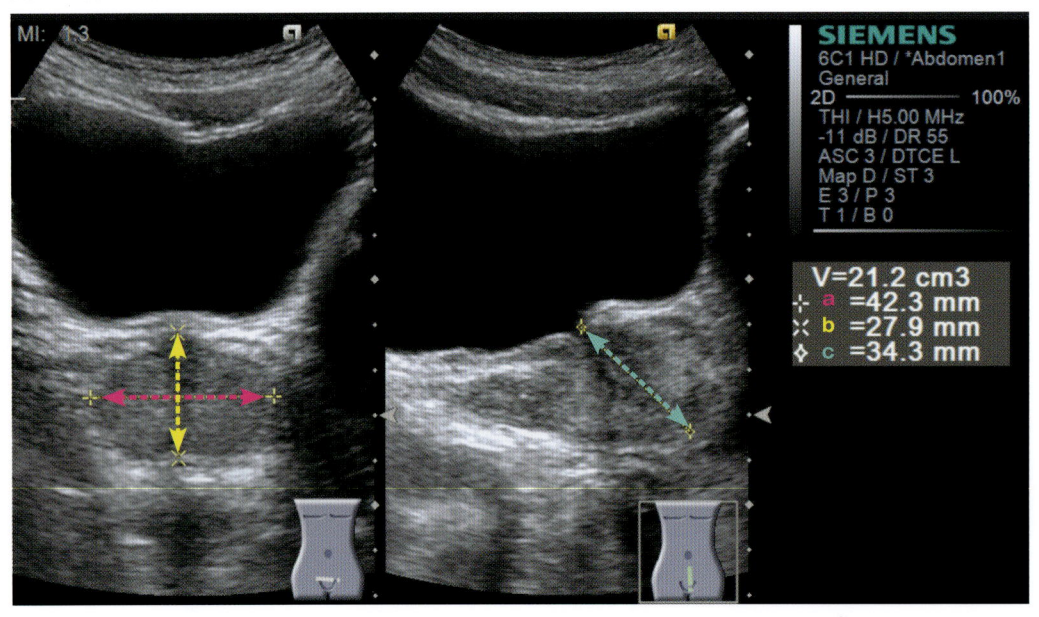

横径(a)×上下径(b)×前後径(c)×π／6＝4.23×2.79×3.43＝21.2（g or cm^3）

③ 疾患説明

腎血管筋脂肪腫，腎細胞癌

①腎血管筋脂肪腫（AML）

血管，平滑筋，脂肪成分よりなる過誤腫です。単発型と結節性硬化症に多く合併する多発型に分かれます。結節性硬化症の約80%以上で合併がみられます。
超音波像：腫瘍が十分に脂肪成分を含んでいる場合は，境界明瞭な類円形の高エコー腫瘤像を示します。血流信号は乏しく，血管・筋成分が多いとエコーレベルは低下し多彩な像を呈することもあります（**図23**）。

> **terminology**
> AML：angiomyolipoma

図23　腎血管筋脂肪腫

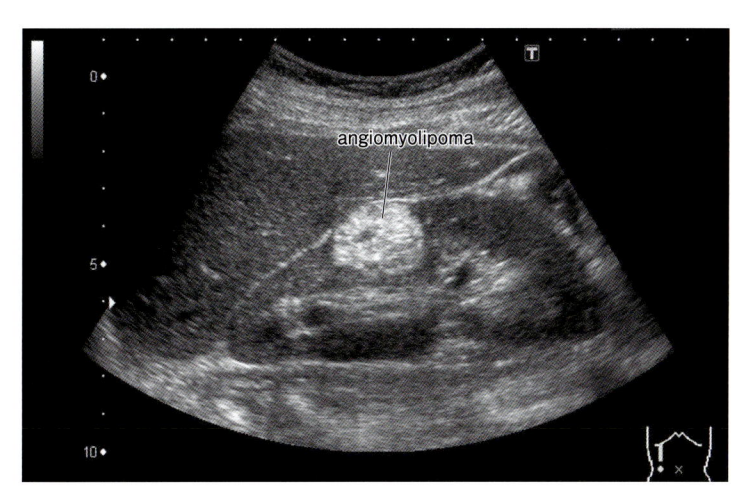

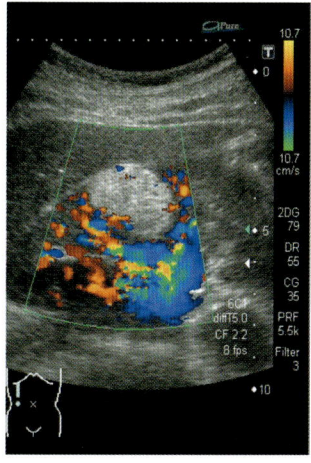

②腎細胞癌（RCC）

近位尿細管上皮より発生する悪性腫瘍（**図24**）で，腎腫瘍の85%を占めます。
超音波像：類円形の腫瘤で膨張性発育を示し，腎外側へ突出することも多いです。エコーレベルは低～高エコーまで，多彩な像を呈します。また，腫瘍が小さな場合は腎血管筋脂肪腫に類似した所見を示すこともありますが，腎細胞癌では周囲に低エコー帯を認めることが多く，この所見が鑑別点の一つとなります。腫瘍内の血流信号は比較的豊富で，多血性腫瘍の場合が多いといえます。腎静脈，下大静脈への腫瘍塞栓を生じやすいのも特徴の一つです。

> **terminology**
> RCC：renal cell carcinoma

図24　腎細胞癌

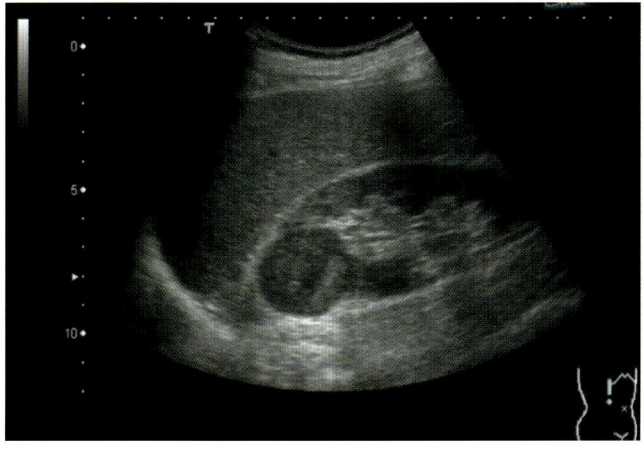

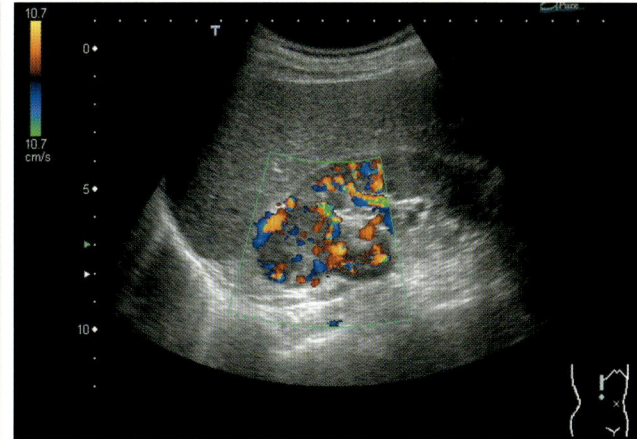

One Point Advice

腎細胞癌と他の腎腫瘤性病変の鑑別については，日本超音波医学会による『腎細胞癌と他の腎腫瘤性病変の鑑別』も参考にしてください（**表2**）。

表2　腎細胞癌と他の腎腫瘤性病変の鑑別

	Bモード所見					ドプラ所見	
	形状	境界輪郭	輝度	内部性状	付加所見	血流の多寡	血管の走行
腎細胞癌	・円形 ・類円形	明瞭，整境界内側に辺縁低エコー帯（ハロー）	低〜高	・不均一 ・囊胞変性 ・石灰化	腎静脈腫瘍栓を形成することがある	多い	腫瘍辺縁を囲み，内部に豊富バスケットパターン
腎血管筋脂肪腫	・類円形 ・分葉状	やや不明瞭，不整ギザギザと細かく不整	CECと同等の高，混在〜低	均一，時に混在	・深部エコー減衰 ・尾引き像	少ない	内部または辺縁に点状・線状パターン

（廣岡芳樹，秋山隆弘，沖原宏治，ほか：腎細胞癌と他の腎腫瘤性病変の鑑別．超音波医学 40：591-595，2013より引用）

注1）腎細胞癌における腫瘍内部は腎実質に対して等または低エコーを示すケースが多く，高輝度を呈する腎細胞癌は26.9〜30%である。3cm以下の腎細胞癌に限定すると50〜54%と高率に高エコーを呈し輝度に注目した鑑別は困難である。
注2）CECと比較して高エコー，辺縁低エコー帯の欠如，境界不整や深部エコーの減衰は腎血管筋脂肪腫の特徴的所見として鑑別診断に有効であるが，脂肪成分が少ないAMLは6〜29%で等〜低輝度を呈し，鑑別が困難である。
注3）Bモード像とドプラパターンをあわせることによる腎細胞癌と腎血管筋脂肪腫の鑑別は78%の正診率との報告がある。しかし，ドプラ法でも，深部病変や微小血管，低血流の描出には弱いほか，乏血流性の腎細胞癌や多血性の腎血管筋脂肪腫との鑑別は困難である。
注4）腎血管筋脂肪腫はある程度サイズが大きくなると，多重反射などによる腫瘍後方の輪郭不明や増強が高頻度にみられ，いわゆる尾引き像を呈する。

ここがポイント

腎細胞癌を超音波で発見するコツ

腎細胞癌は円形の腫瘍で腎外に突出することが多く，発見が容易だと思われがちですが，超音波では見逃しも多い腫瘍です。原因としては，

1) エコー輝度が腎実質とほぼ変わらないものが多い
2) 腎より内側正中方向に突出する腫瘍は腫瘍として認識しづらいことも多い
3) ヒトコブラクダのこぶなどと間違いやすい

などが挙げられます。

発見のポイントは，

1) まず腎の変形がないかを常に念頭におく
2) 腎の境界を常に確認しておくこと

などが重要です。腎の形状が通常と比べていびつだったり，不自然に斜めに描出したりするときも，実は腫瘍も含めた腎全体を見ている場合があります。

また，腎細胞癌は血流豊富な腫瘍であることが多いのですが，腎そのものが血流豊富な臓器のため，腎の正常血流シグナルと比べると血流が乏しい印象を受ける場合もあり，注意が必要です（**図25**）。

図25　腎細胞癌
a：カラードプラ像

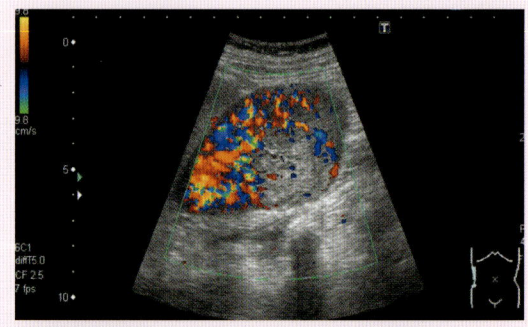

b：造影CT像

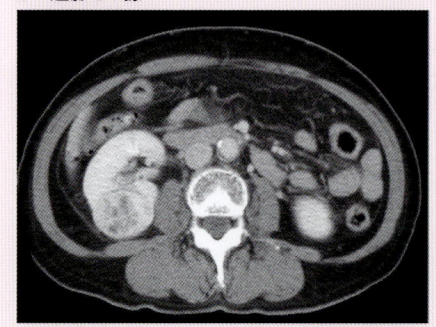

カラードプラ像，造影CTともに，周囲腎の血流シグナルと比べると腫瘍内血流は乏しいように見える。このように，腎細胞癌の場合，血流は周囲腎血流との比較というよりも，血管筋脂肪腫などの良性腫瘍の典型的な血流動態と比較して鑑別する必要がある。

> **ここがポイント**
>
> **腎細胞癌における，腎静脈，下大静脈への腫瘍塞栓の確認**
>
> 腎細胞癌でみられる，腎静脈〜下大静脈への腫瘍塞栓を捉えることは，治療方針にもかかわる情報なので，ぜひとも超音波で鑑別したい部分です。造影CTなどでも鑑別できますが，静脈還流においての造影CTは，不明瞭なことも多いのが現状です。
>
> そのため，常日頃から，腎静脈を観察するクセをつけておくことが肝要です。また，右腎静脈は左腎静脈より短いので，より下大静脈へと腫瘍塞栓が進展しやすいことも覚えておきましょう。
>
> 描出法としては，
> 1) 正中から下大静脈の横断像，および合流する腎静脈縦断像を同時に描出する
> 2) 腎側から下大静脈側を覗き込むように描出する
>
> といった方法などがあります。完全閉塞し膨隆するような静脈内腫瘍塞栓は，静脈像自体不明瞭になるので注意が必要です（**図26**）。

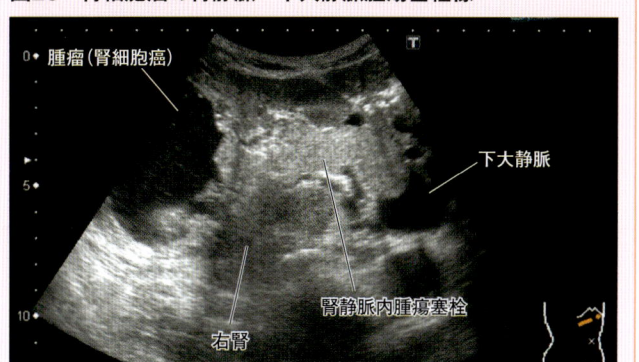

図26　腎細胞癌の腎静脈—下大静脈腫瘍塞栓像

尿路結石

尿路結石症は，腎臓から尿道までの尿路に結石が生じる疾患です。壮年男性と閉経後女性に高頻度にみられます。結石のある部位により腎結石，尿管結石，膀胱結石，尿道結石と分類します。腎臓，尿管の結石は上部尿路結石，膀胱，尿道の結石は下部尿路結石として扱います。尿路結石のほとんどが上部尿路結石です。

腎結石や，膀胱結石では無症状ですが，腎結石が尿管内に落下し，尿管結石となり尿流閉塞をきたすと，腰背部から側腹部にかけての激痛を伴うようになります。腎結石，尿管結石の超音波像を解説します。

①腎結石（renal stone）

超音波像：腎盂腎杯内に音響陰影を伴った strong echo を示します（**図27**）。腎結石の90％は腎盂，腎杯に生じます。

図27　腎結石の超音波像
腎盂内に音響陰影を伴った高輝度成分を認める。

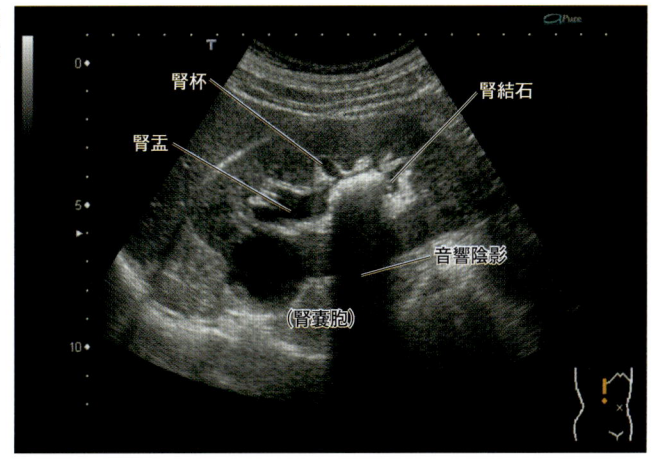

Question

Q：腎結石を見落としてしまう場合があります。どうしたら見落としを少なくできるでしょうか？

A：腎結石は，腎杯付近に存在する結石がほとんどのため，CEC付近に結石が描出されることが多いです。そのため，結石が目立たない場合が多く，見逃しが多いと考えられます。以下のようなポイントに注意して観察しましょう。

①多方向からのスキャンを怠らない
②ゲインを若干下げてみる
③カラードプラによるアーチファクトを利用して，結石を捉える方法も頭に入れておく

　カラードプラ下では，結石のような強反射体の後方にアーチファクトによる，カラーノイズ（twinkling artifact）が発生することがあります。このカラーノイズは，強反射体後方に生じる多重反射などのアーチファクトより明瞭に描出されるので，結石を捉えるのに有効です。このテクニックとして，流速レンジを最大すると，周囲の血流シグナル表示は減りアーチファクトがより分かりやすく表示されるのでトライしてみてください（**図28**）。ただしこのアーチファクトは，結石と『断定』できる所見ではなく，あくまでも副所見であることに注意してください。

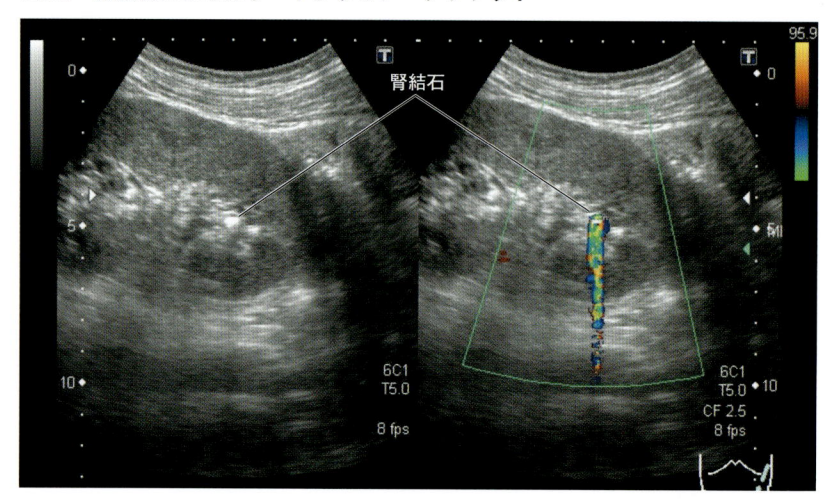

図28　腎結石によるカラードプラのアーチファクト

②尿管結石（ureteral stone）

超音波像：腎結石が，尿管内まで流れ落ちたものが尿管結石です。尿管結石による結石の存在部位は，尿管の生理的狭窄部である腎盂尿管移行部，尿管総腸骨動脈交差部，尿管膀胱移行部の3カ所に多く，尿管内に音響陰影を伴った strong echo として認められ，腎側の尿路の拡張を伴い，水腎症を認める場合が多いです。ただし，下部尿管結石では水腎症を伴わない場合があるので注意を要します（**図29，30**）。

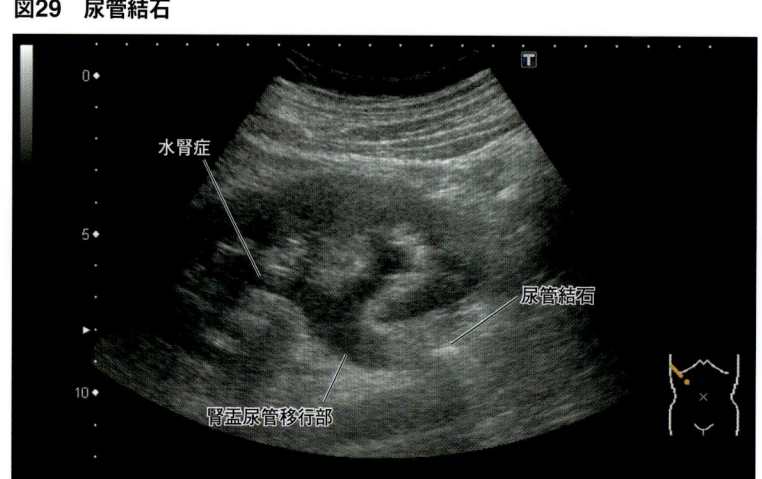

図29　尿管結石

図30　尿管結石の主な存在部位

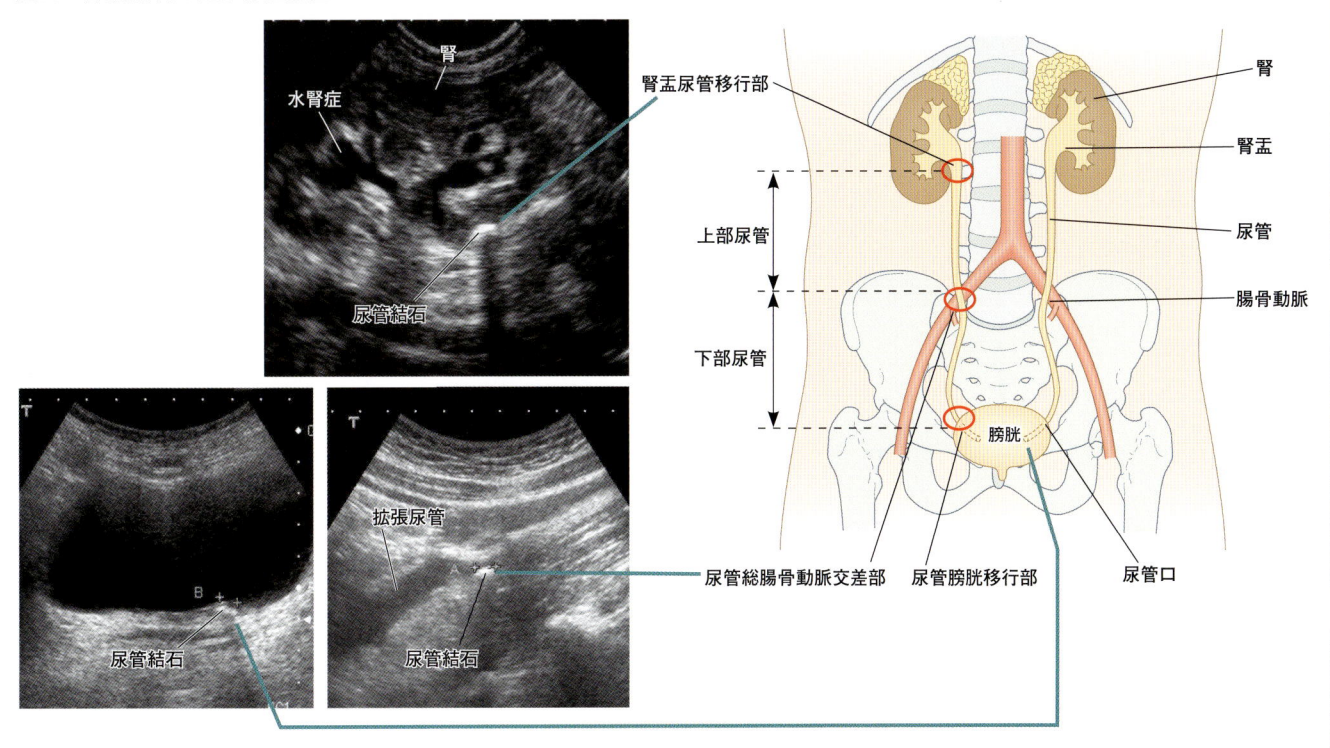

ここがポイント

尿管結石を探すコツ
　前述したように，尿管結石は腎盂尿管移行部，尿管総腸骨動脈交差部，尿管膀胱移行部で観察されることが多いです。これらの場所を観察できれば，尿管をスムーズにスキャンできます。

腎盂尿管移行部の観察方法
①被検者を観察側（右側尿路では左）の対側斜めの半側臥位にします。枕を置くなどして半側臥位にしてもよいです
②側腹部よりやや前から，消化管ガスを圧迫でできるだけ排除し，腎盂付近を描出します
③尿管は腎門部から正中側に走行するので，腎盂から正中へ（縦断像の方が分かりやすい）拡張した尿管をスキャンします（図31）

図31　腎盂尿管移行部の観察

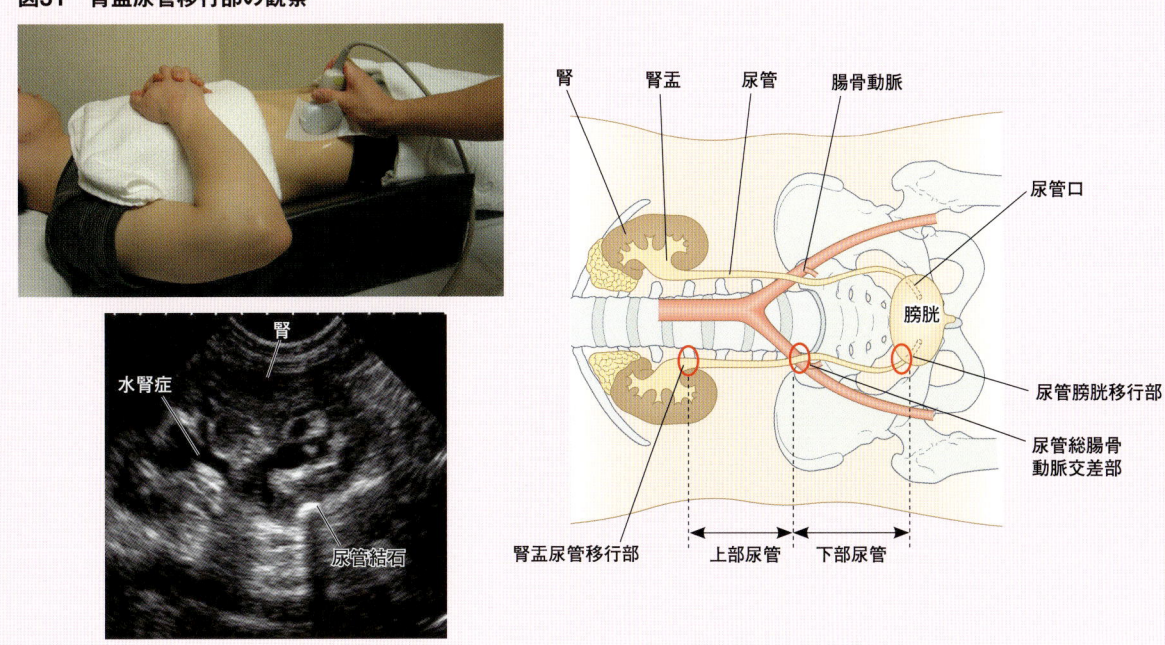

尿管総腸骨動脈交差部の観察方法

①腸骨動脈を描出し，内・外腸骨動脈分岐部付近を観察します
②矢状断で腸骨動脈の前面をまたいでいく管腔構造を捉えます。その際，付近の精巣もしくは卵巣動静脈の可能性もあるので必要に応じ，カラードプラで血流シグナルが得られないことを確認します。また，尿管に特有の蠕動運動がみられるのも鑑別ポイントです
③尿管と断定できたら，そこから上方の尿管をスキャンしていきます（**図32**）

図32　尿管総腸骨動脈交差部の観察

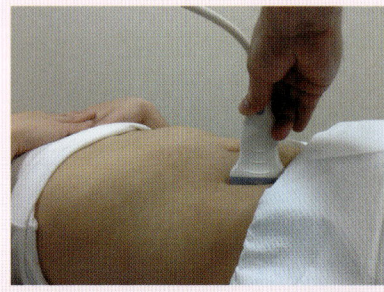

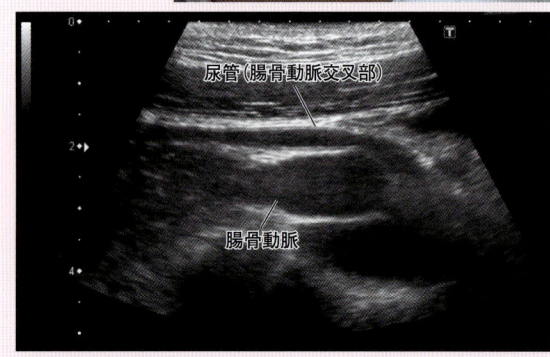

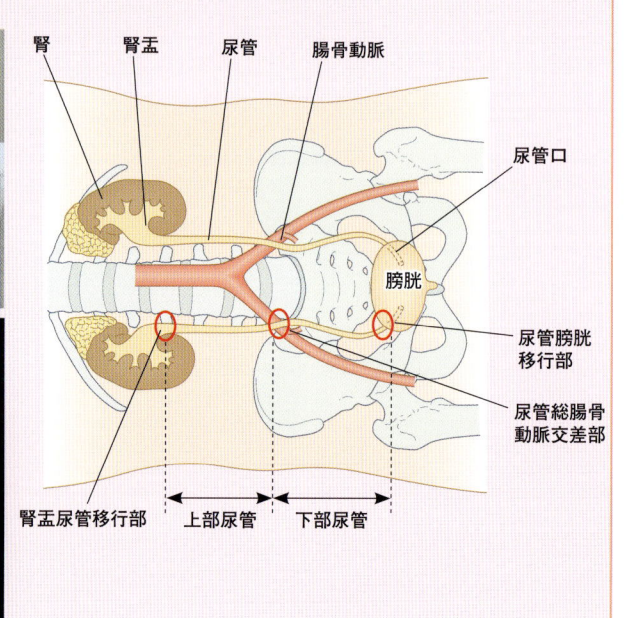

尿管膀胱移行部の観察方法

　膀胱に尿が貯留されていれば，カニの目のようにやや突出する尿管口が描出されます（尿管口に結石が存在する場合があるので，尿管口が描出されると同時に結石が捉えられることも多い）。カラードプラを利用して，尿管口から噴き出る尿による乱流カラーシグナルを確認すると尿管の位置が確実に判別できます（**図33**）。

図33　尿管膀胱移行部の観察

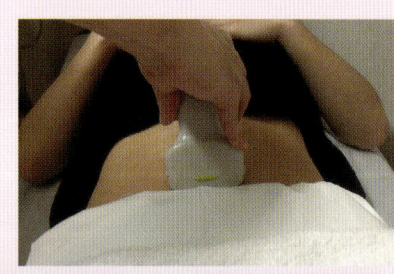

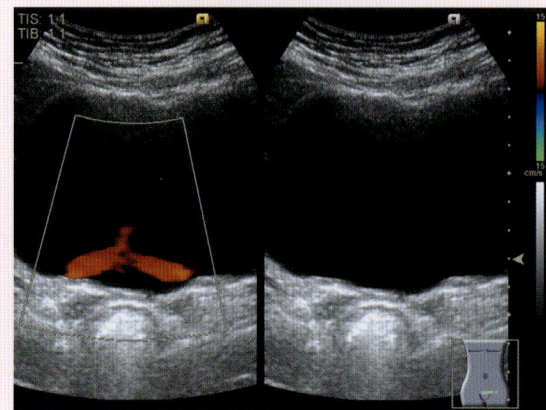

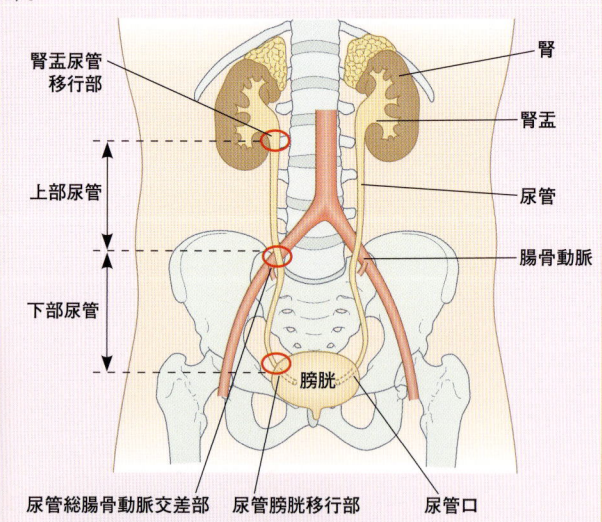

One Point Advice

　重複腎盂尿管の可能性もあるので，尿管口が2つ存在しないか，また，重複腎盂尿管の場合，腎盂の拡張が上・下極側どちらかに限局していないかも確認する必要があります。

水腎症（hydronephrosis）

　水腎症とは，尿によって腎臓が拡張してしまった状態のことで，尿路の閉塞により腎臓に対して圧力が加わることで発生します。前述した尿管結石は尿路閉塞で最もよくみられる原因の一つですので，尿管結石には水腎症がつきものです。尿管結石以外では，後天的なものとして，尿管腫瘍や膀胱腫瘍の尿管浸潤などの悪性疾患，尿路感染症や炎症性腹部大動脈瘤などの炎症疾患による尿管狭窄があります。小児では腎盂尿管移行部狭窄や，尿管口の狭窄などの先天性尿路奇形が原因で起こる場合があります。

　水腎症はその程度により3つに分類されます（**図34**）。

図34　水腎症の分類

Grade	水腎症の程度	腎盂・腎杯の解離状態
0	正常	なし
1	軽度	腎盂のみの解離
2	中等度	腎盂から腎杯までの解離
3	高度	腎盂，腎杯の著明な解離と腎実質の菲薄化

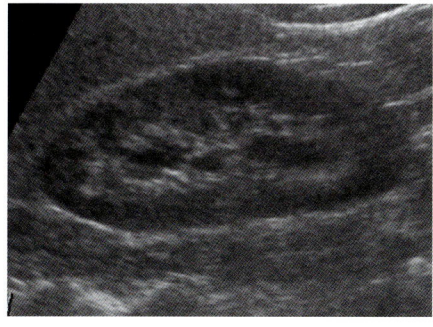

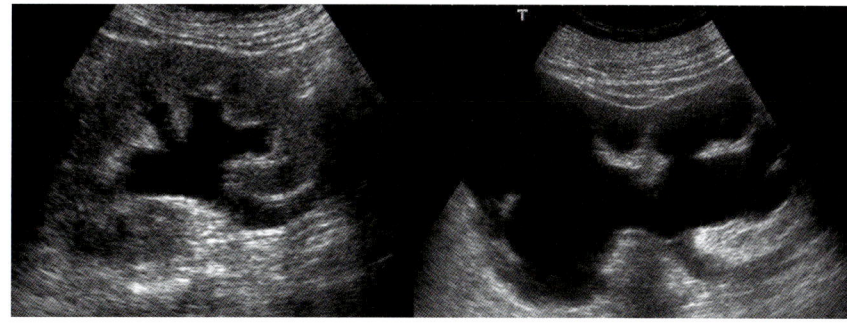

Grade 1　　　Grade 2　　　Grade 3

●水腎症と他の類似画像所見との鑑別ポイントは？

　水腎症は，腎囊胞や腎静脈拡張，また腎外腎盂との鑑別に迷うことも多いです。カラードプラや，排尿などの一手間を加えれば鑑別は比較的容易なので試みてみましょう（**表3**）。

表3　水腎症の鑑別疾患と鑑別方法

鑑別疾患	鑑別方法
高度の水腎症と腎囊胞	拡張した腎盂・腎杯や尿管との連続性を確認する
軽度の水腎症と腎静脈	右腎では下大静脈からの連続性を確認することやドプラ法で血流を確認する
過度の膀胱充満による解離	排尿後の検査を実施する
腎外腎盂	中心部エコー像の解離がなく，腎門部のみが限局的に軽度解離している

腎盂腫瘍⇔尿管腫瘍

①腎盂腫瘍（renal pelvic tumor）

　腎盂腎杯の粘膜より発生する腫瘍です。腎盂腫瘍の80〜90％は尿路（移行）上皮癌で，男女比は2：1，50〜70歳代に多いといわれています。

超音波像：腎盂内に腎実質と同等または低エコーの腫瘤像を呈し，水腎症を伴うことが多いです。乏血性腫瘍であり，腎盂腫瘍内にはドプラによる血流信号が検出されない場合がほとんどです（**図35**）。

図35　腎盂腫瘍

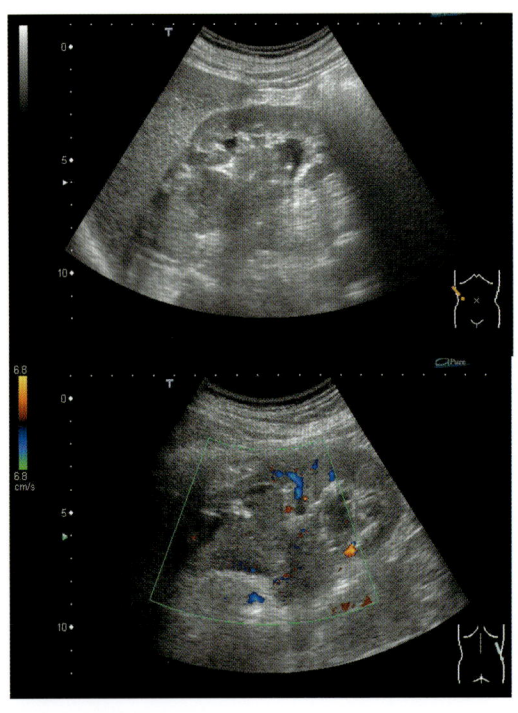

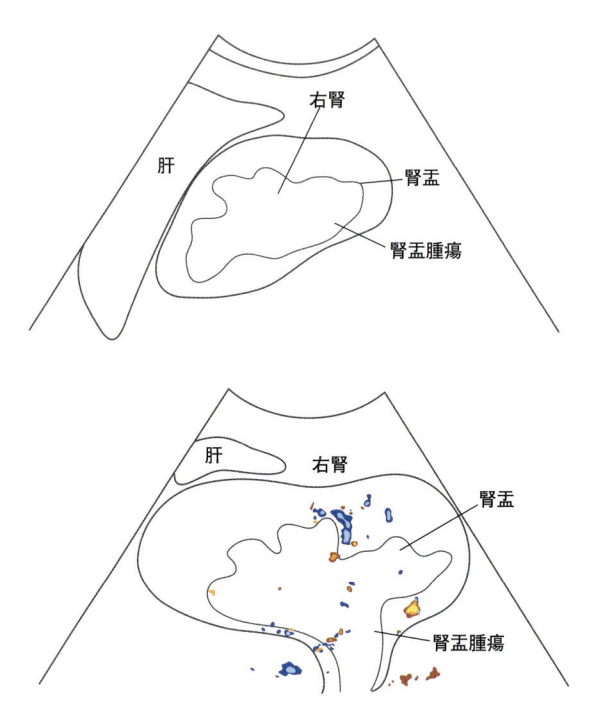

One Point Advice

腎盂腫瘍との鑑別疾患

　腎洞脂肪腫症（RSL）は，中心部高エコー帯（CEC）内の低エコー域として描出され，あたかも腎盂腫瘍のように腫瘤状に見えることがあります。この低エコー域の血流シグナルは乏しく，腎盂腫瘍のドプラ所見とも合致するので，非常に紛らわしいことがあります（**図36**）。

　鑑別ポイントとしては，
①腎盂腫瘍の場合，拡張した腎盂の境界が比較的明瞭に描出されること
②腎盂腫瘍では，腎盂尿管移行部も拡張し，水腎症を伴うことがあること
などが挙げられます。

　鑑別困難なこともありますが，腎盂尿管移行部まで，入念にスキャンすることが重要となります。

terminology
RSL：renal sinus lipomatosis
CEC：central echo complex

図36　腎洞脂肪腫症

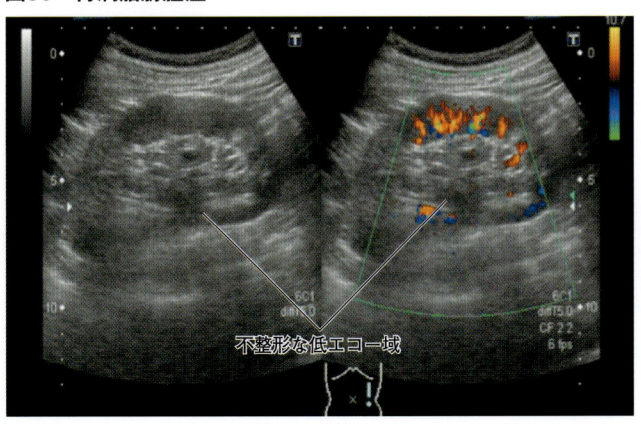

②尿管腫瘍(ureteral tumor)

　尿管を原発とする腫瘍であり，ほとんどが悪性腫瘍で乳頭状形態を示します。腎盂腫瘍・尿管腫瘍，ともに尿路(移行)上皮癌である場合が多く，膀胱腫瘍と性状はほぼ同等です。尿管の原発腫瘍と腎盂腫瘍が尿管に続発性に発生する場合があります(原発性尿管腫瘍は下部尿管に多い)。

　腎盂・尿管腫瘍は成人に幅広く認められ，特に60歳以上の高齢者に多くみられます。

超音波像(図37)：拡張した尿管内部に充実性エコーを認めます。腫瘍内は血流シグナルに富む場合が多いです。描出が明瞭であればカラードプラで血行動態を確認するとよいでしょう。尿管は閉塞性に拡張し，水腎症を伴うことがほとんどです。

図37　尿管腫瘤

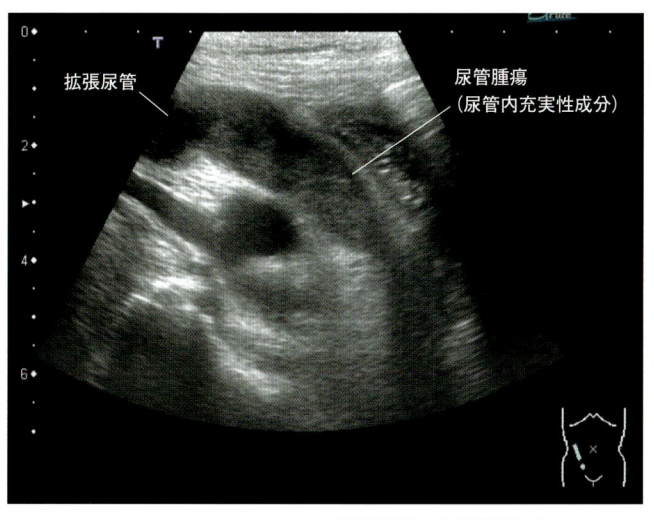

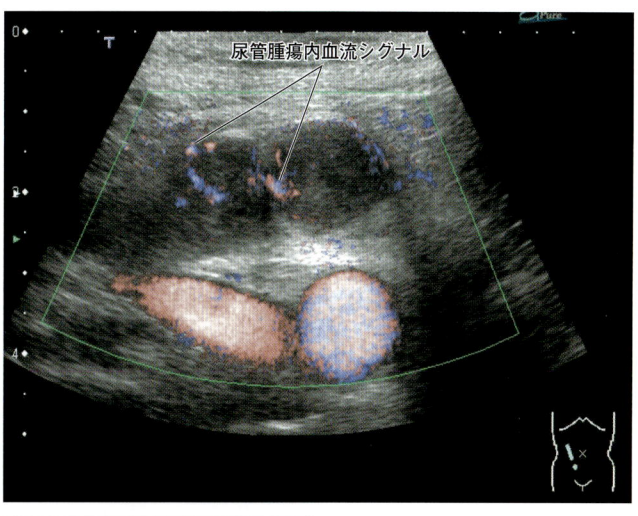

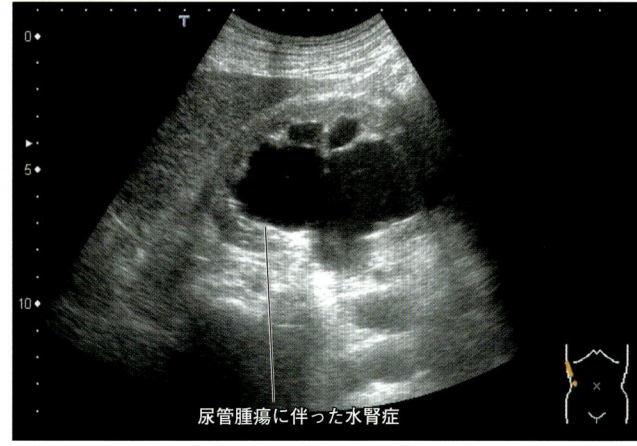

膀胱腫瘍⇔肉柱膀胱

①膀胱腫瘍

　膀胱腫瘍のほとんどが悪性腫瘍であり，膀胱表面の組織である尿路(移行)上皮からの癌が90％近くを占めます。

　また，膀胱癌は発生別に表在性膀胱癌，上皮内癌，浸潤性膀胱癌の3種類のタイプが存在します。

表在性膀胱癌とは，膀胱内の粘膜やその下の粘膜下層までに病変がとどまっている癌で，内視鏡手術で治療が可能な場合もあります。
　上皮内癌は膀胱粘膜内にばら撒かれたように癌細胞が存在し，内視鏡で観察しても分かりにくいことが特徴です。表在性癌，浸潤性癌に合併することもある癌です。
　浸潤性膀胱癌は，膀胱の筋肉や膀胱外にまで根を張るように発育し，転移も生じやすく予後不良な疾患です。膀胱癌の70〜80％は表在性膀胱癌です。参考ですが膀胱癌の浸潤度はTisからT4に分類されます。

表4　膀胱癌の浸潤度

Tis	上皮内癌
Ta	浸潤なし
T1	粘膜固有層までの浸潤
T2	筋層までの浸潤
T3	膀胱周囲組織へ浸潤を示すもの
T4	隣接臓器へ浸潤しているもの

超音波像：体外式超音波の像では，膀胱癌の詳細な分類は困難です。一般的には以下のような特徴として膀胱腫瘍全般の所見として扱います。
1) 膀胱内に突出する腫瘤（表面に石灰化像を伴うことがある）
2) 明らかな腫瘤を形成しない場合は膀胱壁の不正肥厚を呈する
3) 有茎性〜塊状〜壁肥厚までさまざまなエコーパターンがあり，カラードプラで比較的血流豊富な腫瘍として認められる（**図38**）

図38　膀胱腫瘍

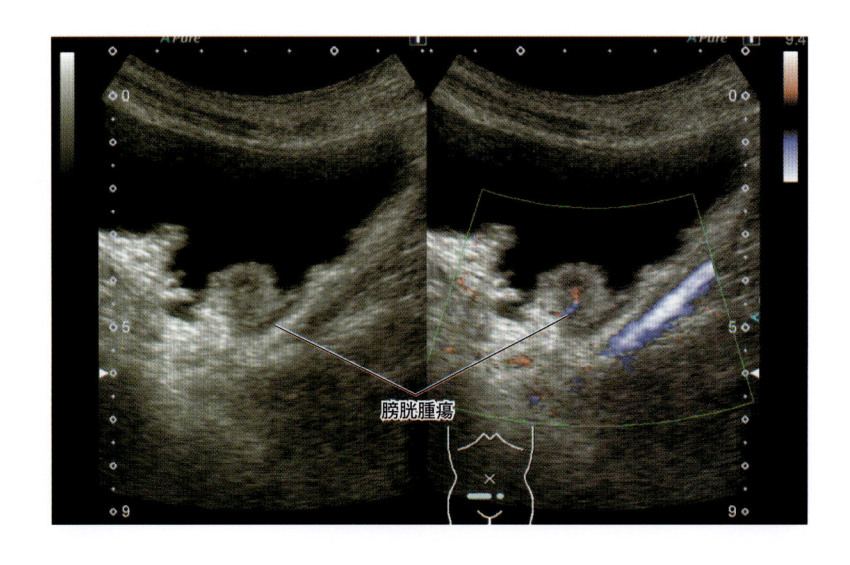

······ **Question** ······

Q：膀胱腫瘍を捉えるコツは？

A：とにかく尿を十分に溜めてもらうことです。そのうえで，多方向からのスキャンを心がけます。また，膀胱表面などは対表面に存在するので，表在用の高周波プローブでも観察するとよいでしょう。

One Point Advice

3Dイメージングによる膀胱腫瘍像

最近の機器では，3D画像を簡単に構築できるようになってきました。図39は膀胱腫瘍の3D像ですが，3D像により，広基性に発育した腫瘍の様子が，よりわかりやすく表現されています。

図39　膀胱腫瘍の3D像

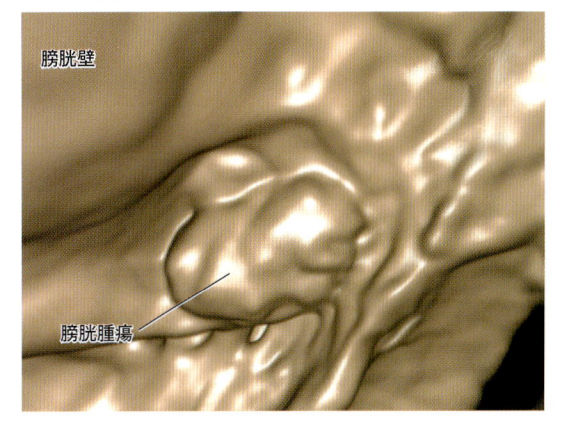

膀胱壁
膀胱腫瘍

②肉柱膀胱

肉柱膀胱とは，膀胱壁の内壁が不規則に隆起したような状態です。肉柱は膀胱筋の肥厚間質が外側に膨隆することによって形成されます。前立腺肥大症や神経因性膀胱などの排尿障害が慢性的に継続すると，それぞれの筋肉は肥大し，筋肉のない部分(間質)は萎縮してしまうので，筋肉が「肉柱」という所見で際立つことになります。

超音波像：膀胱壁表面に凹凸が生じ，超音波を走査していくと隆起が連続的にみられます。膀胱腫瘍と違い，隆起が連続性に見えることがポイントです(図40)。

図40　肉柱膀胱

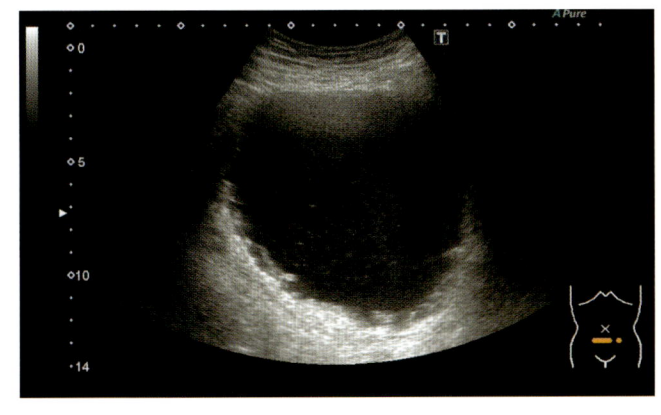

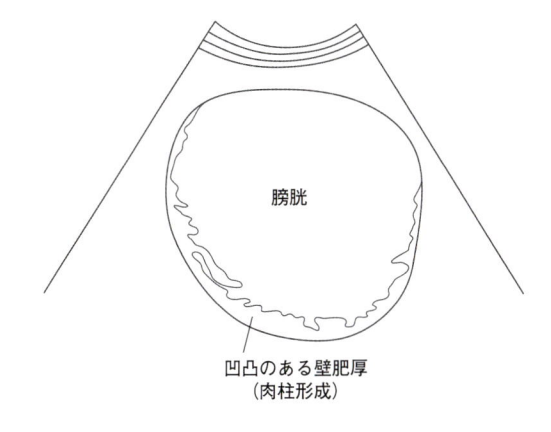

膀胱

凹凸のある壁肥厚
(肉柱形成)

前立腺肥大症⇔前立腺腫瘍

①前立腺肥大症（BPH）

　腺管および血管周囲，小葉間などの間質に線維および筋組織の増生が起こり，次いで腺組織の増生が起こる過形成病変です．この変化は移行域（TZ：p163図6を参照）にみられるため，尿道が圧迫され，排尿困難や頻尿などの症状が出現します．

超音波像：典型例ではTZを主とした対称的な腫大がみられ，進行すると円形を呈します（図41）．ただし腫大は対称的でないこともあり，注意が必要です．また矢状断像で前立腺の膀胱内突出が観察できますが，突出の程度と症状の重症度は必ずしも一致しません．基本走査の項でも述べましたが，前立腺サイズはπ/6（縦径×横経×上下経）で算出します．

> **terminology**
> BPH：benign prostatic hyperplasia

図41　前立腺肥大症

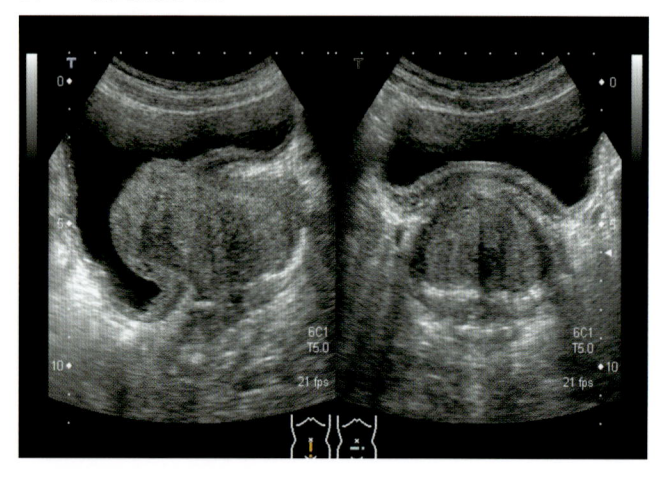

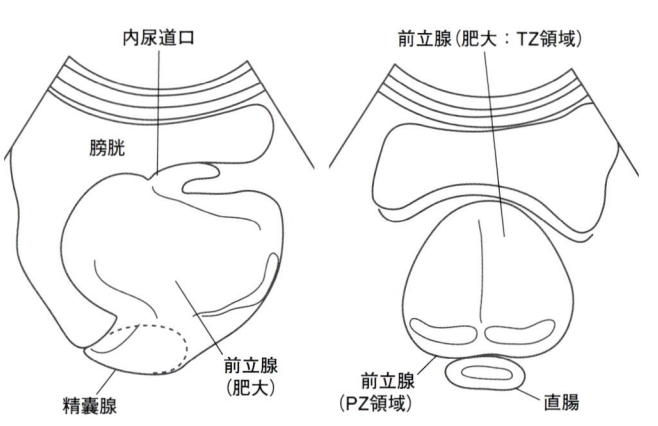

ここがポイント

まるで膀胱腫瘍に見えてしまう，前立腺中葉肥大

　前立腺の中心部付近のみが膀胱に突出して腫大してくる前立腺肥大を，特に『中葉肥大』といいます．膀胱壁に突出した部分は，あたかも膀胱腫瘍のように見えます（図42）．鑑別ポイントとしては，『前立腺との連続性が保たれていること』，『カラードプラにて通常の前立腺の血流シグナルからストレートにつながる血管が突出部にみられること』などが挙げられます．

図42　前立腺中葉肥大

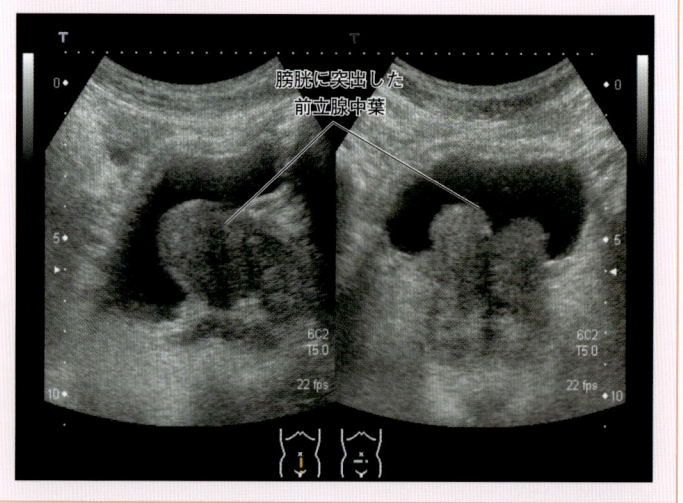

②前立腺腫瘍（prostate tumor）

　前立腺原発の悪性腫瘍は，そのほとんどが腺癌です．稀なものとしては移行上皮癌，扁平上皮癌，肉腫，転移性癌があります．前立腺癌の好発部位は辺縁域領域（PZ；chapter1解剖を参照）です．精嚢，膀胱，直腸などが浸潤を受けや

すく，骨転移は高頻度に引き起こします。PSA（正常値≦4.0ng/mL）が10ng/mLを超える場合，前立腺癌である危険性は50%以上とされ，生検の適応となります。
超音波像：前後径に優位な肥大，左右非対称，表面凹凸不整，細かな結石エコーの散在などがみられます（**図43**）。

　近年では，前立腺癌の発見は前立腺癌の腫瘍マーカーであるPSA（prostate specific antigen）の普及と，経直腸的エコー下での生検の普及により，診断能は向上し，患者数は年々増加しています。周囲浸潤像などの所見がなければ，超音波やCTで前立腺癌を診断することは困難であり，確定診断には生検による病理学的検査が必須となります。

図43　前立腺腫瘍（前立腺癌）

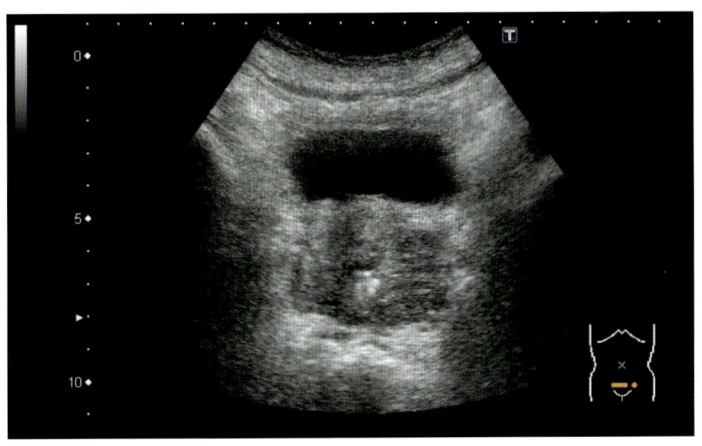

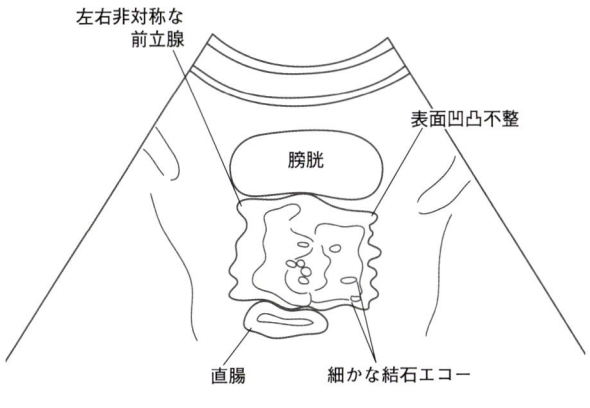

ここがポイント

前立腺肥大症と前立腺癌の違いは**表5**のとおりです。前立腺癌を超音波画像のみで判断することは困難ですが，肥大症との違いに気をつけて検査を行うことは必要です。

表5　前立腺肥大症と前立腺癌の違い

		前立腺肥大症		前立腺癌	
臨床・病態		加齢に伴う前立腺肥大結節の発生 ※前立腺肥大結節：腺性成分を主体として，膠原線維や平滑筋線維が種々の割合で混在した良性腫瘍		前立腺原発の悪性腫瘍 ほとんどが腺癌 ※非常にまれなもの 　移行上皮癌，扁平上皮癌，平滑筋肉腫，横紋筋肉腫	
好発部位		移行域（TZ）		辺縁域（PZ） ※ 約70%がPZ，約20%がTZ	
症状	蓄尿症状	・尿意切迫感 ・頻尿 ・夜間頻尿 ・切迫性尿失禁	早期癌	臨床症状なし	
	排尿症状	・排尿開始の遅れ ・排尿時間の延長 ・尿線細小 ・尿線途絶 ・尿閉，溢流性尿失禁 ・終末時滴下	尿道や膀胱に浸潤	排尿障害，血尿，膀胱刺激症状	
			尿管に浸潤	叩打痛，尿毒症症状	
	排尿後症状	残尿感	骨転移	・初期は無症状 ・進行に伴い転移部の疼痛 ・貧血，播種性血管内凝固症候群（DIC）	

報告書の書き方　①尿路結石　よい例

超音波検査報告書（泌尿器）

検査日　：　　　　　　依頼科　：　　　　　　病名：
患者ID　：　　　　　　病棟　　：
患者氏名：　　　　　　依頼医　：　　　　　　検査目的：
生年月日：　　　（　　歳）身長　　　　cm
性別　　：　　　　　　体重　　：　　　kg

腎

	Right		Left	
所見の有無	（＋）		所見の有無	（＋）
大きさ	腫大		大きさ	正常
	130 × 60　mm			102 × 50　mm
エコーレベル	皮質	判定不可	エコーレベル　皮質	正常
	髄質	判定不可	髄質	正常
皮質の菲薄化	（＋）		皮質の菲薄化	（－）
辺縁	整		辺縁	整
腎盂の拡張	（＋）高度		腎盂の拡張	（＋）
腫瘤	（－）		腫瘤	（－）
嚢胞	（－）		嚢胞	（－）
stone	（－）		stone	（＋）
石灰化	（－）		石灰化	（－）

膀胱

所見の有無	（－）
壁　肥厚	（－）
不整	（－）
腫瘤	（－）

前立腺

所見の有無	（－）
大きさ　上下径　左右径　前後径	44 × 40 × 35　mm
腫瘤	（－）
石灰化	（－）

尿管

所見の有無	（－）
拡張	（＋）右側
腫瘤	（－）
stone	（－）

超音波所見

○右腎：高度水腎症を認める（Grade 3）．腎は水腎症に伴い腫大している．
　　　　腎内に結石は認めない．腎皮質および髄質は高度水腎症のため評価困難．
　　　　上部尿管は著明に拡張し，腸骨動脈交叉部付近に結石を認める．
　　　　結石サイズ　φ14mm，尿管口付近の下部尿管は拡張認めず．
　　　　以上より，腸骨動脈交叉部付近の尿管に存在する尿管結石による尿管拡張および高度水腎症
　　　　を疑う．
○左腎：軽度水腎症を認める（Grade 1）．腎盂内に結石を2つ認める．サイズ　φ17mm，φ11mm
　　　　尿管の拡張は認めない．
○膀胱：壁肥厚（－），腫瘤性病変（－）
○前立腺：　明らかな異常所見なし．

超音波診断

♯右腎：尿管結石による高度水腎症，および尿管拡張

♯左腎：軽度水腎症，腎結石

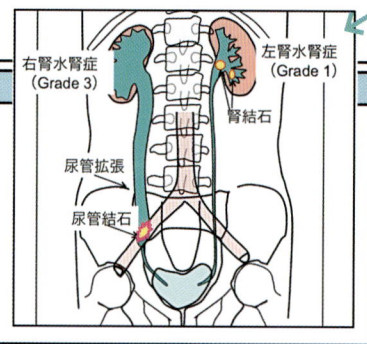

（シェーマ：右腎水腎症（Grade 3）、左腎水腎症（Grade 1）、腎結石、尿管拡張、尿管結石）

検査者：八鍬　恒芳　　　　　　　診断者：

東邦大学医療センター大森病院

---

① 水腎症の程度（Grade）が記載されている
② 尿管結石の場所，尿管拡張の原因が明確
③ 尿管結石所見のみならず，対側腎の所見なども詳細に記載されている
④ 腎サイズなど基本事項は表にすべて記載
⑤ 必要に応じてシェーマなどでわかりやすく

報告書の書き方　①尿路結石　悪い例

超音波検査報告書（泌尿器）

検査日	:	依頼科	:	病名	:
患者ID	:	病棟	:		
患者氏名	:	依頼医	:	検査目的	:
生年月日	: （　歳）	身長	: cm		
性別	:	体重	: kg		

腎

	Right		Left
所見の有無	（＋）	所見の有無	（＋）
大きさ	腫大　130 × 60 mm	大きさ	正常　102 × 50 mm
エコーレベル　皮質		エコーレベル　皮質	正常
髄質		髄質	正常
皮質の菲薄化	（＋）	皮質の菲薄化	（－）
辺縁	整	辺縁	整
腎盂の拡張	（＋）	腎盂の拡張	（＋）
腫瘤	（－）	腫瘤	（－）
嚢胞	（－）	嚢胞	（－）
stone	（－）	stone	（＋）
石灰化	（－）	石灰化	（－）

膀胱

所見の有無	（－）
壁　肥厚	（－）
不整	（－）
腫瘤	（－）

前立腺

所見の有無	（－）
大きさ　上下径　左右径　前後径	44 × 40 × 35 mm
腫瘤	（－）
石灰化	（－）

尿管

所見の有無	（－）
拡張	（＋）
腫瘤	（－）
stone	（－）

超音波所見

○右腎：水腎症および尿管拡張を認め，拡張した尿管内に結石を認める．尿管結石の像である．

○左腎：水腎症を認める．腎盂内に結石を2つ認める．尿管拡張なし．

○膀胱：壁肥厚（－），腫瘤性病変（－）
○前立腺　：　明らかな異常所見なし．

超音波診断

♯右腎：尿管結石による水腎症，および尿管拡張

♯左腎：水腎症，腎結石

検査者：八鍬　恒芳　　　診断者：

東邦大学医療センター大森病院

❌
① 水腎症の程度など腎の所見が簡素すぎる
② 尿管結石の位置など記載なし
③ できればシェーマで病態全体を描く

報告書の書き方　②腎細胞癌 よい例

超音波検査報告書（泌尿器）

検査日：　　　　　　依頼科：　　　　　病名：
患者ID：　　　　　　病棟：
患者氏名：　　　　　依頼医：　　　　　検査目的：
生年月日：　　（　歳）身長：　　　cm
性別：　　　　　　　体重：　　　kg

腎				
Right		Left		
所見の有無	（＋）	所見の有無	（＋）	
大きさ	腫大　135×90 mm	大きさ	正常　108×52 mm	
エコーレベル 皮質	正常	エコーレベル 皮質	正常	
髄質	正常	髄質	正常	
皮質の菲薄化	（−）	皮質の菲薄化	（−）	
辺縁	整	辺縁	整	
腎盂の拡張	（−）	腎盂の拡張	（−）	
腫瘤	（＋）	腫瘤	（−）	
嚢胞	（−）	嚢胞	（＋）	
stone	（−）	stone	（−）	
石灰化	（−）	石灰化	（−）	

膀胱	
所見の有無	（−）
壁　肥厚	（−）
不整	（−）
腫瘤	（−）

前立腺	
所見の有無	（−）
大きさ 上下径　左右径　前後径	42 × 33 × 30 mm
腫瘤	（−）
石灰化	（−）

尿管	
所見の有無	（−）
拡張	（−）
腫瘤	（−）
stone	（−）

超音波所見

○右腎：前外側に突出する腫瘤（＋），94×94×70mm，境界は明瞭，内部不均一で無エコー成分と充実性成分が混在している．ドプラにて，充実成分に血流シグナルを認める．
右腎静脈は内腔が腫瘤から連続する充実成分で充満膨隆しています．腫瘍塞栓と考えます．腫瘍塞栓の太さはφ20mmほど．
腫瘍塞栓は腎静脈基部から下大静脈側に進展している．周囲に明らかなリンパ節腫脹なし．副腎腫大なし．
○左腎：cyst（＋），1個　φ32mm

○膀胱：壁肥厚（−），腫瘤性病変（−）
○前立腺：明らかな異常所見なし．

超音波診断

#右腎：腎細胞癌疑い．静脈浸潤，右腎静脈〜下大静脈の腫瘍塞栓を伴う．

#左腎：腎嚢胞

検査者：八鍬　恒芳　　　　　　診断者：

東邦大学医療センター大森病院

- ①腫瘤の位置，形状，境界明瞭不明瞭の別など詳細が記載されている
- ②静脈浸潤の状態，周囲リンパ節転移の疑いなど，腎癌の進展度に準拠した所見記載
- ③腎サイズなど基本事項は表にすべて記載
- ④必要に応じてシェーマなどで分かりやすく

レポート貼付　腎細胞癌

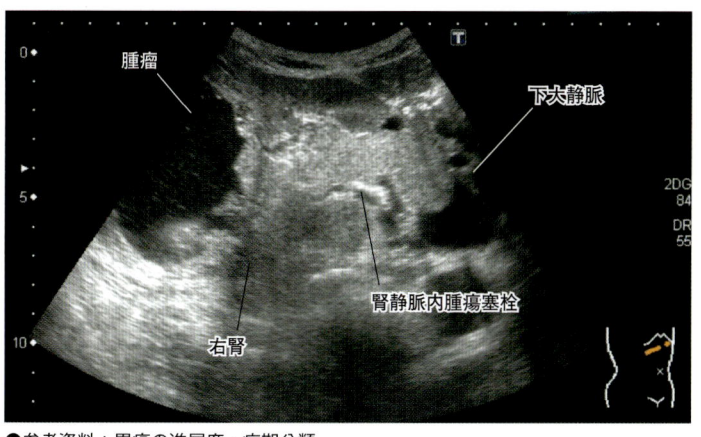

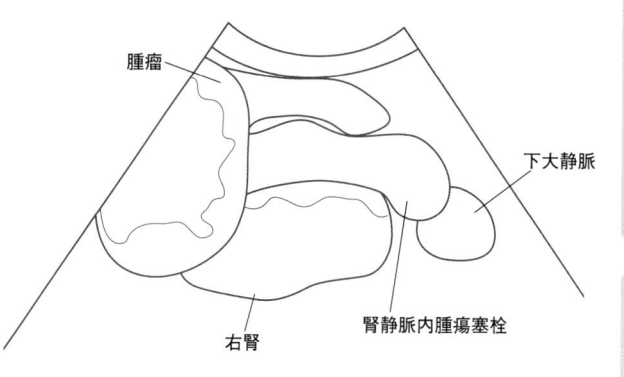

●参考資料：胃癌の進展度・病期分類

　腎癌の進展度(TNM分類)，病期分類をまとめたものです。所見を記載するにあたり，これらの点にも注意を払って検査を行うことで，より臨床に即した報告書が作成できると思われます。

腎癌の進展度（TNM分類）

TX	原発腫瘍の評価が不可能
T0	原発腫瘍を認めない
T1a	腫瘍の直径が4cm以下で腎臓にとどまっている
T1b	腫瘍の直径が4～7cmで腎臓にとどまっている
T2a	腫瘍の直径が7～10cmで腎臓にとどまっている
T2b	腫瘍の直径か10cmを超えるが腎臓にとどまっている
T3a	腫瘍が腎静脈または周囲の脂肪組織まで及んでいるが、Gerota筋膜を越えない
T3b	腫瘍が横隔膜より下の大静脈内に広がっている
T3c	腫瘍が横隔膜の上の大静脈内に広がるまたは大静脈壁まで及んでいる
T4	腫瘍がGerota筋膜を越えて浸潤する（同側副腎への連続的進展を含む）
NX	所属リンパ節の評価が不可能
N0	所属リンパ節への転移なし
N1	所属リンパ節に1個転移あり
N2	所属リンパ節に2個以上転移あり
M0	別の臓器に転移なし
M1	別の臓器に転移あり

（日本泌尿器科学会・日本病理学会・日本医学放射線学会編：泌尿器科・病理・放射線科 腎癌取扱い規約. 2011年4月（第4版），金原出版より作成）

TNM分類による腎癌のStage-病期分類

I期	T1	N0	M0
II期	T2	N0	M0
III期	T1	N1	M0
	T2	N1	M0
	T3a	N0,N1	M0
	T3b	N0,N1	M0
	T3c	N0,N1	M0
IV期	T4	Nに関係なく	M0
	Tに関係なく	N2	M0
	T,Nに関係なく		M1

（日本泌尿器科学会・日本病理学会・日本医学放射線学会編：泌尿器科・病理・放射線科 腎癌取扱い規約. 2011年4月（第4版），金原出版より作成）

Robson分類による腎癌のStage-病期分類

I期	腫瘍は腎皮膜内に限局
II期	腫瘍は腎皮膜内を越えて浸潤するがGerota筋膜を越えない
III期	A. 腎静脈腫瘍血栓を伴う B. 所属リンパ節転移 C. A+B
IV期	A. 腫瘍はGerota筋膜を越えて隣接臓器へ浸潤する B. 遠隔転移を伴う例

(Robson CJ, Churchill BM, Anderson W：The results of radical nephrectomy for renal cell carcinoma. J Urol 101：297-301, 1969より引用改変)

報告書の書き方 ②腎細胞癌 悪い例

超音波検査報告書（泌尿器）

検査日：　　　　　依頼科：　　　　　病名：
患者ID：　　　　　病棟：
患者氏名：　　　　依頼医：　　　　　検査目的：
生年月日：　　（　歳）身長：　　cm
性別：　　　　　　　体重：　　kg

腎

	Right		Left	
所見の有無	（＋）	所見の有無	（＋）	
大きさ	腫大 135×90 mm	大きさ	正常 108×52 mm	
エコーレベル	皮質：正常 髄質：正常	エコーレベル	皮質：正常 髄質：正常	
皮質の菲薄化	（－）	皮質の菲薄化	（－）	
辺縁	整	辺縁	整	
腎盂の拡張	（－）	腎盂の拡張	（－）	
腫瘤	（＋）	腫瘤	（－）	
囊胞	（－）	囊胞	（＋）	
stone	（－）	stone	（－）	
石灰化	（－）	石灰化	（－）	

膀胱

所見の有無	（－）
壁　肥厚	（－）
不整	（－）
腫瘤	（－）

前立腺

所見の有無	（－）
大きさ 上下径　左右径　前後径	42 × 33 × 30 mm
腫瘤	（－）
石灰化	（－）

尿管

所見の有無	（－）
拡張	（－）
腫瘤	（－）
stone	（－）

超音波所見

①○右腎：不整な腫瘤（＋），94×94×70mm，ドプラにて腫瘤内に血流シグナルを認める．
②　右腎静脈に腫瘤塞栓を認める．
　○左腎：cyst（＋），1個　φ32mm
　○膀胱：壁肥厚（－），腫瘤性病変（－）
　○前立腺　：　明らかな異常所見なし．　　　　　　　　　　　　　　　　　　　③

超音波診断

＃右腎：腎細胞癌疑い．腎静脈内腫瘍塞栓を伴う．

＃左腎：腎囊胞

検査者：八鍬　恒芳　　　　　診断者：

東邦大学医療センター大森病院

❌
①腫瘤の位置，腫瘤性状など，詳細な記載なし
②周囲リンパ節腫大の有無など，悪性の病態に即した所見記載なし
③シェーマがなく，簡素な所見記載も相まって，病態把握困難

II 腹部エコーの実践教習―検査法の実際―

5 子宮・卵巣

5 子宮，卵巣

三塚幸夫（東邦大学医療センター大森病院臨床生理機能検査部）

① 発生・解剖（図1）

図1 発生・解剖

a：発生

b：解剖（子宮，卵巣）

c：子宮の位置

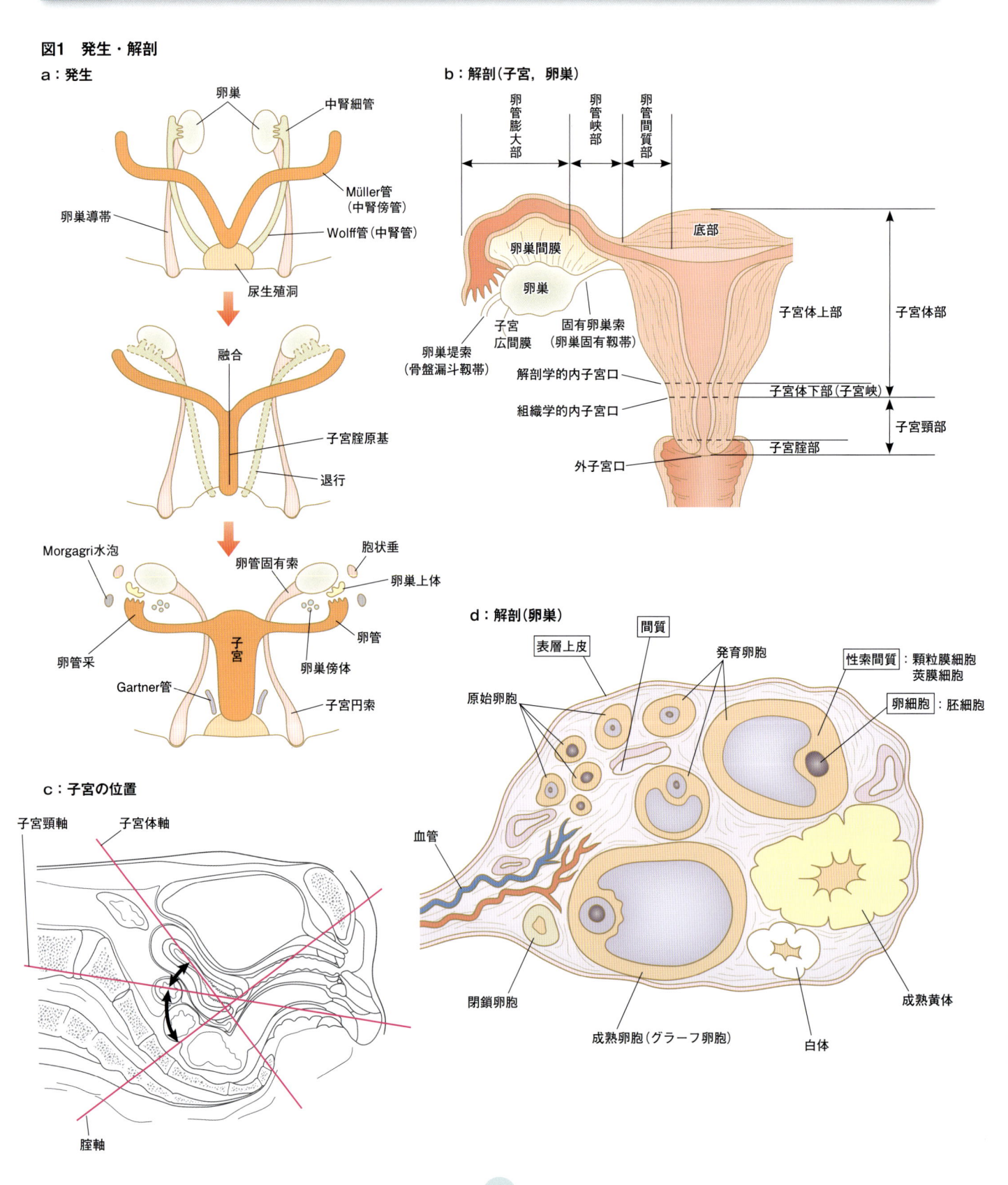

d：解剖（卵巣）

発生(図1a)

　子宮・卵管・腟上部はMüller管(中腎傍管)より，卵巣はWolff管(中腎管)より形成されます。女性生殖器の発生は，精巣のLeydig細胞が産生するテストステロンとSertoli細胞が産生するMüller管抑制因子が存在しないことにより，Wolff管が自然に退化し，Müller管の発達が阻害されなくなることにより進みます。

　受精後第4〜8週の間にほぼ内性器の形成が，第12週までに外性器の形成が完了するため，この時期に発生学的障害があると，さまざまな子宮奇形(重複子宮，双角子宮，単角子宮，子宮頸部閉鎖など)，卵巣形成不全，腟奇形などが生じます。

子宮(図1b，図2〜4)

　洋梨様の形状で，膀胱と直腸の間に位置しています。平滑筋を主要成分とし，内面は子宮内膜，外面は漿膜で覆われています。組織学的内子宮口を境に底部側を子宮体部，腟側を子宮頸部とよび，子宮体部は解剖学的内子宮口を境に子宮体上部と子宮体下部(子宮峡)に分けられます。子宮頸部のうち，腟に突出する部分を子宮腟部とよびます。胎児子宮は指頭大でその約2/3が頸部からなります。乳児期になると胎盤エストロゲンの影響を受けていた出生直後と比べて小さくなり，小児子宮は体部が発達し約1/2が体部となります。成熟子宮の大きさは7〜8cmほどで，約2/3が体部，約1/3が頸部となり，閉経後は萎縮し全体に小さくなってきます。

　子宮頸軸が腟軸に対して前方に傾くものを前傾，後方に傾くものを後傾，側方に傾くものを側傾といいます。また子宮体軸が子宮頸軸に対して前方に傾くものを前屈，後方に傾くものを後屈，側方に傾くものを側屈，同一線上にあるものを無屈といいます。通常，子宮頸軸は腟軸に対して70〜90°前方に傾き(前傾)，子宮体軸は子宮頸軸に対して50〜80°前方に傾いています(前屈)が，膀胱や直腸の充満状態によりある程度移動可能です。

図2　子宮(縦断像)

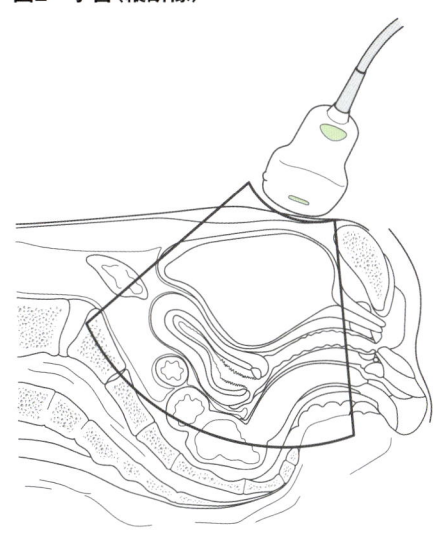

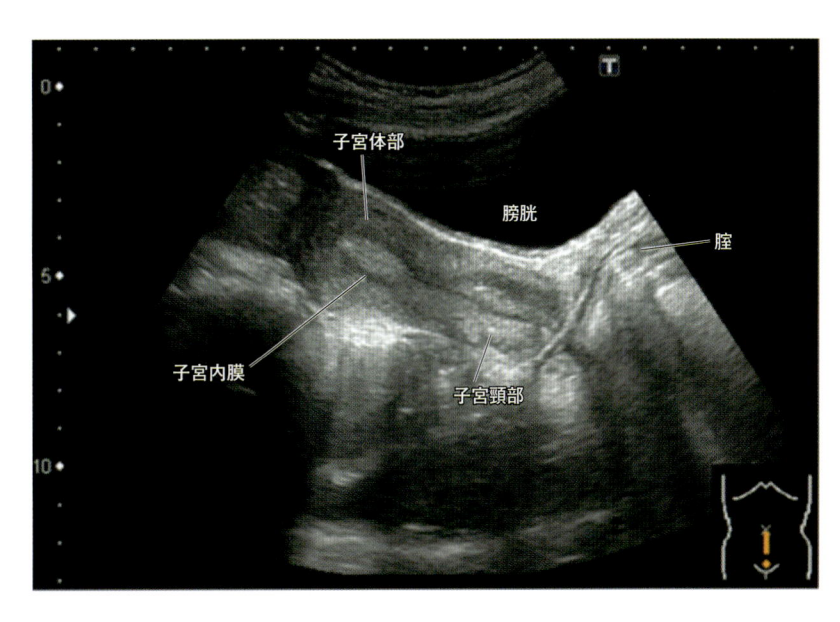

図3　子宮（横断像）

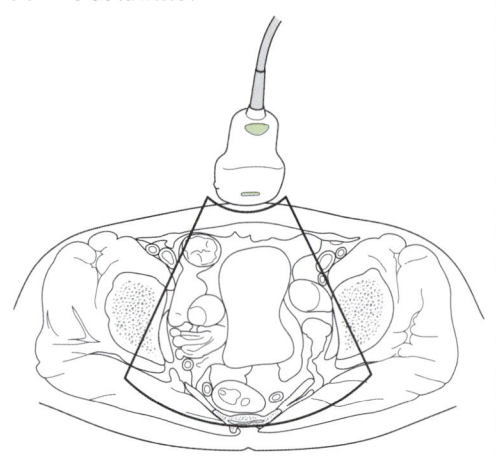

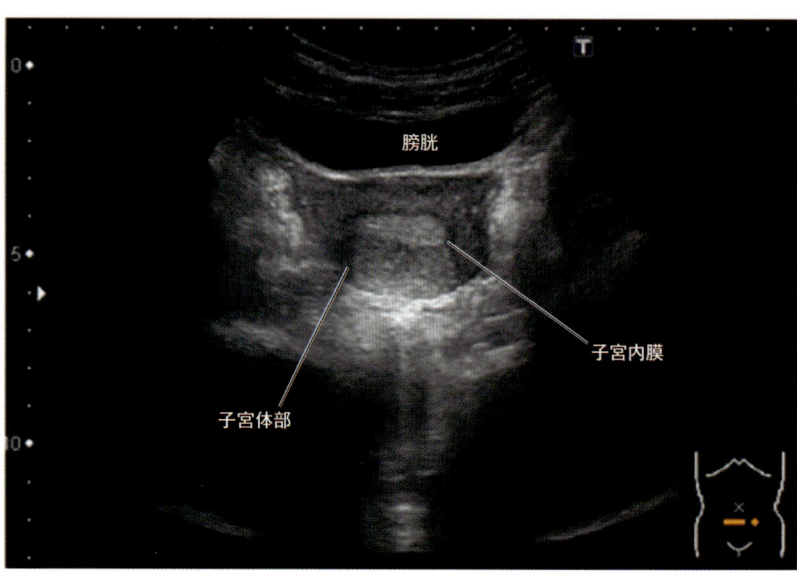

図4　子宮，卵巣（横断像）

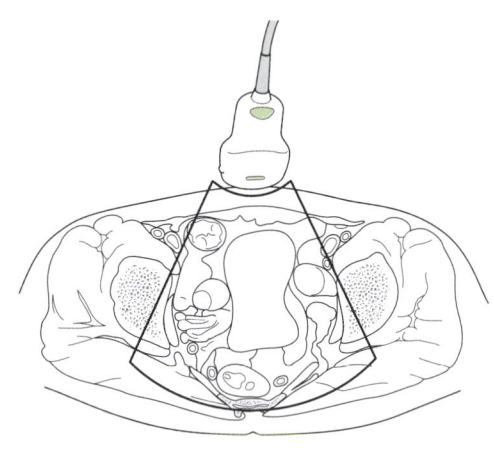

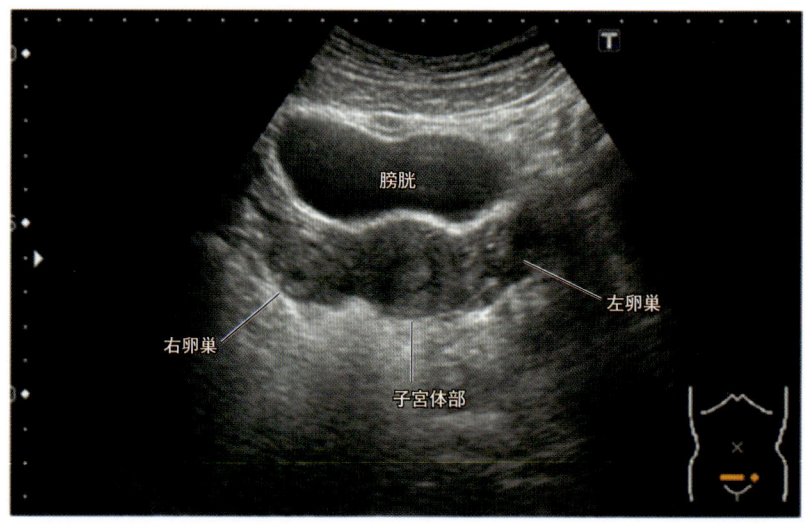

卵巣

　卵巣の大部分は骨盤腔に露出し，表面は漿膜（胚上皮）で覆われています。固有卵巣索（卵巣固有靱帯），卵巣提索（骨盤漏斗靱帯），子宮広間膜に連なりますが，非常に動きやすい性質があります。卵巣は皮質と髄質からなり，表層には胎生期の体腔上皮を起源とする表層上皮，髄質内には周囲を顆粒膜細胞と莢膜細胞（性索間質細胞）が取り囲んだ卵細胞（胚細胞）があり，卵胞を形成しています。卵巣腫瘍はこれらに由来すると考えられていて，表層上皮性・間質性腫瘍，性索間質性腫瘍，胚細胞腫瘍，その他に分類されます。

卵管

　卵管は子宮体部に開口し，子宮側から卵管間質部，卵管峡部，卵管膨大部に分けられ，卵管膨大部の先端の卵管采により覆われるように卵巣が存在しています。卵管壁は，漿膜，筋層，卵管内膜で構成され，内膜には線毛細胞や分泌細胞が配列しています。

血管・リンパ管系(図5)

●動脈系

子宮動脈は内腸骨動脈から分枝し、内子宮口の高さから子宮に入り上下に分枝します。内腸骨動脈は最終的に胎生期の臍動脈の遺残である臍動脈索(側臍靱帯)となります。

卵巣動脈は腹部大動脈より直接分枝し、卵巣提索(骨盤漏斗靱帯)を通って卵巣・卵管に至ります。その後、子宮側壁で子宮動脈(内子宮口で分枝した上行枝)と吻合します。

外陰および腟下部への血流は、内腸骨動脈より分枝する内陰部動脈と、大腿動脈より分枝する外陰部動脈から供給されます。

●静脈系

子宮および腟周囲では、著しい静脈叢を形成しながら内腸骨静脈へ流入します。

卵巣静脈は左右で走行が異なり、右卵巣静脈は直接下大静脈に、左卵巣静脈は左腎静脈へ流入します。

外陰前方は外陰部静脈から大伏在静脈へ、その他の外陰は内陰部静脈から内腸骨静脈へ流入します。

●リンパ管・リンパ節

リンパ管とリンパ節は血管に沿って存在しています。これらのリンパ系は悪性腫瘍の転移経路として重要ですが、大きく分けて2つの系統があります。1つは卵巣・卵管より卵巣動静脈に沿って直接傍大動脈リンパ節に至る系、もう1つは子宮や腟から基靱帯を経て、外腸骨リンパ節、閉鎖リンパ節、内

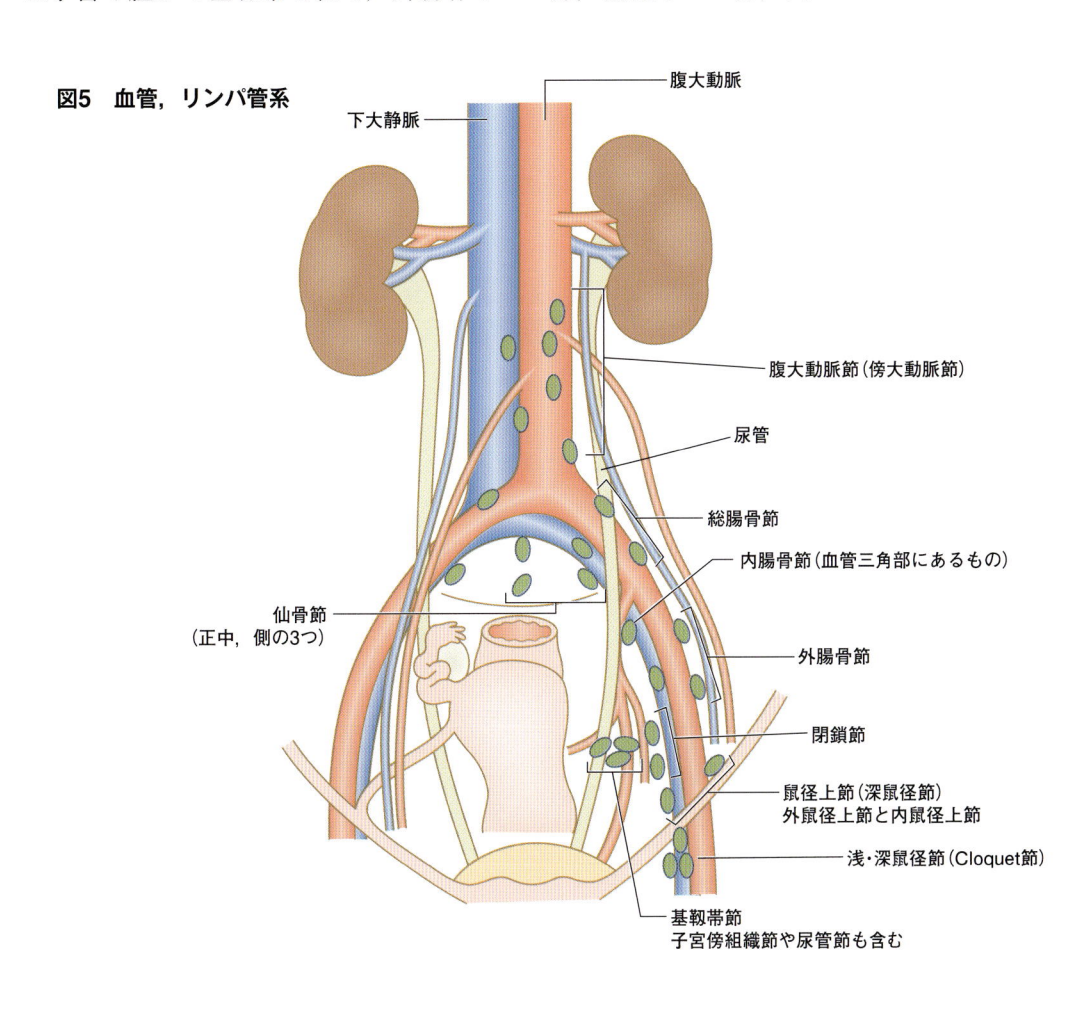

図5 血管,リンパ管系

- 腹大動脈
- 下大静脈
- 腹大動脈節(傍大動脈節)
- 尿管
- 総腸骨節
- 内腸骨節(血管三角部にあるもの)
- 仙骨節(正中,側の3つ)
- 外腸骨節
- 閉鎖節
- 鼠径上節(深鼠径節)
  外鼠径上節と内鼠径上節
- 浅・深鼠径節(Cloquet節)
- 基靱帯節
  子宮傍組織節や尿管節も含む

腸骨リンパ節，総腸骨リンパ節などの骨盤内リンパ節へ至り，その後傍大動脈リンパ節に至る系です。その他，外陰からのリンパ系は浅鼠径リンパ節，深鼠径リンパ節を経て骨盤内リンパ節に至ります。

月経周期（図6）

月経の第1日から次の月経開始の前日までの日数を月経周期といいます。28〜30日周期が最も多いですが，個人差があり，23〜35日の間に90％程度が分布します。黄体期は13〜16日とほぼ一定で，月経周期変動の原因は卵胞期の期間によることが多いといわれています。月経持続日数も同様に変動しますが多くは3〜7日で，そのうち3〜5日が最も多いといわれています。卵巣および子宮内膜は，それぞれ月経周期によって変化がみられるため，この変化を念頭に検査を行う必要があります。不正出血を月経と誤認している場合もあるため，最終月経の開始日を確認し，月経周期と子宮内膜・卵巣の変化とが一致するか確認することも重要です。

●卵巣周期

卵胞期：月経開始第1日目から黄体形成ホルモン（LH）の急激な上昇までを卵胞期といい，一日に2mm程度のペースで卵胞が増大し，最大で20mm程度にまで増大します。

排卵期：急激なLHの上昇から排卵までを排卵期といい，通常16〜32時間程度とされます。LHの刺激により増大した主席卵胞が卵巣表面から突出し，最終的には壁が破綻して卵子が放出されます。

黄体期：排卵後からを黄体期といい，受精が起こらなければ14日ほどで次の月経開始により終了します。この間に破綻した卵胞壁が閉鎖し，黄体が形成されます。

> **terminology**
> LH：lutenizing hormone

●子宮内膜周期

月経周期に伴う子宮内膜の変化で，月経期，増殖期，分泌期に分けられます。

月経期：妊娠が成立しなかった場合，黄体の退縮に伴うプロゲステロン減少により，子宮内膜が壊死に陥り月経として排出されます。

増殖期：月経後，卵胞の発育に伴うエストロゲンの作用により子宮内膜上皮細胞が増殖します。排卵期頃の子宮内膜は，リング状の高エコーが特徴的な木の葉状の超音波像を呈します。

分泌期：排卵後，エストロゲンに代わってプロゲステロンが優位となり，子宮腺からの粘液分泌がさかんになります。分泌期の後半になると，子宮内膜は高エコーで厚みのあるオタマジャクシ様の超音波像を呈します。

図6　月経周期　a：卵巣周期と子宮内膜周期

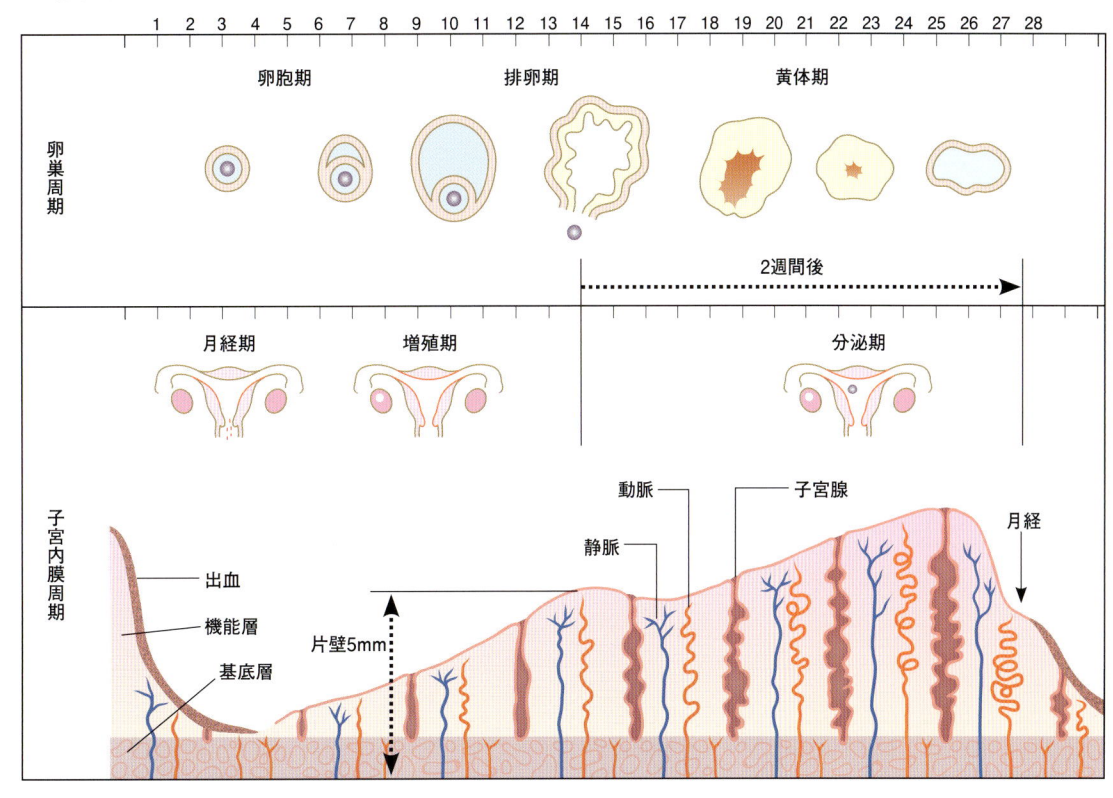

卵胞期　排卵期　黄体期

卵巣周期

2週間後

月経期　増殖期　分泌期

動脈　子宮腺　月経
静脈

子宮内膜周期

出血
機能層
基底層

片壁5mm

b：月経周期に伴う卵巣の変化

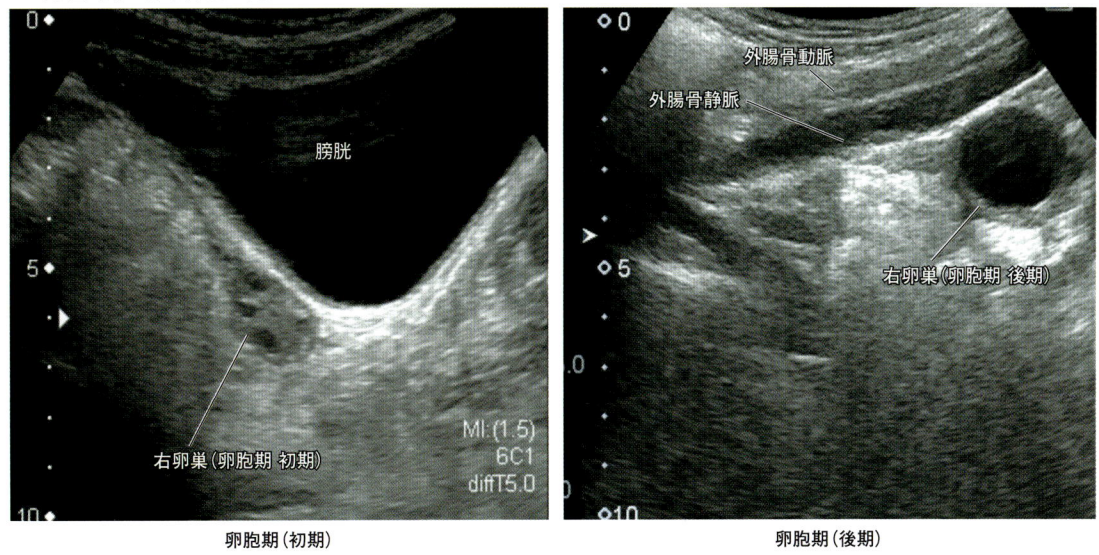

膀胱

外腸骨動脈
外腸骨静脈

右卵巣（卵胞期 後期）

右卵巣（卵胞期 初期）

卵胞期（初期）　　卵胞期（後期）

c：増殖期　　d：分泌期

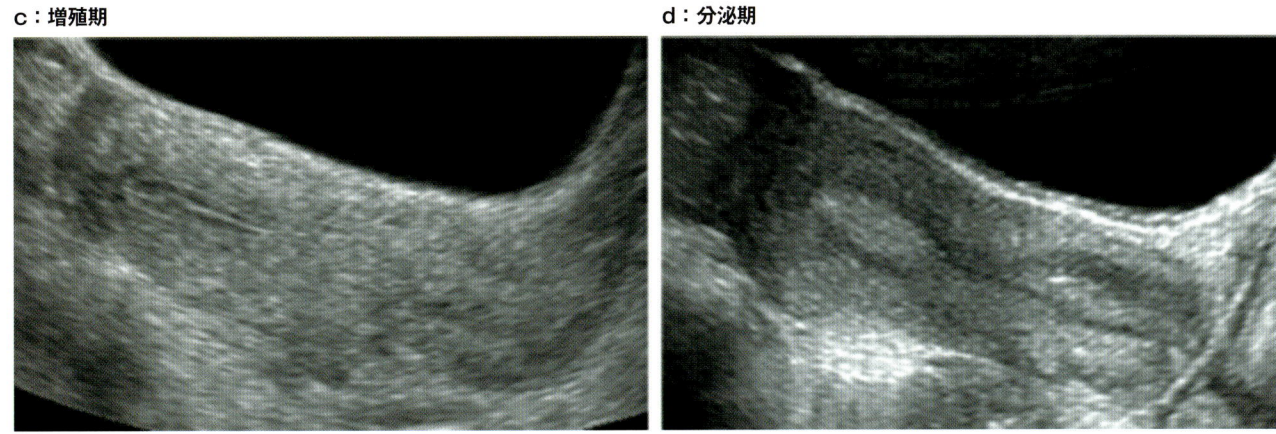

② 基本走査

下腹部正中縦断走査（図7，9〜11）

　経腹走査による子宮・卵巣の観察では，尿を溜めた膀胱を音響窓として用いる膀胱充満法が基本となります。まずはプローブを下腹部正中に縦にあてて，膀胱内の尿量を確認します。プローブを左右に扇動走査・平行走査し，子宮全体を観察して，子宮の大きさ，腫瘤の有無，筋層の均質性，子宮内膜の連続性・厚みを観察します。扇動走査で左右の腸骨動脈外側まで十分に観察し，子宮外に突出する病変や両側卵巣の存在も確認します。

図7　下腹部正中縦断走査（子宮・卵巣の観察）

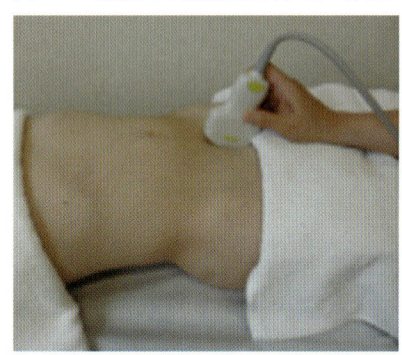

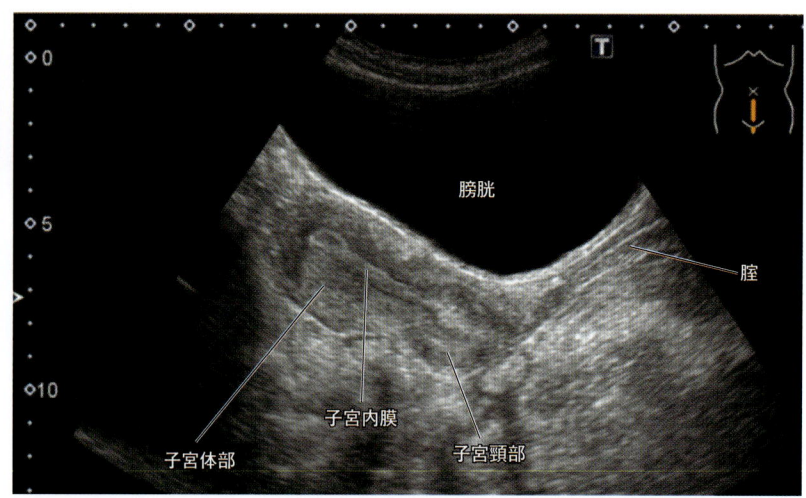

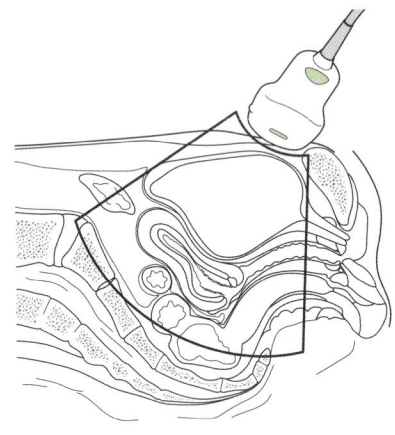

One Point Advice

下腹部正中縦断走査のポイント

①恥骨結合上縁にプローブの下端を当てて，頭側を見上げるようなプローブ走査を行うことで，膀胱を有効に活用することができるとともに，子宮内膜に対して垂直に超音波を当てることができます。

②同様に，右側を見るときは左側から，左側を見るときは右側からと，対側から斜めに超音波を入射することで，膀胱を有効に活用できるとともに，膀胱側壁やそこに沿った卵巣などに対して垂直に超音波を当てることができます。

下腹部正中横断走査（図8，12〜17）

　プローブを下腹部正中に横に当てて，扇動走査・平行走査し，腟から子宮底部までを十分観察します。下腹部正中縦断走査同様，子宮の大きさ，腫瘤の有無，筋層の均質性，子宮内膜の連続性・厚みを観察します。子宮より突出する腫瘤がみられることも多く，これらの病変の存在も念頭に，子宮が見えなくなるまで十分にプローブを動かすことが重要です。卵巣は子宮の側面に位置することが多いですが，子宮の背側や頭側，または子宮から少し離れて腸骨動脈分岐部付近に位置することもあり，膀胱を音響窓として周囲を十分観察します。

　ただし，腫大した子宮，側傾または側屈子宮などでは，必ずしも膀胱を音響窓として利用できないこともあります。

図8　下腹部正中横断走査（腟から子宮底部の観察）

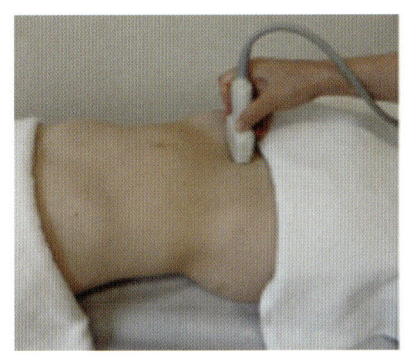

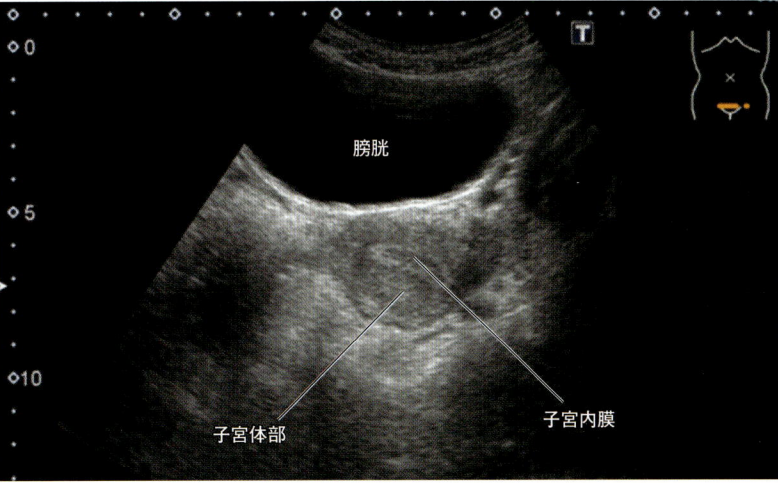

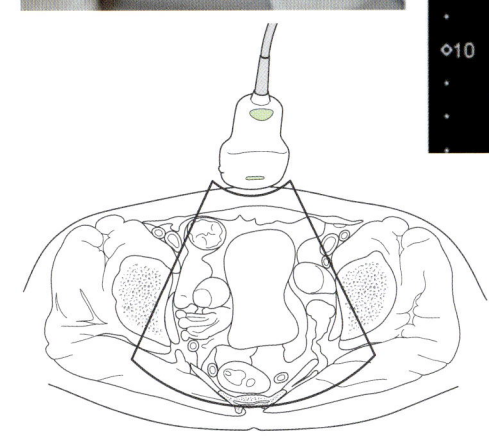

上下方向の描出角度による違い（図9〜14）

図9　下腹部正中縦断走査（見上げ）

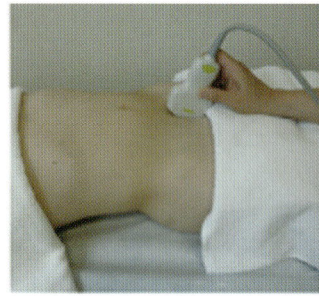

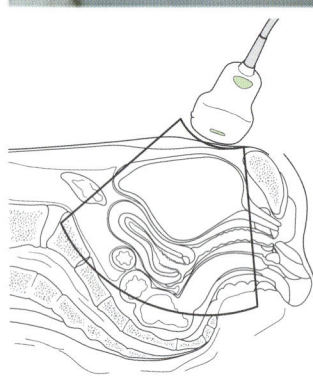

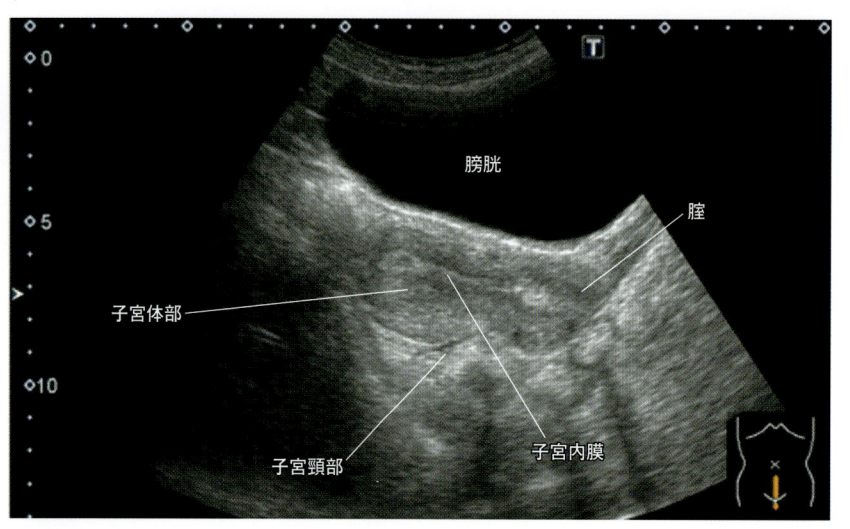

子宮底部より突出する病変や，子宮頭側に位置する卵巣を観察する際に有効である。また，本症例の膀胱充満状態では，子宮内膜に垂直に超音波があたり，子宮内膜が最も明瞭に描出されている。

図10　下腹部正中縦断走査（中間）

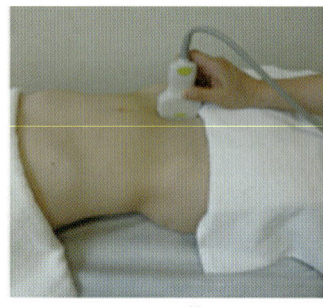

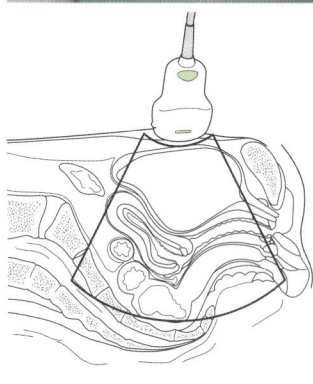

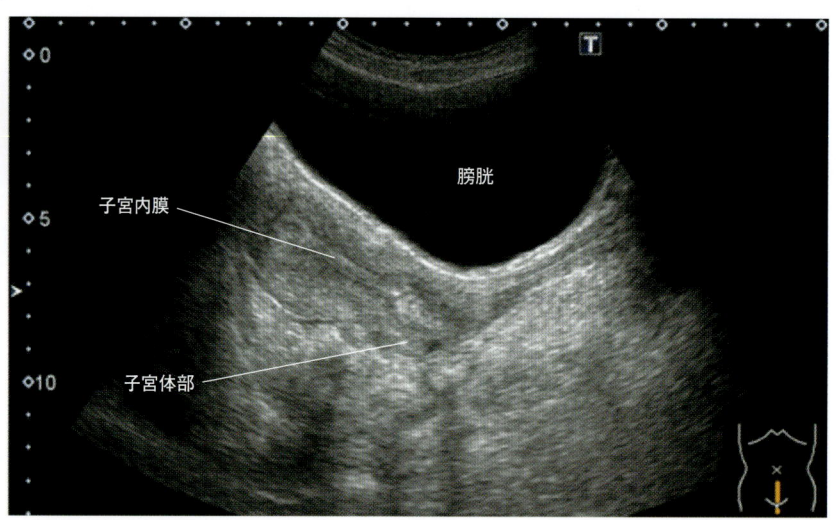

子宮のほぼ全体から腟までが描出されているが，本症例においては，**図9**に比べて子宮内膜が不明瞭である。また子宮底部の描出も不十分で，突出する病変があった場合には見落としかねない。適切な描出角度は，子宮や，病変の位置関係，膀胱充満状態によって異なるため，それぞれに応じた適切な描出角度を見極める必要がある。

図11　下腹部正中縦断走査（見下げ）

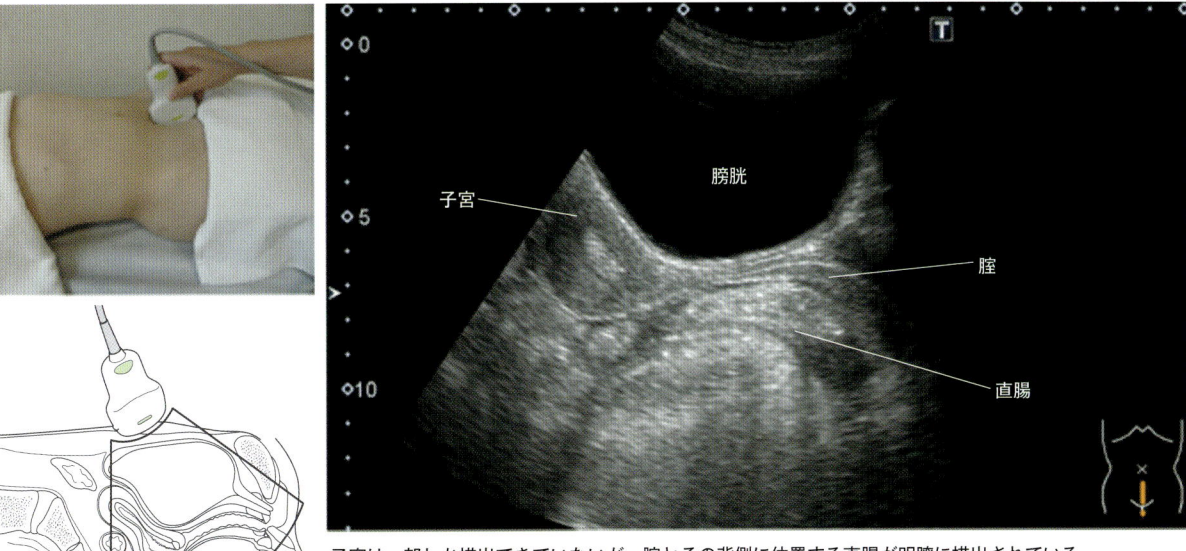

子宮は一部しか描出できていないが，腟とその背側に位置する直腸が明瞭に描出されている。

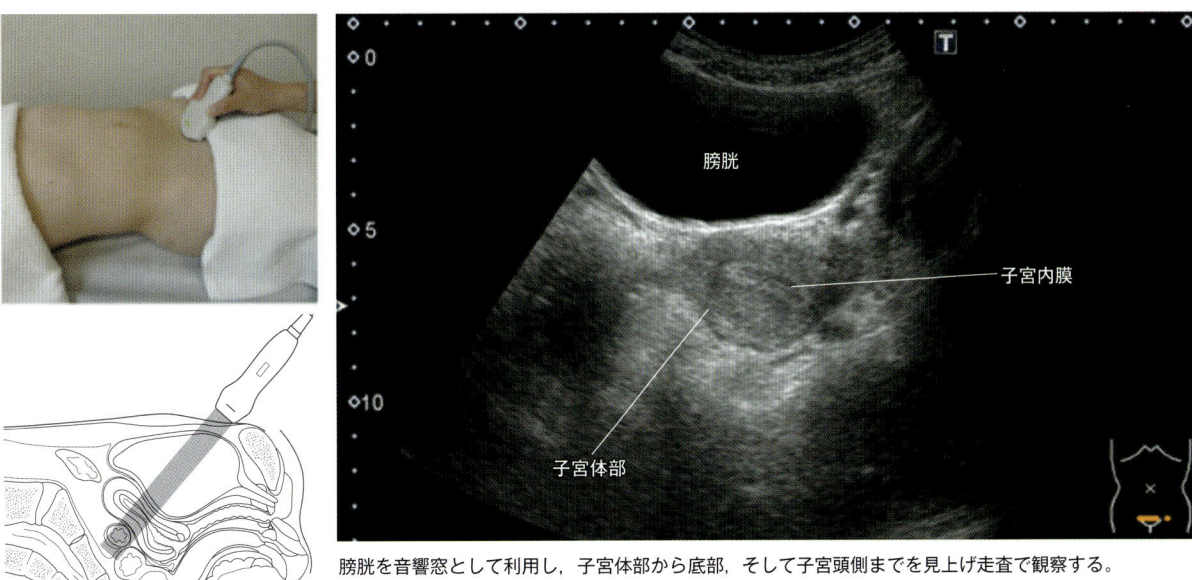

図12　下腹部正中横断走査（見上げ）

膀胱を音響窓として利用し，子宮体部から底部，そして子宮頭側までを見上げ走査で観察する。

図13　下腹部正中横断走査（中間）

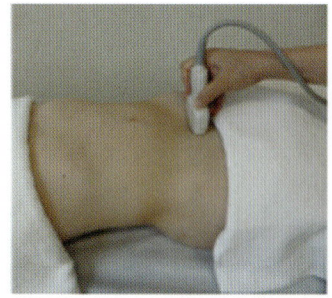

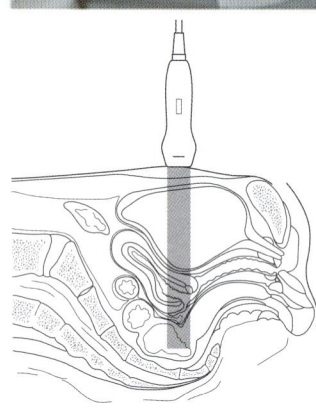

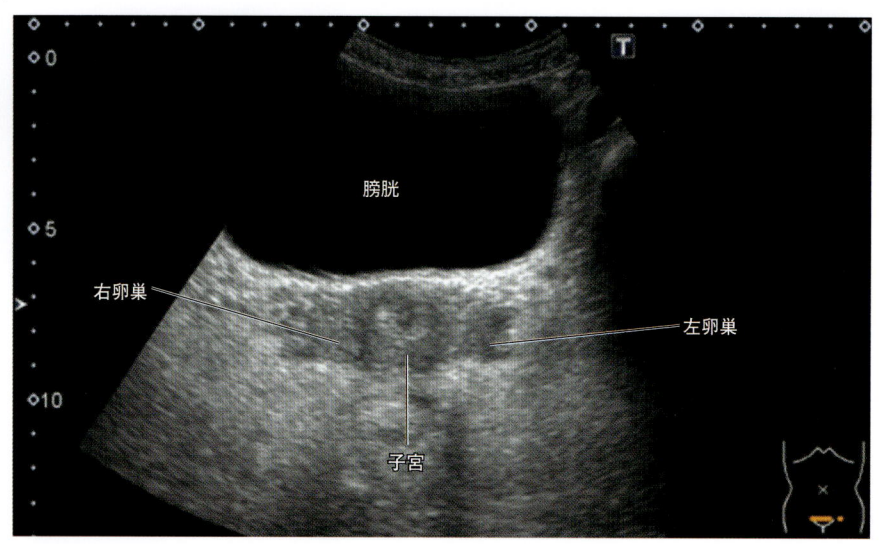

膀胱
右卵巣
左卵巣
子宮

子宮体部から頭部にかけて連続的に観察する。

図14　下腹部正中横断走査（見下げ）

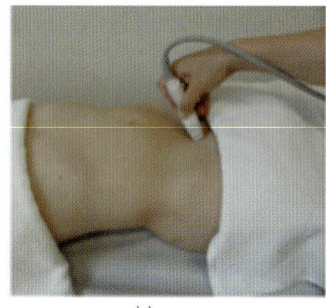

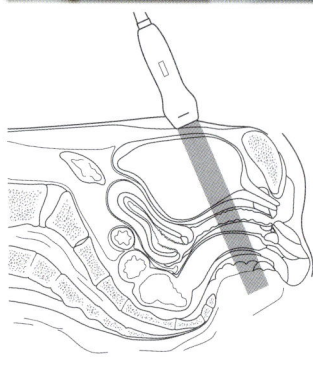

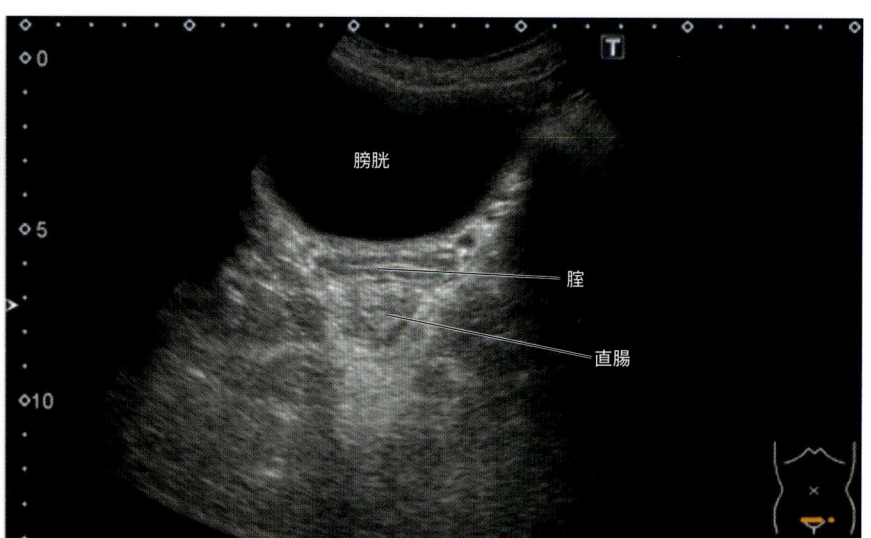

膀胱
腟
直腸

子宮頭部から腟まで連続的に観察する。

左右方向の描出角度による違い（図15〜17）

図15　下腹部正中横断走査

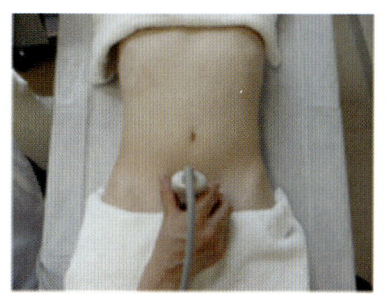

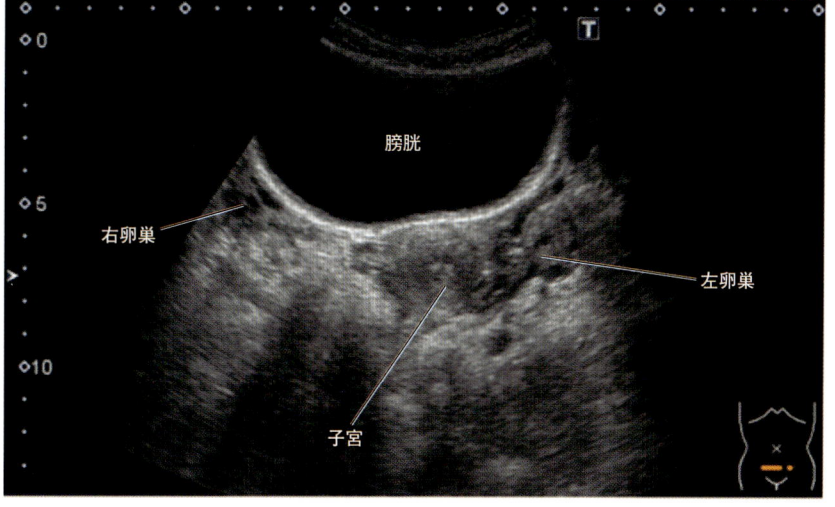

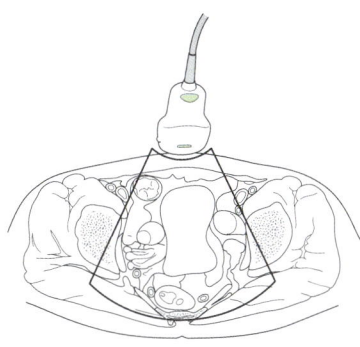

図16　下腹部正中横断走査（右側の観察）

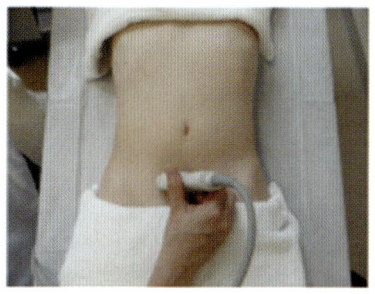

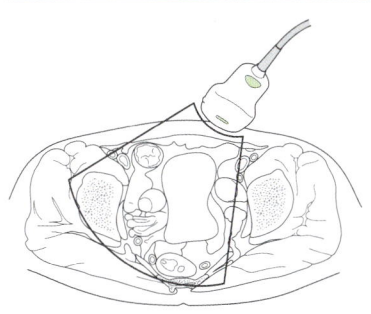

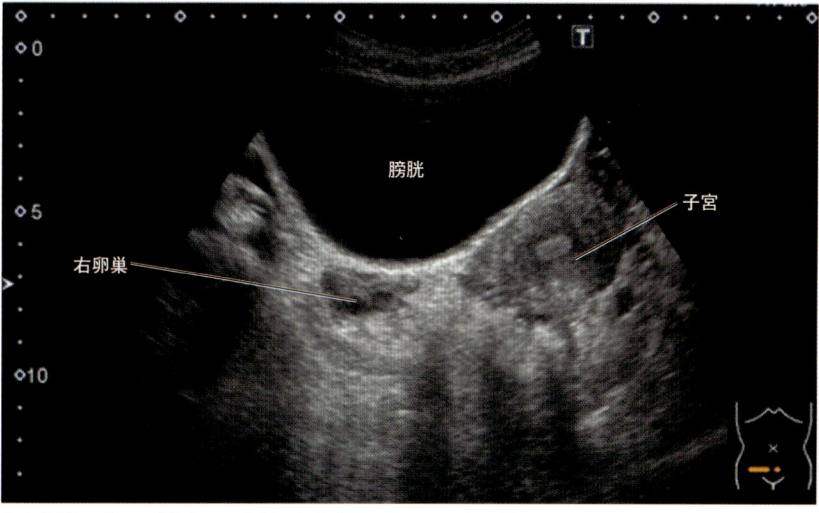

やや左側にプローブをあてて右側を観察することで，膀胱を音響窓にして右卵巣に超音波を垂直にあてている。こうすることで**図15**と比べて右卵巣が明瞭に描出されている。

図17　下腹部正中横断走査（左側の観察）

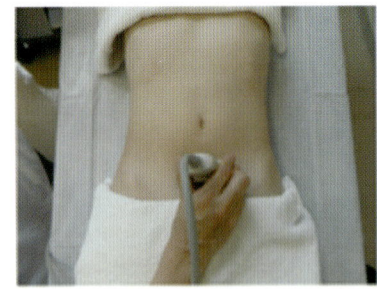

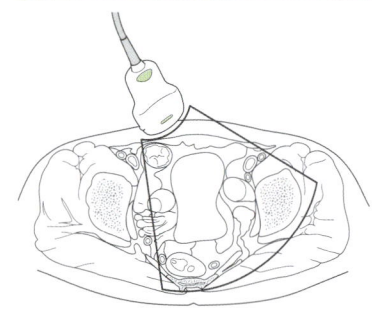

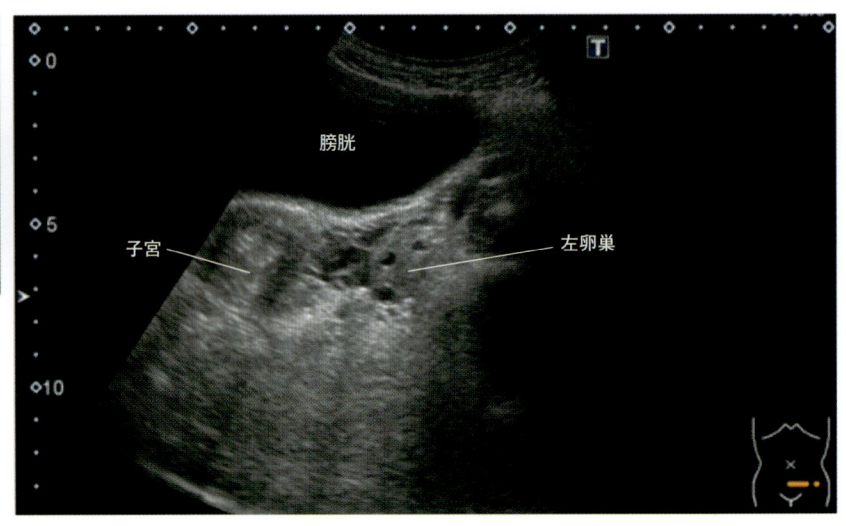

やや右側にプローブをあてて左側を観察することで，膀胱を音響窓として左卵巣に超音波を垂直にあてている。こうすることで図15に比べて左卵巣が明瞭に描出されている。

卵巣描出のコツ（図18〜21）

　卵巣は固有卵巣索（卵巣固有靱帯），卵巣提索（骨盤漏斗靱帯），子宮広間膜に連なりますが，非常に動きやすく，存在部位に個人差があります。また，子宮周囲の血管叢，消化管の影響で認識しにくい場合や，子宮・卵巣に大きな病変があるとその影響で描出できないこともあります。特に閉経後で子宮が萎縮している年齢では，正常卵巣は描出できないことも多くなります。腫大していれば比較的容易に見つけることはできますが，逆に骨盤腔内に腫瘤を認めた場合には，それ以外に正常卵巣が描出されないことを確認することが重要で，普段から正常卵巣を描出するテクニックを身につけておく必要があります。

●卵巣描出のポイント
①膀胱充満法で観察する（図18，19）
　比較的動きやすいとはいうものの，膀胱充満法で観察すると膀胱に圧排されて，膀胱周囲に位置することが多いです。
　膀胱内に十分に尿を溜め，膀胱背側から膀胱側壁を中心に観察します。特に側壁周囲を観察する場合には，対側から斜めに超音波を入射して観察すると明瞭に描出できます。

②子宮周囲を観察する（図18，19）
　特に（卵巣）子宮内膜症を併発している場合には，卵巣周囲の出血などの影響で，子宮やダグラス窩などに癒着していることも多いです。また，子宮周囲で左右の卵巣が一塊となって描出されることもあります。膀胱周囲の観察で卵巣を見つけられない場合には，子宮周囲（背側，頭側，頸部周囲など）を注意深く観察します。ただし，子宮周囲には血管叢があり，これを卵巣と見間違えないよう，必要に応じてドプラを併用して鑑別します。

図18　膀胱・子宮周囲に位置する卵巣（ドプラ法による血管叢と卵巣の鑑別）

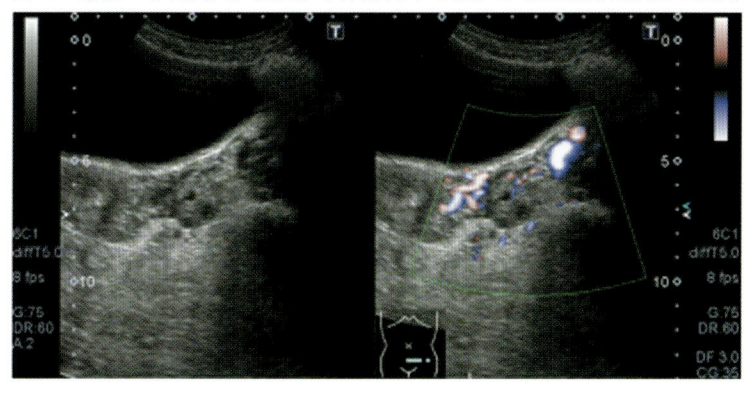

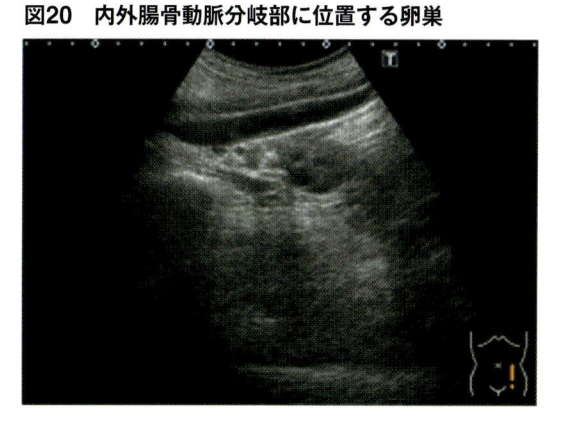

図20　内外腸骨動脈分岐部に位置する卵巣

図19　子宮に接する卵巣

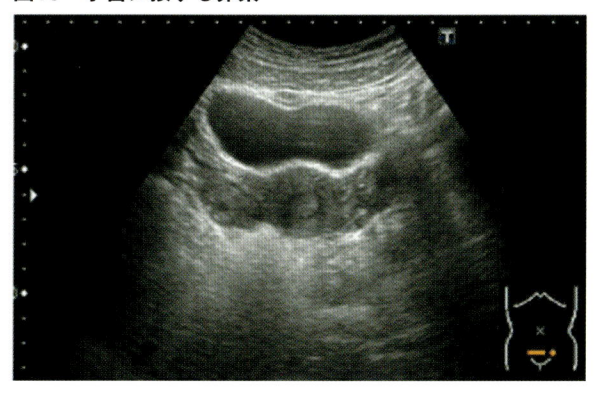

図21　消化管ガスと見間違えやすい卵巣（皮様嚢腫）

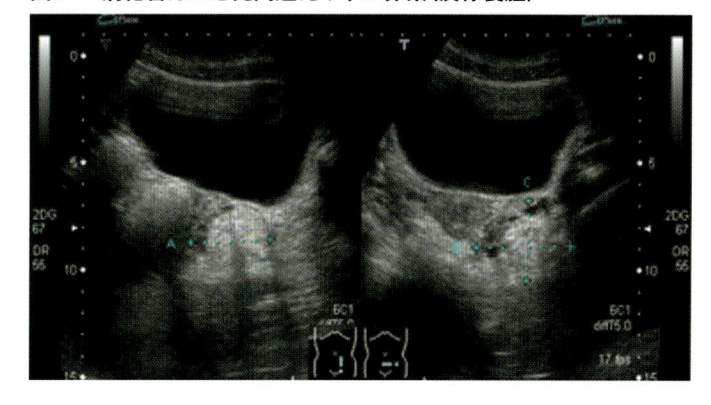

③腸骨動脈周囲を観察する（**図20**）

　膀胱充満法では膀胱周囲に位置することが多いですが，尿が溜まっていない状態では腸骨動脈周囲に位置していることが多いです。腸骨動脈を長軸・短軸断面で描出し，その周囲を観察します。緩やかに圧迫し消化管ガスを避けながら観察するほか，腸骨動脈を音響窓として観察するように斜めに超音波を入射することで，明瞭に描出できることもあります。

④消化管ガスと見間違えていないか，改めて確認する（**図21**）

　卵巣腫瘍のタイプによっては，消化管と見間違いやすいものもあります（皮様嚢腫，充実性卵巣腫瘍など）。特に閉経前の患者で，描出を妨げる子宮や卵巣の病変がないにもかかわらず卵巣が描出できない場合には，これらの病変の存在も考える必要があります。圧迫しながらプローブをゆっくり走査することで，蠕動を有する消化管と鑑別しながら観察します。

膀胱充満法　貯留尿量よる画像の変化（図22，23）

　図22，23は，すべて同一被検者のもので，尿貯留量と圧迫の有無による見え方の違いを示したものです。尿量が少ないと子宮底部に消化管ガスが被ってしまい十分に描出できません（**図23a，b**）が，圧迫を加えることで，ある程度は描出できる場合もあります（**図23c，d**）。また，尿が溜まっていない状態では後屈（**図23d**）ですが，尿が溜まってくると無屈になり，体部から頸部にかけて直線状に子宮内膜や筋層の様子が観察できるようになっています（**図22c**）。このように尿貯留量によって見え方が変わってくることを知り，検査の目的に合わせて尿貯留量を調整する必要があります。

図22 膀胱充満法 貯留尿量よる画像の変化

尿量 少 → 多

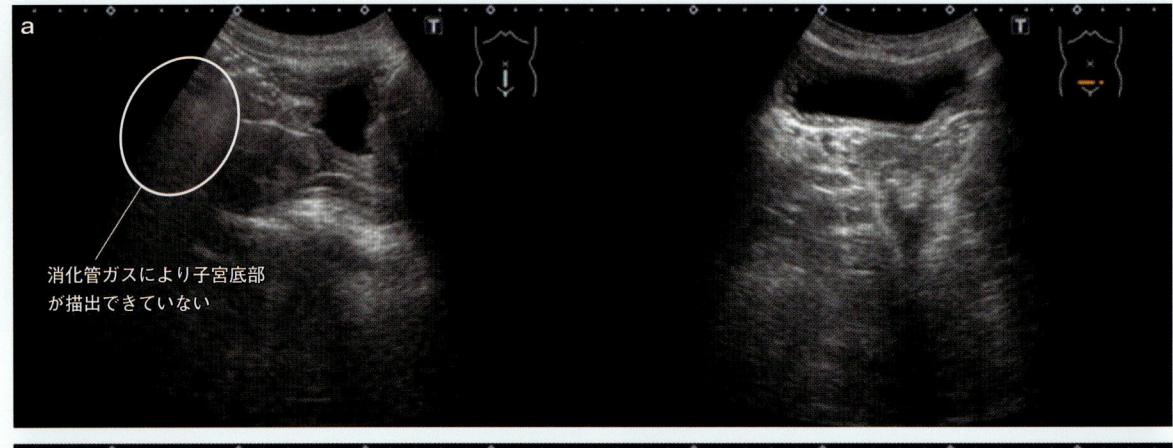

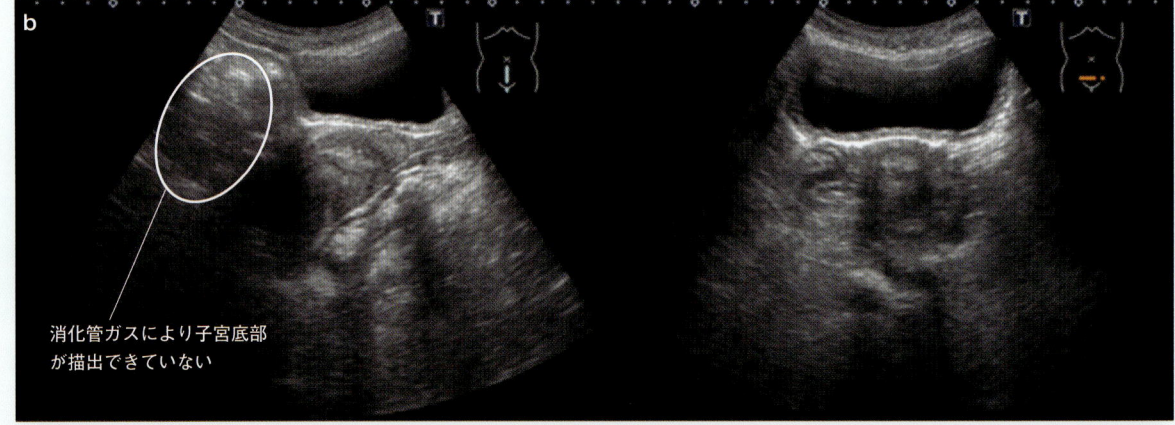

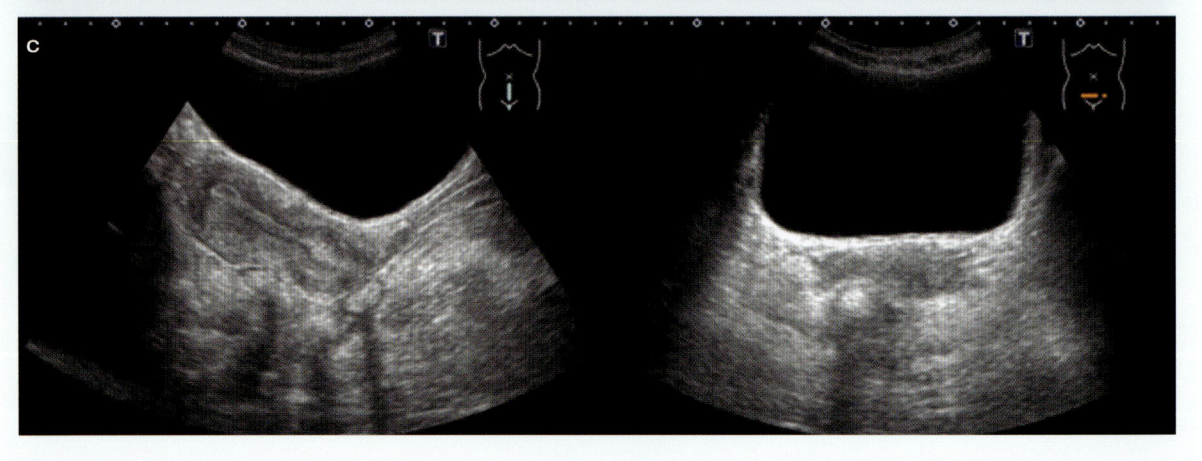

a：尿が溜まっていない状態。消化管ガスにより，子宮は一部しか描出されていない。
b：aよりは少し尿が溜まっているが，不十分な状態。
c：適切な膀胱充満状態。縦断走査では子宮全体に膀胱がかぶさり，膀胱は丸みを帯びた三角形を呈している。
横断走査では膀胱は四角形を呈している。
子宮は十分に進展されて無屈となり，体部から頭部まで子宮内膜が明瞭に描出されている。

(消化管ガスにより子宮底部が描出できていない)

● **膀胱充満法**（図22，23）

① 尿を充満させた膀胱を音響窓とし，周囲の消化管を避けて観察する方法です。子宮全体に膀胱が被さる程度を目安に膀胱内に尿を溜める（**図22c**）ことが基本で，尿量が不十分な場合（**図22a, b**）には尿が溜まるのを待って検査を行います。

　膀胱壁に窪みがある状態では，尿量が不十分で，縦断走査では膀胱が三角形〜やや丸みを帯びた三角形に，横断走査では四角形に描出される程度を目安とします。また，逆に膀胱全体に丸みが強くなってくると尿が溜まりすぎで，観察対象が深くなり小さな病変を見落としやすくなるとともに，患者に対する負担も強くなります。

　患者に画面を見せながら，十分コミュニケーションをとり尿量の調節を行うとよいでしょう。

② 腫大した子宮，側傾または側屈子宮などでは，必ずしも膀胱を音響窓として利用できないこともあります。透析患者や高齢者では，十分に尿を溜めることができないこともあります。このような尿量が十分でない場合（**図23b**）でも，恥骨結合上縁にプローブを当てて頭側に圧迫することで，ある程度尿が溜まっていれば十分に音響窓として観察することができる場合もある（**図23d**）ので，プローブの当て方や圧迫の加減を調整してみましょう。

③ 特に大きく腫大した子宮や卵巣では，膀胱に尿を溜めなくても観察できる場合があります。患者に尿意がなくても，まずはプローブを当てて，状態を観察することが重要です。

> **One Point Advice**
> 尿量が不十分な**図23a, b**の状態であっても，**図23c, d**のように圧迫することによって，ある程度は観察できる場合もあります。尿が溜められなくても，描出角度や圧迫の具合を調整してみましょう。

図23　圧迫による画像の変化

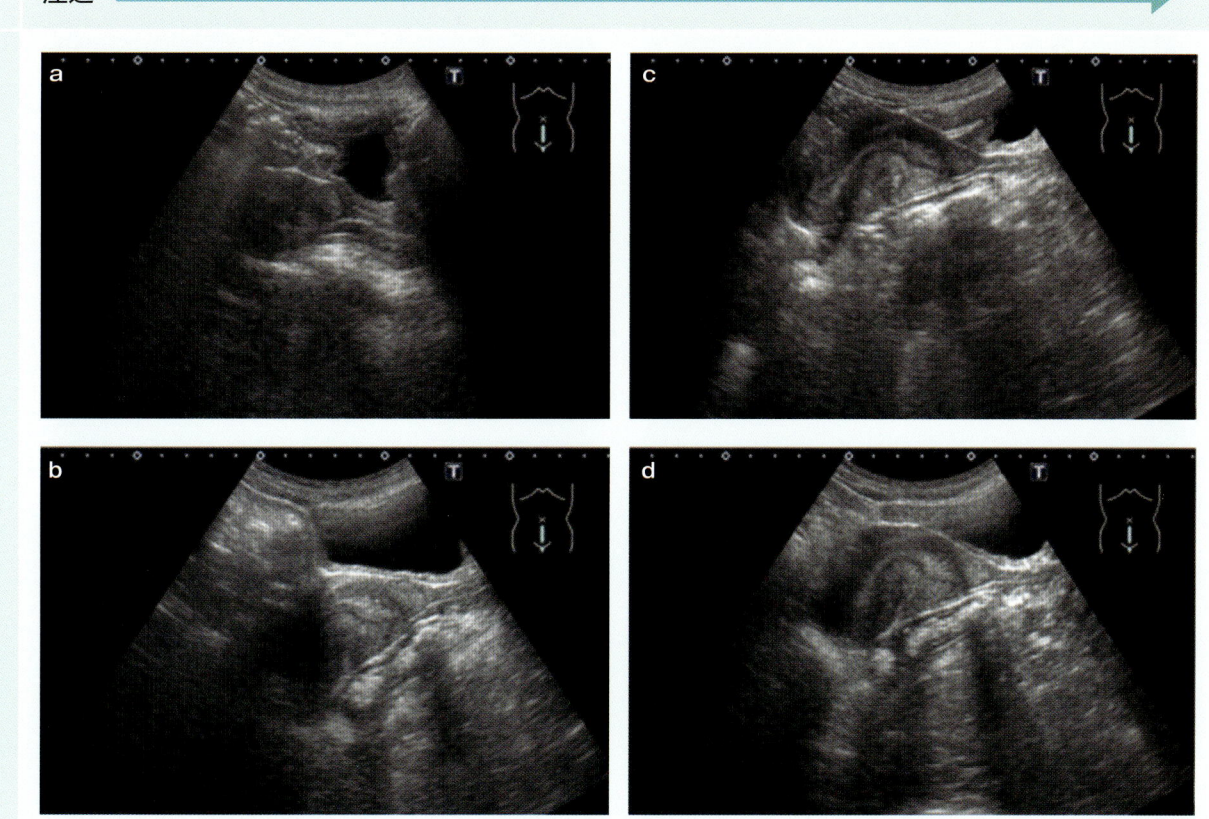

③ 疾患説明

子宮腺筋症（図24）

図24　子宮腺筋症
a：縦断走査　　　　　　　　　　　　　　　　b：横断走査

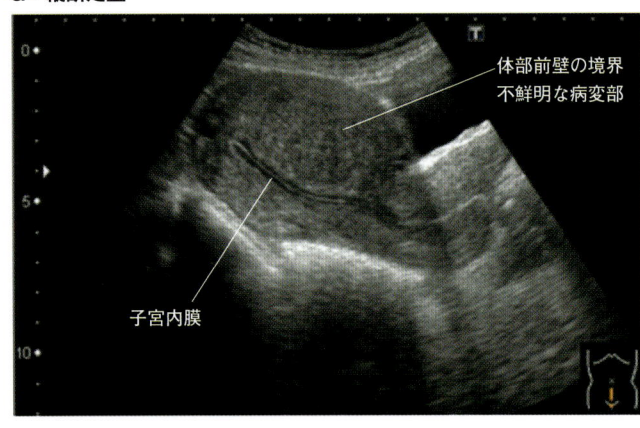

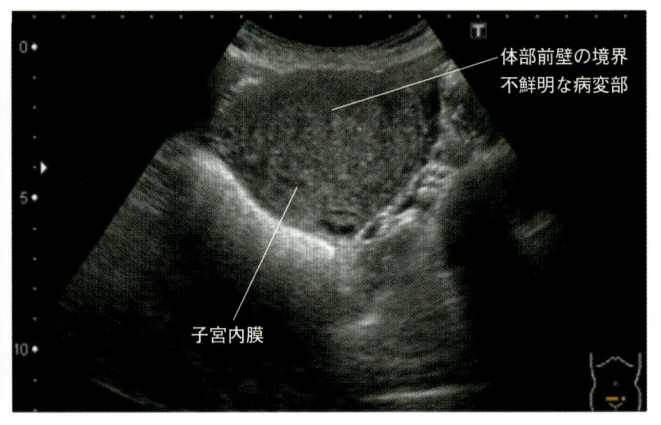

（画像内ラベル：体部前壁の境界不鮮明な病変部、子宮内膜）

● **病態**

　子宮内膜やその類似組織が，子宮筋層内で異所性に増殖する疾患です。好発年齢は30〜40歳代。子宮内膜基底層の腺管が筋層内へ陥入したとする説が最も有力ですが，諸説あり原因は不明です。子宮内膜上皮細胞とそれを取り囲む内膜間質類似細胞が子宮筋層内にびまん性に浸潤・増殖し，周囲の筋層にも肥大・過形成が生じます。病変部は硬い腫瘤として触知されます。

● **症状**

　過多月経，月経困難症。

　月経困難症：下腹部痛，腰痛，頭痛，吐き気，貧血，倦怠感などの月経随伴症状が強く，服薬や就寝を要するなど日常生活に支障をきたすものをいいます。

● **形態学的特徴と超音波所見（表1）**

表1　子宮腺筋症の形態学的特徴と超音波所見

形態学的特徴	超音波所見
・腺筋症病変が子宮筋層内で，びまん性に浸潤・増殖する ・周囲の筋層にも肥大・過形成が生じ，病変部は硬い腫瘤として触知される	・境界不鮮明な病変部 ・子宮体部の円形状腫大や前壁か後壁の偏在性肥厚像
拡張した異所性内膜腺管	病変部の粗大点状エコーや微細な囊胞様エコー（myometrial cyst）
基底層からの筋層内浸潤	病変部後方に多数のスジ状エコー

●**鑑別疾患とポイント**
子宮筋腫との鑑別：子宮筋腫では境界明瞭で渦巻状の内部エコーを呈することが多い（次項参照）ですが，子宮腺筋症では境界不鮮明で，筋層の一部または全体が不整な内部エコーを呈することが多いです。しかし，子宮腺筋症であっても筋腫核と類似するエコー像を呈したり，また両者が合併することもあり，必ずしも両者の鑑別は容易ではないこともあります。手術（核出術）を前提として考えると両者の鑑別が重要となりますが，薬物療法や経過観察を前提とすると両者には大きな違いはなく，明確に区別する必要がない場合もあります。

　子宮腺筋症は子宮内膜症の一種で，卵巣子宮内膜症（病巣が卵巣表面にあるもの），卵巣チョコレート囊腫（卵巣が囊胞を形成して腫大したもの），骨盤内子宮内膜症（その他骨盤腔内に病巣を認めるもの）などの合併も念頭に観察しましょう。

子宮筋腫（図25）

図25　子宮筋腫
a：縦断走査　　　　　　　　　　　b：横断走査

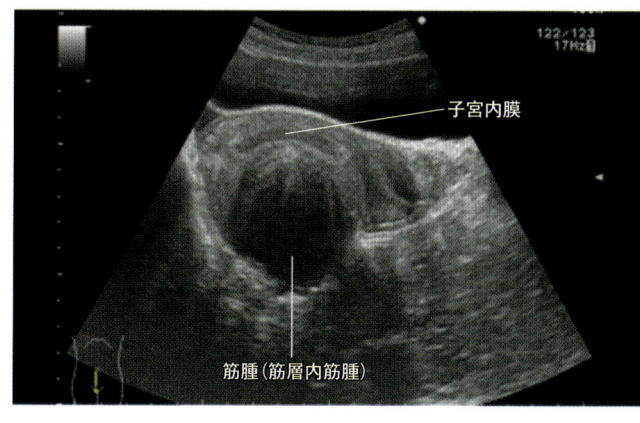

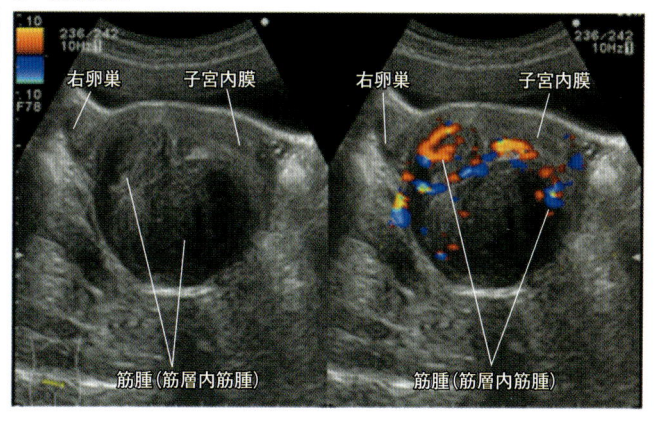

●**病態**
　子宮筋腫は平滑筋線維で構成される子宮の良性腫瘍です。好発年齢は40歳代。罹患頻度の高い疾患であり，微小なものを含めれば，全女性のほぼ90％が罹患し，摘出子宮の約75％に存在するといわれています。そのうち症状（腹部腫瘤，過多月経，不妊，月経困難）を有するものは30〜35％とされています。原因は明らかではないですが，その発育はエストロゲン依存性があり，更年期以降に萎縮します。病巣の局在により，体部筋腫，頸部筋腫に分類されますが，約90％は体部に発生します。また，筋層との位置関係により，漿膜下筋腫，筋層内筋腫，粘膜下筋腫に分類されます。多発することも多い疾患です（60〜70％）。

●**症状**
　無症状なことが多いですが，大きくなると頻尿や便秘，腰痛，膀胱部の不快感などの圧迫症状を呈することもあります。有茎性漿膜下筋腫では筋腫捻転を，粘膜下筋腫では過多月経や貧血を呈することもあります。不妊や流早産の原因となることもある疾患です。

●形態学的特徴と超音波所見(表2)

表2 子宮筋腫の形態学的特徴と超音波所見

形態学的特徴	超音波所見
平滑筋線維束による硬い筋腫結節	類円形，境界明瞭な充実性腫瘤
渦巻状の滑面	渦巻状の内部エコー
壊死，硝子様変性，石灰化変性を伴うことがある	斑紋状の低エコーや高エコー，石灰化による減衰を伴う変性によりさまざまな内部エコーを呈し，ときに壊死による囊胞変性が起きると囊胞性を呈する

●鑑別疾患とポイント

卵巣腫瘍，骨盤内腫瘤との鑑別：漿膜下筋腫では，充実性の卵巣腫瘍や骨盤内腫瘤との鑑別が必要となる場合があります。子宮との連続性の有無やカラードプラによる栄養血管の同定により鑑別を行いますが，超音波検査のリアルタイム性を活かして，圧迫や体位変換による子宮との可動性が参考になることもあります。ただし有茎性に子宮から突出するものでは必ずしも容易ではないこともあるので，こういった病変の存在を知っておくことも重要です。

子宮体癌(図26)

図26 子宮体癌
a：縦断走査　　b：縦断走査(ドプラ)

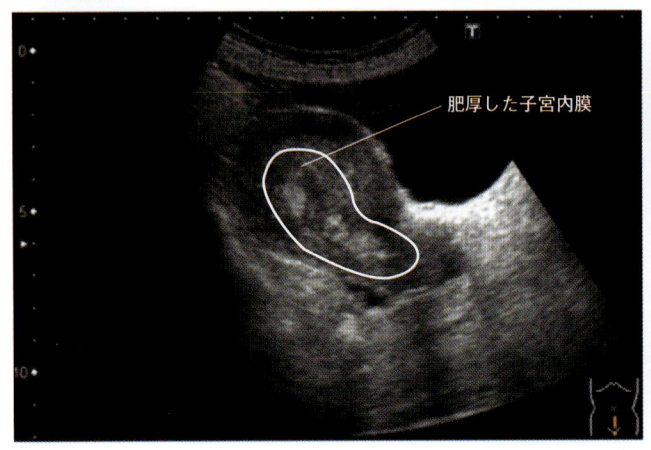

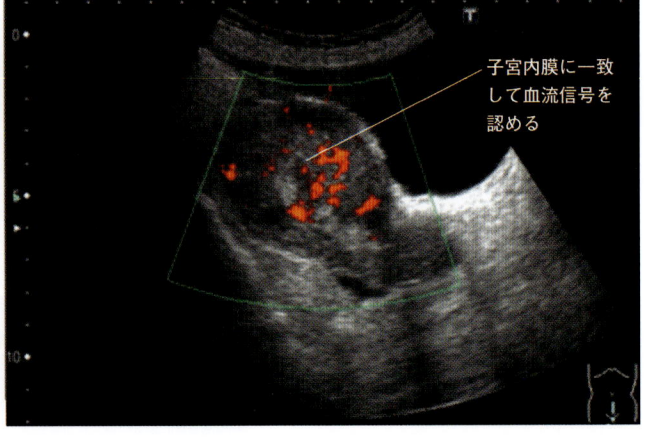

肥厚した子宮内膜

子宮内膜に一致して血流信号を認める

●病態

子宮体部に原発する上皮性悪性腫瘍で，子宮内膜に由来します。40歳代後半より罹患率が高くなります。エストロゲンに依存するタイプⅠとエストロゲンに依存しないタイプⅡに分類されます。タイプⅠの頻度が高く，肥満，不妊・未経産，糖尿病，閉経遅延，多囊胞性卵巣，長期間のエストロゲン補充療法などが危険因子として挙げられます。組織学的には，類内膜腺癌，漿液性腺癌，明細胞癌，粘液性腺癌，扁平上皮癌，混合癌，未分化癌に分類されます。

●症状

不正出血（90％以上にみられる）。子宮内感染を伴うと膿性帯下を認めます。
病変が頸部に及んで頸管の狭窄・閉塞が起こると子宮留膿症となり，これによる子宮収縮が起きると陣痛様疼痛を伴うことがあります（Simpson徴候）。

●形態学的特徴と超音波所見（表3）

表3　子宮体癌の形態学的特徴と超音波所見

形態学的特徴	超音波所見
子宮内膜病変	子宮内膜の肥厚，不整像 （閉経後5mm以上，閉経前20mm以上）
子宮留膿症	子宮瘤膿腫
腫瘍が筋層内への浸潤	子宮全体の腫大や腫瘤像
周囲臓器（膀胱や直腸）への浸潤	周囲臓器（膀胱や直腸）への浸潤像

●鑑別疾患とポイント

子宮体癌は内膜由来の病変であり，病変の首座が内膜にあることを鑑別することがポイントとなります。子宮内膜の肥厚や不整像に注目するとともに，ドプラでは子宮内膜やその周囲に血流増加を伴うことがあり，鑑別の一助となる場合があります。

子宮体癌のスクリーニングとしては細胞診が一般的となります。超音波で上記所見を認めたら子宮体癌を念頭におく必要がありますが，超音波検査で診断できないことも多いため注意が必要です。

子宮肉腫（図27）

図27　子宮肉腫
a：縦断走査　　　　　　　　　　　　　　b：縦断走査（ドプラ）

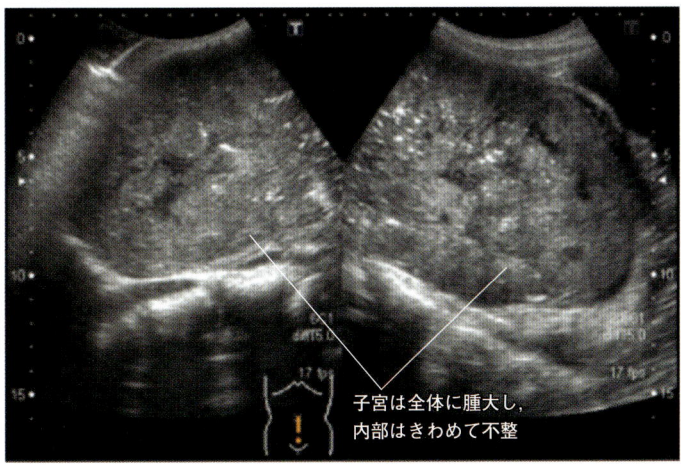

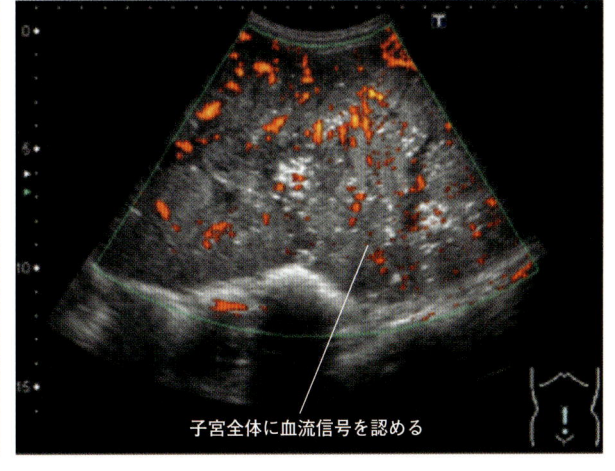

子宮は全体に腫大し，内部はきわめて不整

子宮全体に血流信号を認める

●病態

子宮に原発する非上皮性悪性腫瘍で，頸部よりも体部に多くみられますが，体部に発生する悪性腫瘍の5％以下とまれな疾患です。好発年齢は50歳代，発生機序は不明です。変性を伴う子宮筋腫との鑑別が難しいことがあり，注意

が必要です．組織学的には，癌肉腫，平滑筋肉腫，子宮内膜間質肉腫に分類されますが，一般に低悪性度子宮内膜間質肉腫以外はきわめて予後不良です．

●症状
不正出血を主訴とすることが多いです．巨大な腫瘤を呈することが多く，ときに下腹部痛を伴います．

●形態学的特徴と超音波所見（表4）

表4　子宮肉腫の形態学的特徴と超音波所見

形態学的特徴	超音波所見
急速増大	急速増大する腫瘤
壊死，変性を伴う	内部に壊死，変性を反映した囊胞性部分を有する

●鑑別疾患とポイント
子宮筋腫との鑑別：子宮筋腫と同様の超音波像を呈し，術前診断は難しいことが多いです．急速増大する腫瘤や閉経後でも増大する腫瘤，内部に囊胞性部分を伴う腫瘤，ドプラで血流豊富な腫瘤（子宮筋腫では血流が乏しいことが多い）を認めた場合には，子宮肉腫の可能性を考慮する必要があります．大きな子宮筋腫の経過観察には，腫瘤サイズ，内部エコーの変化，ドプラによる血流信号の変化に注目して検査を行いましょう．

子宮頸癌（図28）

図28　子宮頸癌
a：縦断走査・横断走査　　b：縦断走査（ドプラ）

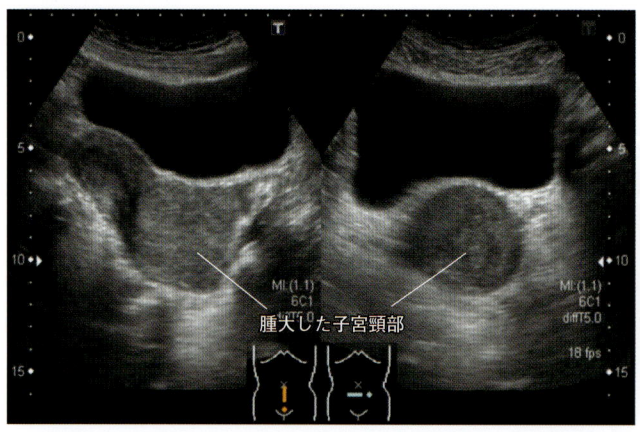

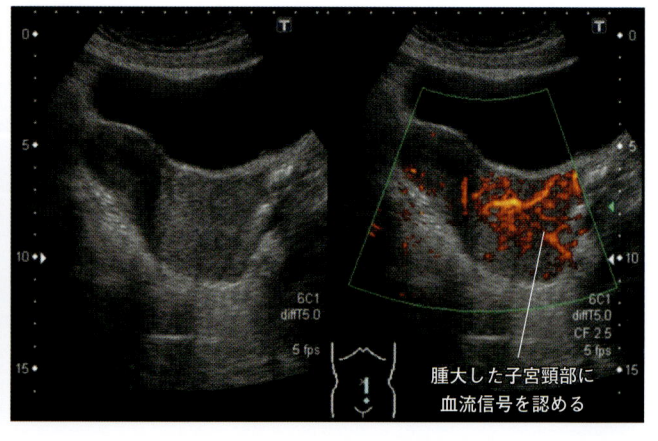

●病態
子宮頸部に原発する上皮性悪性腫瘍です．好発年齢は40歳代ですが，近年，若年層での罹患率が上昇しています．多くはヒトパピローマウィルス（HPV）の持続感染により引き起こされます．HPV感染後，多くは自然治癒しますが，約10％で感染が長期化し，子宮頸癌の原因となるといわれています．組織学的には，扁平上皮癌，腺上皮癌などに分類され，約90％は扁平上皮癌です．

terminology
HPV：human papillomavirus

● **症状**

初期は無症状です。不正出血（月経後出血，性交渉や診察後の接触性出血など，少量の出血），帯下の増加（水様や血性肉汁様帯下，悪臭を伴う）を認めることがあります。

進行癌では，尿路系障害（頻尿，排尿痛，膀胱腟瘻，水腎症，水尿管），直腸障害（テネスムス，粘液便，血便，直腸腟瘻），腰痛，下肢痛（腰仙骨神経叢刺激による）などが出現します。

● **形態学的特徴と超音波所見（表5）**

表5　子宮頸癌の形態学的特徴と超音波所見

形態学的特徴	超音波所見
子宮頸部のびらん（初期）	超音波ではとらえられない
花菜状，樽型状，噴火口状	子宮頸部の腫大や不整像
頸管の狭窄・閉塞	子宮留膿腫
周囲臓器（膀胱，直腸，腟）への浸潤	周囲臓器（膀胱，直腸，腟）への浸潤像

● **鑑別疾患とポイント**

子宮頸癌のスクリーニングとしては内診，細胞診，HPV-DNA検査などが用いられます。超音波で上記所見を認めたら子宮頸癌を念頭におく必要がありますが，超音波検査で診断できないことも多いため注意が必要です。

卵巣腫瘍

● **卵巣腫瘍の臨床病理学的分類（表6）**

卵巣には多種多様な腫瘍が発生しますが，表層上皮性・間質性腫瘍，精索間質性腫瘍，胚細胞腫瘍，その他の4つに大別されます。

①**表層上皮性・間質性腫瘍**：卵巣腫瘍の約2/3を占め，腺腫，腺癌が大半を占めます。卵巣には腺組織は存在せず，胎児期の体腔上皮に由来する表層上皮が腫瘍化し，原則的に卵管や子宮などMüller管から派生した臓器の上皮に類似する形態を示します。漿液性腫瘍は卵管上皮，粘液性腫瘍は子宮頸管上皮，類内膜腫瘍は子宮内膜，明細胞腫瘍は妊娠子宮内膜でみられるArias-Stella現象に対応すると考えられています。

②**胚細胞腫瘍**：卵巣腫瘍の20〜25％を占めます。その多くは良性の成熟性嚢胞性奇形腫（皮様嚢胞腫）で，悪性はまれです（卵巣悪性腫瘍の5％未満）。

③**性索間質性腫瘍**：全卵巣腫瘍の6％程度とまれな腫瘍群です。良性ではホルモン活性を有さない線維腺腫が多くを占めますが，それ以外の多くは機能性で，顆粒細胞腫と莢膜細胞腫はエストロゲン分泌を，Sertoli-間質細胞腫とLeydig細胞腫はアンドロゲン分泌を呈します。

④**その他**：代表的なものとして転移性腫瘍があります。その原発巣としては胃癌や大腸癌などの消化器癌が多く，次いで乳癌や子宮癌などがあります。消化器癌からの転移性腫瘍はKrukenberg腫瘍といわれます。

表6　卵巣腫瘍の臨床病理学的分類

	良性腫瘍	境界悪性腫瘍	悪性腫瘍
表層上皮性・間質性腫瘍	漿液性嚢胞腺腫 粘液性嚢胞腺腫 類内膜腺腫 明細胞腺腫 腺線維腫（上記の各型） 表在性乳頭腫 Brenner腫瘍	粘液性嚢胞性腫瘍 類内膜腫瘍 明細胞腫瘍 腺線維腫（上記の各型） 表在性乳頭状腫瘍 Brenner腫瘍* ＊は境界悪性，その他は 　境界悪性または低悪性度	漿液性（嚢胞性）腺癌 粘液性（嚢胞性）腺癌 類内膜腺癌 明細胞腺癌 腺癌線維腫 腺肉腫 中胚芽性混合性腫瘍（癌肉腫） 悪性Brenner腫瘍 移行上皮癌 未分化癌
性索間質性腫瘍	莢膜細胞腫 線維腫 硬化性間質性腫瘍 Sertoli-間質細胞腫瘍（高分化型） Leydig細胞腫（門細胞腫） 輪状細管を伴う性索腫瘍	顆粒膜細胞腫 Sertoli-間質細胞腫瘍（中分化型） ステロイド細胞腫瘍（分類不能型） ギナンドロブラストーマ	線維肉腫 Sertoli-間質細胞腫瘍（低分化型）
胚細胞腫瘍	成熟嚢胞性奇形腫（皮様嚢胞腫） 成熟充実性奇形腫 卵巣甲状腺腫	未熟奇形腫（G1，G2） カルチノイド 甲状腺腫性カルチノイド	未分化胚細胞腫 卵黄嚢腫瘍（内胚葉洞腫瘍） 胎芽性癌（胎児性癌） 多胎芽腫 悪性転化を伴う成熟嚢胞性奇形腫 未熟奇形腫（G3）
その他	非特異的軟部腫瘍 腺腫様腫瘍	性腺芽腫（純粋型）	癌腫 肉腫 悪性リンパ腫（原発性） 二次性（転移性）腫瘍

（日本産婦人科学会・日本病理学会編：卵巣腫瘍取扱い規約，金原出版，1990より引用）

●卵巣腫瘍のエコーパターン分類（表7）

　卵巣腫瘍には前述のような多種多様の組織型が存在しますが，これらすべてを超音波で鑑別できるわけではありません。日本超音波医学会では，腫瘍と類腫瘍病変を含めて卵巣腫瘍と称し，これらをⅠ～Ⅵ型に分類した卵巣腫瘍のエコーパターン分類による診断基準を提唱しています。まずは腫瘍を嚢胞性パターン，混合性パターン，充実性パターンに分類し，嚢胞性パターンでは内部エコーのないものをⅠ型，内部エコーのあるものをⅡ型に分類します。混合性パターンでは中心または偏在する辺縁・輪郭平滑な充実性部分を有し，ときに後方エコー減弱（音響陰影）を有することもあるものをⅢ型，その他を嚢胞性部分と充実性部分の割合からⅣ・Ⅴ型に分類します。充実性パターンをⅥ型，これらに当てはまらないものを分類不能とします。卵巣腫瘍のエコーパターン分類では，各型における悪性・境界悪性の含まれる頻度が，Ⅰ～Ⅲ型で3％以下，Ⅳ型で約50％，Ⅴ型で約70％，Ⅵ型で約30％とされていて，まずはこれに基づいた検査・診断を行うと理解しやすいでしょう。

表7 卵巣腫瘍のエコーパターン分類

パターン				解説	悪性境界悪性の頻度
Ⅰ型		囊胞性	内部エコーなし	・1～数個の囊胞性パターン ・隔壁の有無は問わないが，隔壁がある場合は薄く平滑 ・内部無エコー	3％以下
Ⅱ型			内部エコーあり	・隔壁の有無は問わないが，隔壁がある場合は薄く平滑 ・内部全体または部分的に点状エコーまたは線状エコーを有する	
Ⅲ型				・中心充実エコーないしは偏在する辺縁・輪郭平滑な充実エコーを有する ・後方エコー減弱（音響陰影）を有することもある	
Ⅳ型		混合性	囊胞性優位	・辺縁・輪郭が粗雑で不整形の（腫瘍壁より隆起した）充実エコーまたは厚く不均一な隔壁を有する	約50％
Ⅴ型			充実性優位	・腫瘍内部は充実エコーが優位であるが，一部に囊胞エコーを認める ・充実性部分のエコー強度が不均一な場合と均一な場合がある	約70％
Ⅵ型			充実性	・腫瘍全体が充実性エコーで満たされる ・内部エコー強度が均一な場合と不均一な場合とがある	約30％
分類不能				・Ⅰ～Ⅵ型に分類が困難	

※囊胞性部分に関しては隔壁の有無・性状（二房性・多房性），内部エコー性状（点状・線状，一部・全体）を，充実性部分に関しては均質性（均質・不均質），辺縁・輪郭の性状などを記載することが望ましい。
※隔壁全体または一部が厚い場合には，充実性部分とみなし，Ⅳ型に分類する。

（日本超音波医学会：卵巣腫瘍のエコーパターン分類の公示について．J Med Ultrasonics 27:912-913, 2000より一部改変引用）

Ⅰ型

卵巣囊腫（図29）：内部エコーを伴わない囊胞性パターン（Ⅰ型）を呈しています。このような像を呈するものは，卵巣囊腫，傍卵巣囊胞，漿液性（または粘液性）囊胞腺腫など良性のものがほとんどですが，腫瘍全体を十分に観察して充実性部分がないことを確認する必要があります。また，境界悪性では肉眼的に充実性部分がみられないこともあり，完全に良性とは断定できませんが，悪性・境界悪性の頻度は3％以下とごくわずかとなります。

図29 卵巣腫瘍（Ⅰ型）
a：横断走査　　b：縦断走査

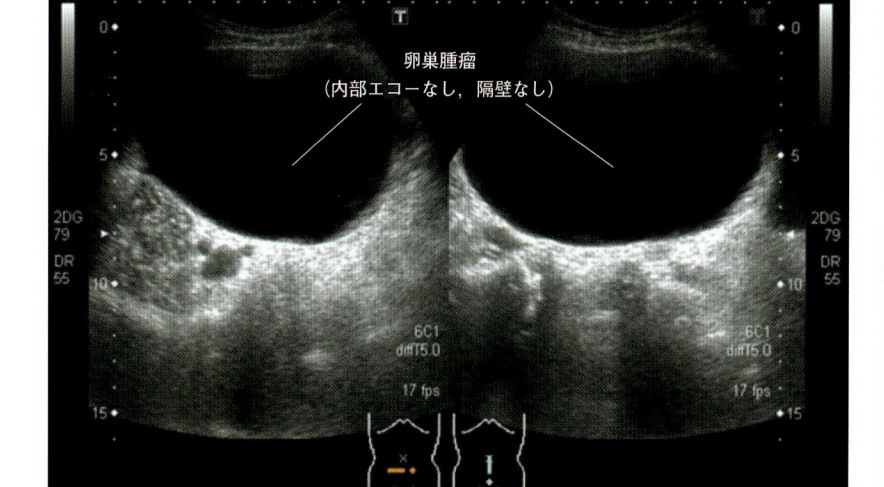

Ⅱ型

チョコレート嚢胞（内膜症性嚢胞）
（**図30**）：卵巣子宮内膜症による卵巣内への出血により，内部エコーを伴う嚢胞性パターン（Ⅱ型）を呈しています。チョコレート嚢胞は悪性転化の症例も報告されているため，経過観察の際には充実性部分の出現に注目する必要があります。出血による貯留物や凝血塊と充実性部分の鑑別には，カラードプラが有用となる場合もあります。

Ⅲ型

成熟嚢胞性奇形腫（**図31**）：内部に偏在する比較的輝度の高い充実性部分と，毛髪を反映する線状エコーがみられます。この他，脂と液体成分により液面形成を認めることもあります。未熟奇形腫との鑑別が問題となる場合もありますが，悪性度が高くなるにつれ，Ⅳ型でみられるような充実性部分が含まれ，Ⅳ型・Ⅴ型よりの形態になってくる傾向があります。

Ⅳ型

類内膜腺癌（**図32**）：内腔に突出する乳頭状の充実性部分を伴っています。このように嚢胞性優位な混合性パターンのほか，厚く不整な隔壁を伴うものもⅣ型に含まれ，混合性パターンのなかで比較的頻度の高い型となります。悪性・境界悪性の頻度が約50％と超音波のみでは良悪性の判断が難しい型にはなりますが，乳頭状の充実性部分を伴うものやカラードプラで充実性部分に血流を伴うものは特に悪性を疑う必要があります。

図30　卵巣腫瘍（Ⅱ型）
a：縦断走査　　b：横断走査

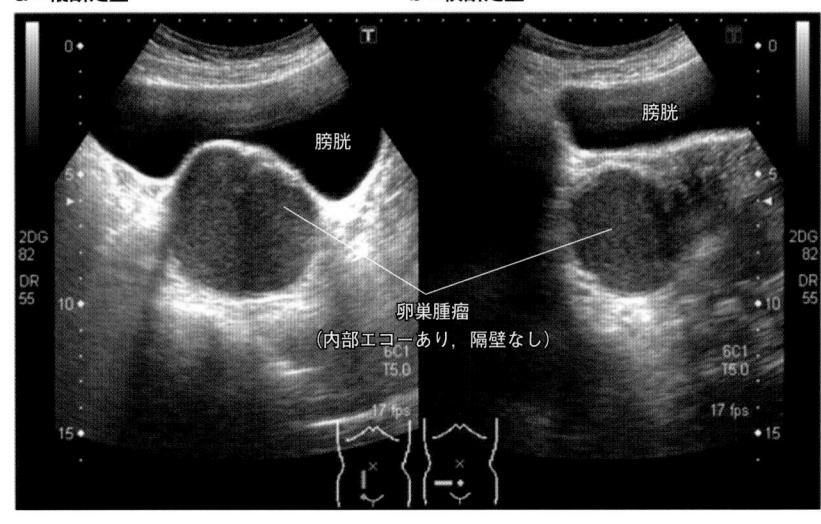

図31　卵巣腫瘍（Ⅲ型）
a：縦断走査　　b：横断走査

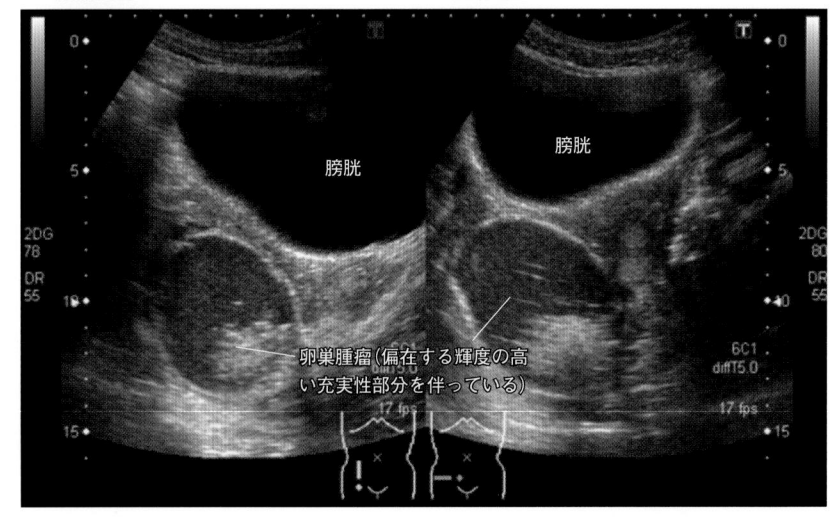

図32　卵巣腫瘍（Ⅳ型）横断走査

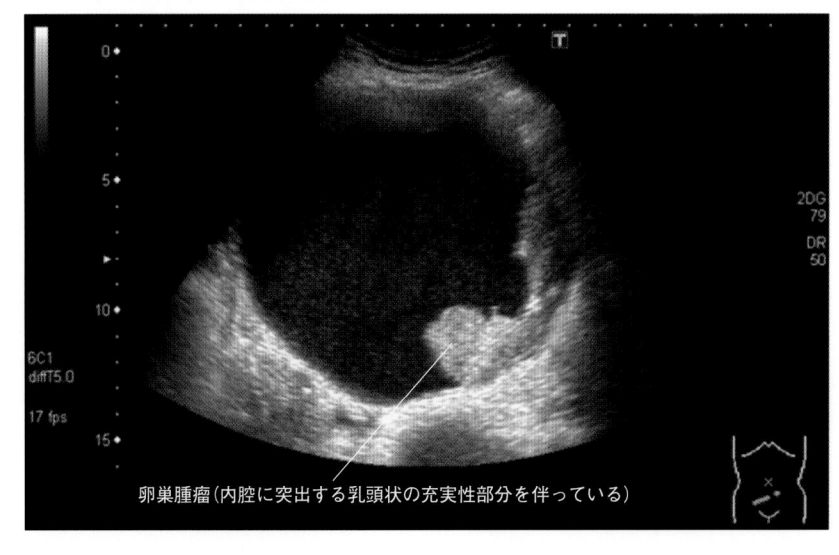

V型

粘液性嚢胞腺癌（図33）：多くは充実性ですが，一部に嚢胞性部分を伴っています。このような充実性優位の混合性パターンは悪性・境界悪性の頻度が約70％と，悪性病変の可能性の高い型となります。

VI型

類内膜腺癌（図34）：内部は全体に充実性で，嚢胞性部分はみられません。卵巣腫瘍では嚢胞性部分を伴うものが多く，このような充実性パターンは比較的まれです。悪性・境界悪性の頻度は約30％とIV型・V型・VI型のなかでは最も悪性病変の頻度が低い疾患です。線維腫や莢膜細胞腫などの卵巣良性腫瘍が充実性パターンを呈することによりますが，画像診断のみでの評価は難しいことが多いでしょう。

図33　卵巣腫瘍（V型）縦断走査

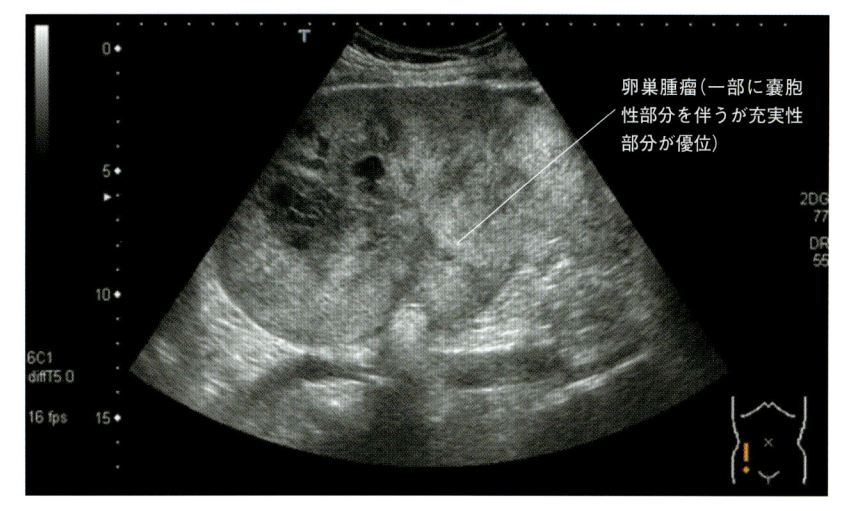

卵巣腫瘍（一部に嚢胞性部分を伴うが充実性部分が優位）

図34　卵巣腫瘍（VI型）

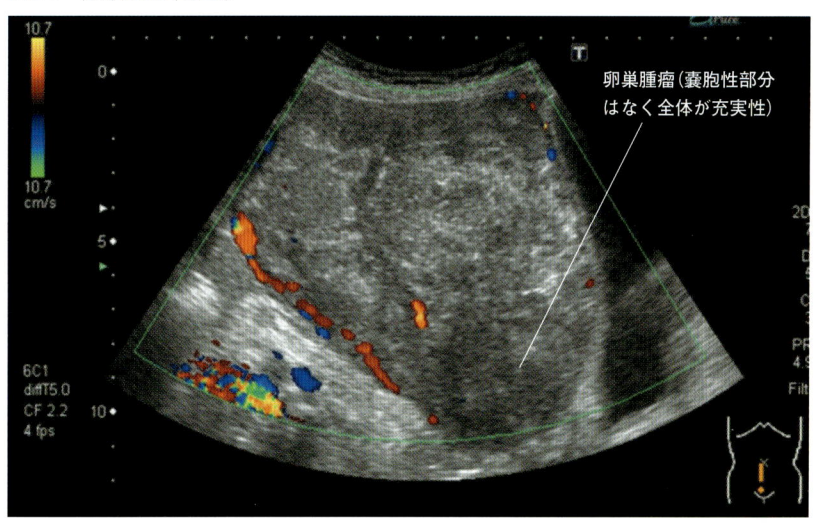

卵巣腫瘍（嚢胞性部分はなく全体が充実性）

● 卵巣腫瘍鑑別のポイント

① 充実性部分の有無

卵巣腫瘍鑑別の第一のポイントは充実性部分の有無を評価することです。前述した日本超音波医学会による卵巣腫瘍のエコーパターン分類においても，嚢胞性パターンであるI型，II型では悪性・境界悪性の含まれる頻度は3％以下とされています。腫瘍全体を十分にスキャンし，充実性部分がないことを確認することで，良性の可能性が高くなります。ただし，特に境界悪性では，手術検体においても肉眼的に充実性部分がみられないものも存在することを念頭におく必要があります。

② 隔壁の形態

嚢胞性パターンにおいて隔壁の有無は問われませんが，厚く不整な隔壁を有する場合にはIV型に分類されるため，隔壁を伴う場合には隔壁に付着する充実性部分の有無を確認するとともに，その隔壁が薄くスムースであるかも注目する必要があります。

③ 充実性部分の形態

混合性パターンでは，I型・II型同様，悪性・境界悪性の頻度が3％以下とされるIII型を見極めることがポイントになります。III型は"中心充実エコーないしは偏在する辺縁・輪郭平滑な充実エコーを有する"，"後方エコー減弱（音響陰影）を有することもある"と定義されていますが，これは主に成熟嚢胞性奇形腫（皮様嚢胞腫）を想定した所見になります。骨や歯に由来する比較

的輝度の高い充実性部分，毛髪による線状エコーやそれが一塊となった充実性部分，脂と液体による液面形成などがみられます。

④**充実性部分と貯留物との鑑別**

充実性部分を評価する際の注意点として，貯留物との鑑別が挙げられます。卵巣腫瘍では内部の出血や貯留液による貯留物を充実性部分と誤認してしまう場合があります。超音波検査のリアルタイム性を活かし，体位変換による可動性や可変形性の確認を行うことで，これらの鑑別に有効な場合があります。

⑤**充実性部分の血流評価**

まだ確立された評価法ではありませんが，充実性部分の評価には，カラードプラが有効となる場合があります。単に血流の有無だけでなく，その局在や多寡に注目することで，良悪性鑑別の一助となる場合もあります。

④ 救急時の腹部エコー

卵巣茎捻転（図35）

図35　卵巣茎捻転
a：下腹正中縦断走査・横断走査 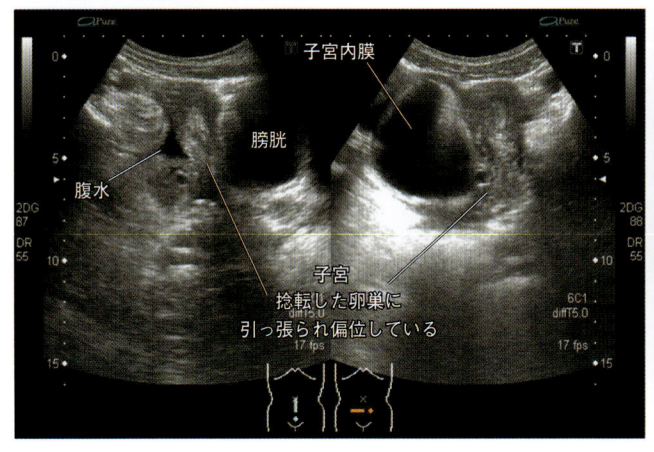
b：下腹部右側縦断走査・横断走査

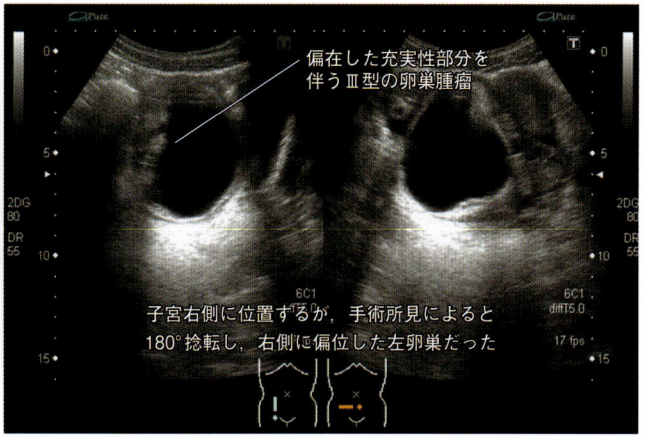

●**病態**

卵巣あるいは付属器（卵巣・卵管）全体が，支持靱帯（卵巣固有靱帯と骨盤漏斗靱帯）を軸として捻転する疾患です。捻転することによって（動）静脈環流が障害され，うっ血・虚血により卵巣内部に出血が生じます。捻転の程度やその時間によって程度はさまざまで，術下での捻転解除によって血流が回復される場合もありますが，組織障害が強ければ付属器摘出が必要になります。正常卵巣でも起こることはありますが，5～10cm程度に腫大した卵巣で発症しやすい疾患です。

●**症状**

月経とは無関係に突然起こる激痛で，患側下腹部または下腹部全体に認めることが多いです。悪心・嘔吐などの消化器症状，血圧下降，顔面蒼白，冷汗，腹部刺激症状を伴うこともあります。

● 形態学的特徴と超音波所見（表8）

表8　卵巣茎捻転の形態学的特徴と超音波所見

形態学的特徴	超音波所見
5〜10cm程度に腫大した癒着の少ない卵巣腫瘤が存在する	Ⅰ型・Ⅲ型の卵巣腫瘤 （卵巣内部の出血により内部エコーを伴うこともあります）
捻転に伴う卵巣と子宮位置の偏位	卵巣の正中・対側への偏位と，それに伴う子宮体軸の偏位
卵巣内部での出血とその経時変化	卵巣内部の出血・凝血塊などを反映した内部エコーと，その経時的変化
捻転に伴う卵巣動静脈のねじれ	カラードプラによる渦巻き状に走行する血管像（whirlpool sign） ※これが確認できれば診断は確実ですが，激しい腹痛を伴うことが多く，救急の現場では必ずしも容易ではありません。

● 鑑別疾患とポイント

卵巣破裂との鑑別

　同様の症状を呈する疾患として卵巣破裂があります。同じく腫大した卵巣でみられますが，周囲との癒着の少ない卵巣嚢腫（卵巣貯留嚢胞，成熟嚢胞性奇形腫など）では卵巣茎捻転を，逆に癒着のあるチョコレート嚢胞や悪性卵巣腫瘍では卵巣破裂を起こしやすくなります。

消化器疾患との鑑別

　卵巣茎捻転では，嘔吐などの消化器症状を呈することも多いため，消化器疾患との鑑別が重要となります。また，逆に消化器疾患を疑う女性患者をみたら，卵巣腫瘤の有無を確認しておくことも重要です。

報告書の書き方 ①子宮体癌 よい例

超音波検査報告書（婦人科）

検査日	:	依頼科 : 産婦人	病名 :
患者ID	:	病棟 :	
患者氏名	:	依頼医 :	検査目的 :
生年月日	: （ 歳）	身長 : cm	
性別	:	体重 : kg	

子宮

所見の有無	（＋）	子宮内膜	肥厚 〔厚さ 27 mm〕
描出状態	一部不良	腫瘤	（＋）
大きさ	正常 〔size 121 × 65 × 59 mm〕	形態異常	（－）

卵巣

	Right		Left
所見の有無	（－）	所見の有無	（－）
描出状態	良好	描出状態	良好
大きさ	正常 〔size 29 × 23 × 17 mm〕	大きさ	正常 〔size 20 × 21 × 15 mm〕
腫瘤	（－）	腫瘤	（－）
腫瘤性状		腫瘤性状	
血流の有無		血流の有無	

その他

腹水	（－）
LN	（－）

超音波所見

★ 9ヶ月ほど前から不正出血が続いていて，最終月経は不明．その他の自覚症状なし． ①

＜子宮＞
○長径：121mm，体部65×59mm
○内膜は最大27mmと肥厚し，内部エコーは不均質，ドプラでは明らかな血流信号なし． ②
○底部筋層内に27mmの腫瘤を認める．これにより，子宮長径の増大を認める．
　腫瘤は，円形，境界明瞭，内部不均質で層状を呈する．ドプラでは内部に血流信号なし． ③

＜卵巣＞
○右卵巣：29×23×17mm，左卵巣：20×21×15mm
　両側とも，内部に卵胞と考える小嚢胞を伴い，正常形態を呈する．

＜その他＞
○腹水なし． ④
○可視範囲内では，骨盤腔内に明らかな腫大リンパ節を認めない．

超音波診断

＃　子宮体癌疑い
＃　子宮筋腫（体部・筋層内筋腫）

子宮内膜の肥厚と不正出血より，子宮体癌が強く疑われる．
超音波上は腹水貯留，所属リンパ節腫脹，付属器転移を示唆する所見は認めないが，内膜組織診および転移検索を含めた精密検査を要する

検査者：三塚幸夫　　　診断者：
東邦大学医療センター大森病院

---

①婦人科領域の超音波検査では，月経の有無や最終月経の確認は必須．
あわせて自覚症状の有無やその期間なども聴取しておくことで，超音波診断に役立つことがある．

②子宮の観察では内膜描出の有無やその性状チェックは必須．
本症例では認めなかったが，体癌では肥厚内膜に一致した豊富な血流信号を認めることも多いため，内膜が肥厚している場合はドプラによる血流評価も行うとよい．

③子宮内に腫瘤を認めた場合，その部位（底部・体部・頸部，筋層内・漿膜下・粘膜下），サイズ・形状・境界・内部エコー（輝度，嚢胞性部分の有無，石灰化の有無）に注目するとよい．底部にある場合も診断上は体部筋腫となるが，所見では底部・体部もある程度わけて記載しておくと，複数ある筋腫を経過観察する際に評価しやすくなる．
筋腫は比較的乏血性のことが多い．大きくなると血流信号を認めることもあるが，不規則な走行の血流信号を豊富に認める場合には肉腫の可能性を考慮する必要もある．

④子宮の悪性病変が疑われる場合，付属器転移，リンパ節転移，腹腔内転移の可能性も検索する必要がある．
両側卵巣のサイズ・形態の評価は当然だが，あわせて腹水の有無や所属リンパ節腫大の有無を評価するとよい．

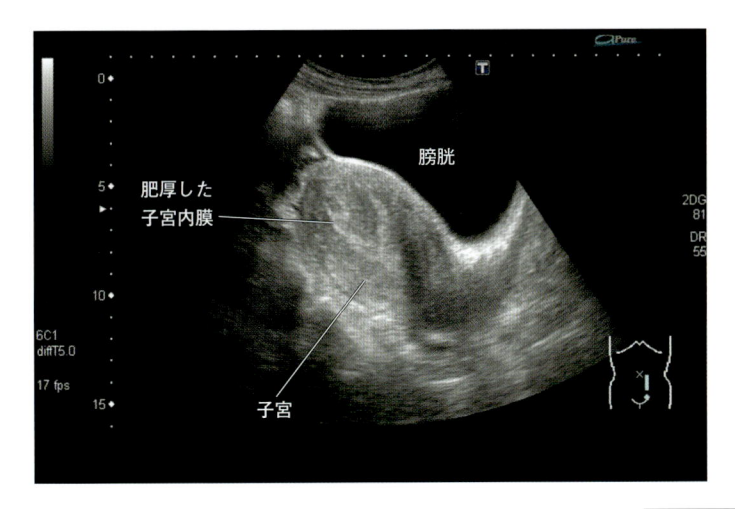

膀胱
肥厚した子宮内膜
子宮

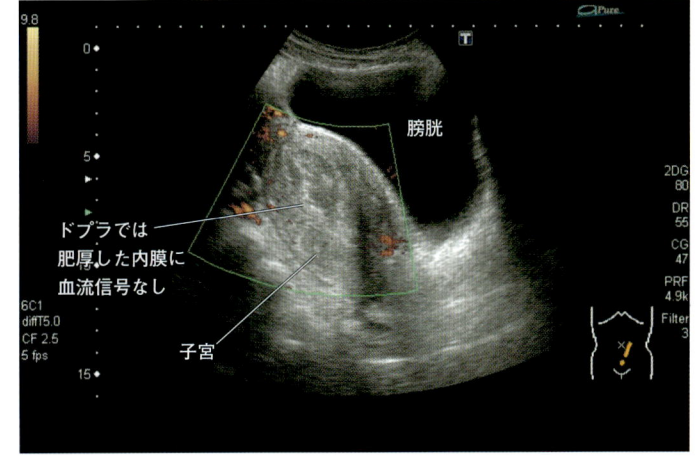

膀胱
ドプラでは肥厚した内膜に血流信号なし
子宮

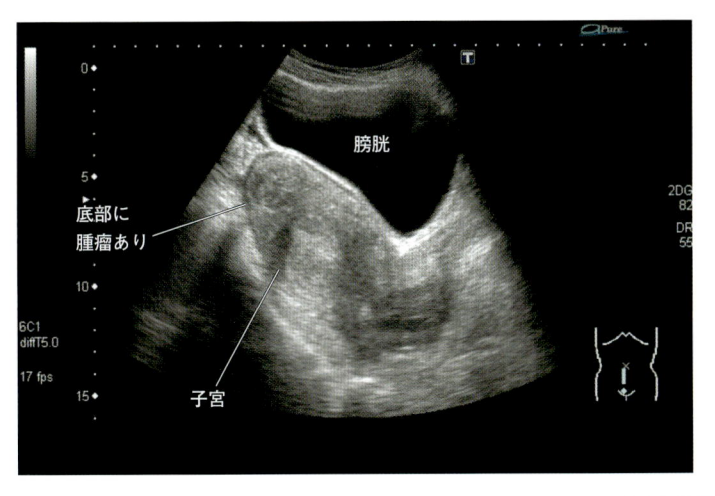

膀胱
底部に腫瘍あり
子宮

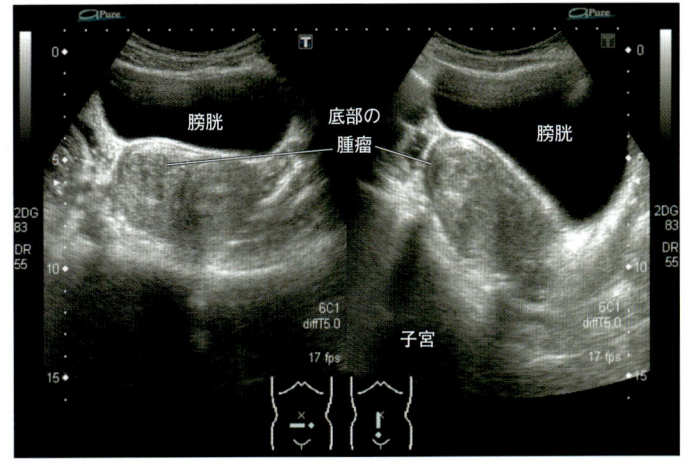

膀胱　底部の腫瘍　膀胱
子宮

報告書の書き方　①子宮体癌 悪い例

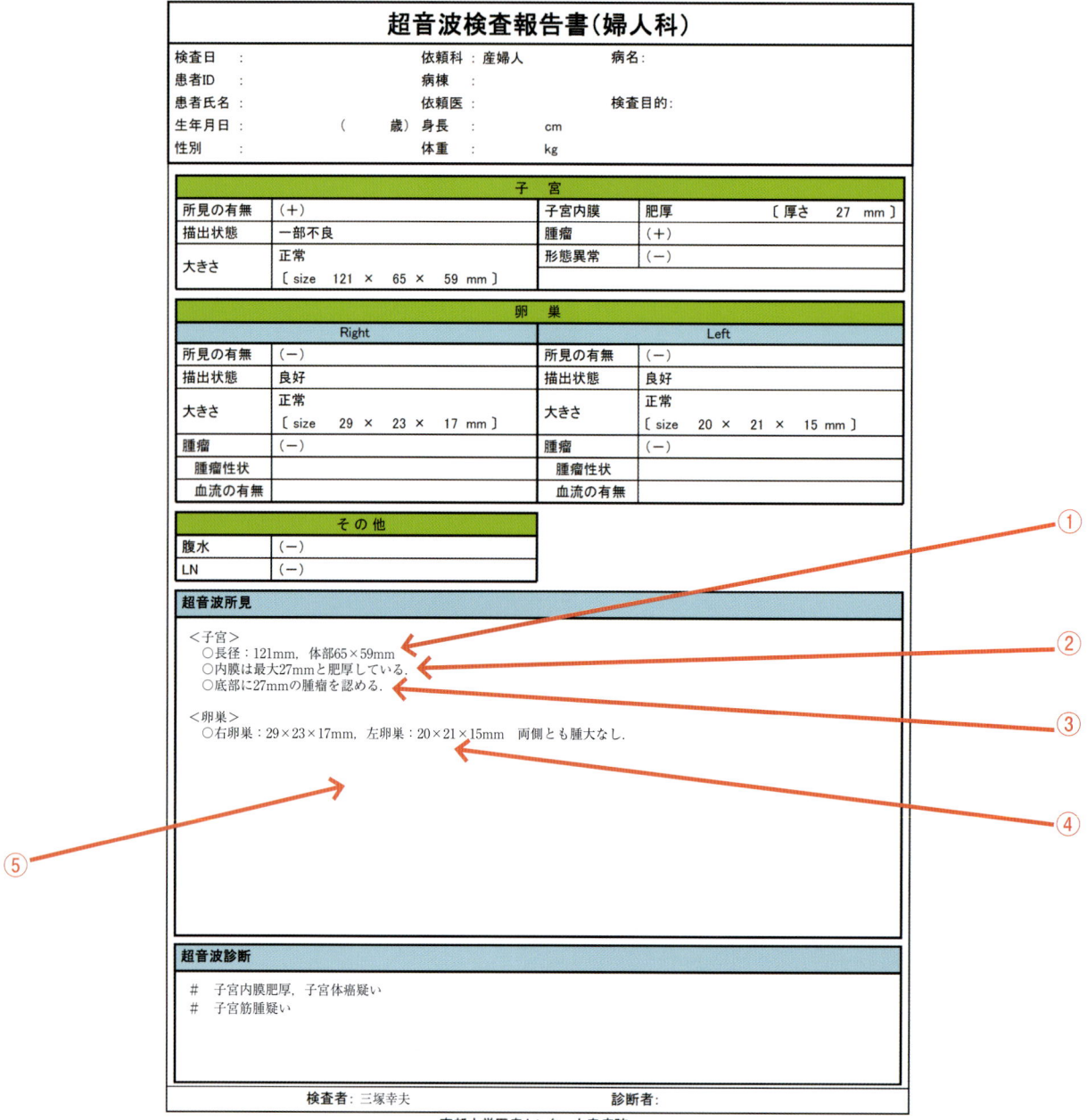

超音波検査報告書（婦人科）						
検査日　：		依頼科：産婦人		病名：		
患者ID　：		病棟　：				
患者氏名：		依頼医：		検査目的：		
生年月日：	（　　歳）	身長　：	cm			
性別　：		体重　：	kg			

子　宮			
所見の有無	（＋）	子宮内膜肥厚	〔厚さ　27　mm〕
描出状態	一部不良	腫瘤	（＋）
大きさ	正常　〔size　121 × 65 × 59 mm〕	形態異常	（－）

卵　巣			
Right		Left	
所見の有無	（－）	所見の有無	（－）
描出状態	良好	描出状態	良好
大きさ	正常　〔size　29 × 23 × 17 mm〕	大きさ	正常　〔size　20 × 21 × 15 mm〕
腫瘤	（－）	腫瘤	（－）
腫瘤性状		腫瘤性状	
血流の有無		血流の有無	

その他	
腹水	（－）
LN	（－）

超音波所見

＜子宮＞
　○長径：121mm，体部65×59mm　← ②
　○内膜は最大27mmと肥厚している． ← ①
　○底部に27mmの腫瘤を認める． ← ③

＜卵巣＞
　○右卵巣：29×23×17mm，左卵巣：20×21×15mm　両側とも腫大なし． ← ④

← ⑤

超音波診断

＃　子宮内膜肥厚，子宮体癌疑い
＃　子宮筋腫疑い

検査者：三塚幸夫　　　　　　　　診断者：
東邦大学医療センター大森病院

❌

①最終月経や自覚症状に関する記載がない．
②内膜のサイズと肥厚していることしか記載されていない．内膜が肥厚している場合には，その性状や月経周期との関係を評価することが重要となる．
③腫瘤の存在部位とサイズのみで，性状に関する記載がない．超音波のみでは完全に区分けすることができない場合もあるが，本症例のように明らかな場合にはその種類（筋層内・漿膜下・粘膜下）に関する記載も必要．
④卵巣のサイズと腫大の有無しか評価されていない．特に子宮に悪性病変が疑われる場合には，付属器転移の可能性も考慮するため，その形態の評価も必要．
⑤子宮・卵巣に悪性病変が疑われる場合，腹腔内播種や所属リンパ節転移の有無の評価は重要．上の表には記載されていますが，腹水の有無や腫大リンパ節の有無など重要な評価項目に関しては，文章中にも明確に記載するとよい．

報告書の書き方 ②卵巣腫瘍 よい例

超音波検査報告書（婦人科）

検査日	:	依頼科	: 産婦人	病名	:
患者ID	:	病棟	:		
患者氏名	:	依頼医	:	検査目的	:
生年月日	: （　　歳）	身長	:　　cm		
性別	:	体重	:　　kg		

子宮

所見の有無	(＋)	子宮内膜	正常 〔厚さ 18 mm〕
描出状態	良好	腫瘤	(＋)
大きさ	正常 〔size 86 × 52 × 43 mm〕	形態異常	(－)

卵巣

	Right		Left
所見の有無	(－)	所見の有無	(＋)
描出状態	良好	描出状態	良好
大きさ	正常 〔size 31 × 20 × 22 mm〕	大きさ	腫大 〔size 94 × 56 × 47 mm〕
腫瘤	(－)	腫瘤	(＋)
腫瘤性状		腫瘤性状	Ⅳ型：混合パターン（嚢胞性優位）
血流の有無		血流の有無	(＋)

その他

腹水	(－)
LN	(－)

超音波所見

★ 最終月経：△△月◇◇日（検査の15日前）．自覚症状なし． ①
9年半前に腹腔鏡下にて筋腫核摘出および卵巣嚢腫摘出（卵巣子宮内膜症）の既往あり．経過観察中．

＜子宮＞
○長径：86mm，体部：52×43mm（突出する腫瘤を含まない）
○内膜は18mmと厚めだが，その形態および最終月経より，月経周期に伴う変化と考える． ②
○底部より突出する33×24mmの腫瘤の他，体部前壁筋層内に12mm，13mm等の腫瘤を認める．サイズ・形態とも変化なし．

＜卵巣＞
○右卵巣：31×20×22mm　内部に20mm程に拡張した卵胞と考える嚢胞あり．
○左卵巣：94×56×47mm　子宮左側から背側にかけて認める．
内部には嚢胞性部分と乳頭状の充実性部分を複数伴う混合性パターン（Ⅳ型）を呈する．
最も大きな充実性部分には，内部にスポット状の血流信号を伴う．その他，小さな乳頭状の充実性部分を2ヶ所認める．
⇒　今回の超音波では，左卵巣内部の充実性部分が明瞭になり，乳頭状を呈している． ③
また充実性部分にはスポット状の血流信号を伴うことから，卵巣腫瘍が疑われる．

＜その他＞
○腹水なし．
○可視範囲内では，骨盤腔内に明らかな腫大リンパ節を認めない． ④

超音波診断

\#　左卵巣腫瘍（Ⅳ型）　⇒　卵巣腫瘍（内膜症性嚢胞悪性転化）疑い
\#　子宮筋腫（体部・漿膜下筋腫および体部・筋層内筋腫）

左卵巣は乳頭状の充実性部分を伴い，ドプラで血流信号を認めるようになっている．経過および内膜症の既往をふまえると卵巣子宮内膜症の悪性転化が疑われる．腫瘍マーカーの経過を確認の上，MRIを含めた精査を要する．

検査者：三塚幸夫　　　　診断者：

東邦大学医療センター大森病院

---

① 婦人科領域の超音波検査では，月経の有無や最終月経の確認は必須。
あわせて自覚症状の有無，既往歴，治療歴なども聴取しておくことで，超音波診断に役立つことがある。

② 子宮内膜や卵巣形態の評価は，月経の有無や周期を考慮して行う。逆に最終月経がわからない場合には，子宮内膜や卵巣の形態からある程度月経周期を予測できることもある。

③ まずは卵巣腫瘍のエコーパターン分類に基づいて評価する。
充実性部分の有無とその形態評価が良悪性鑑別のポイントになる。充実性部分の評価には，その形態だけでなく，必要に応じて体位変換による可動性やドプラによる血流評価をあわせて行うとよい。

④ 卵巣の悪性病変が疑われる場合，リンパ節転移，腹腔内転移の可能性も検索する必要がある。腹水の有無や所属リンパ節腫大の有無を評価するとよい。

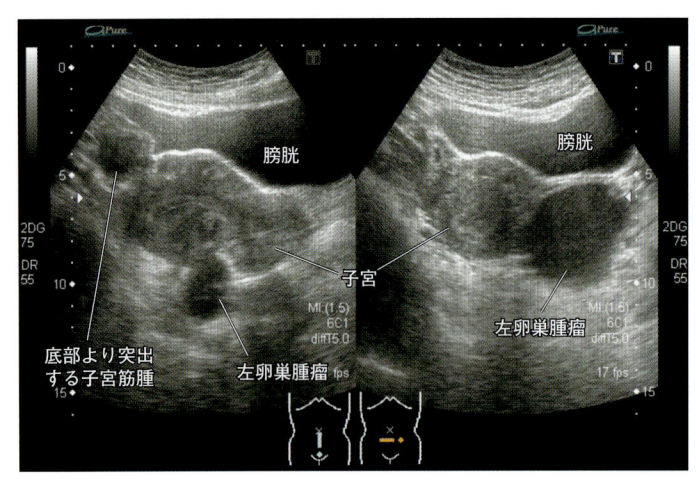

膀胱　　　　　膀胱

子宮
　　　　　　　左卵巣腫瘤
底部より突出
する子宮筋腫　左卵巣腫瘤

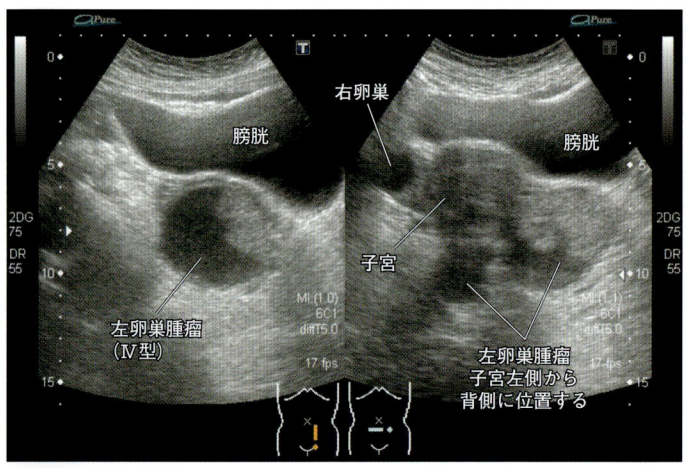

膀胱　　　右卵巣　　膀胱

子宮
左卵巣腫瘤
（Ⅳ型）
　　　　　　　左卵巣腫瘤
　　　　　　　子宮左側から
　　　　　　　背側に位置する

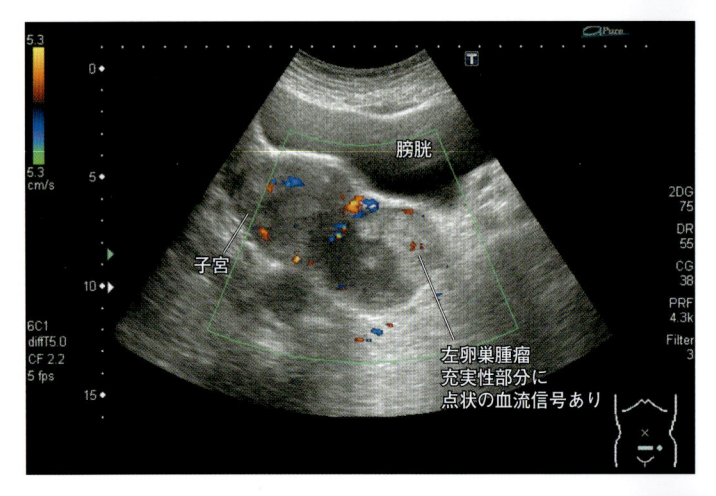

膀胱

子宮

左卵巣腫瘤
充実性部分に
点状の血流信号あり

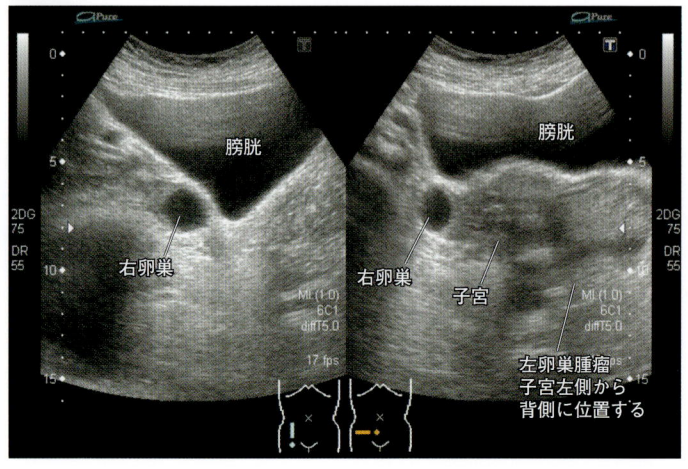

膀胱　　　　　　膀胱

　　　　　　　　　　子宮
右卵巣　　　右卵巣
　　　　　　　　　左卵巣腫瘤
　　　　　　　　　子宮左側から
　　　　　　　　　背側に位置する

報告書の書き方　②卵巣腫瘍 悪い例

超音波検査報告書（婦人科）

検査日	:	依頼科 : 産婦人	病名 :
患者ID	:	病棟 :	
患者氏名	:	依頼医 :	検査目的 :
生年月日	:　　　（　　歳）	身長 :　　　cm	
性別	:	体重 :　　　kg	

子宮

所見の有無	（+）	子宮内膜	正常　〔厚さ　18　mm〕
描出状態	良好	腫瘤	（+）
大きさ	正常　〔size　86 × 52 × 43 mm〕	形態異常	（-）

卵巣

	Right		Left
所見の有無	（-）	所見の有無	（+）
描出状態	良好	描出状態	良好
大きさ	正常　〔size　31 × 20 × 22 mm〕	大きさ	腫大　〔size　94 × 56 × 47 mm〕
腫瘤	（-）	腫瘤	（+）
腫瘤性状		腫瘤性状	IV型：混合パターン（嚢胞性優位）
血流の有無		血流の有無	

その他

腹水	（-）
LN	（-）

超音波所見

＜子宮＞
○長径：86mm、体部：52×43mm（突出する腫瘤を含まない）
○内膜は18mmと厚めである．
○底部より突出する33×24mm の腫瘤の他，体部前壁筋層内に12mm，13mm 等の腫瘤を認める． ← ②

＜卵巣＞
○右卵巣：31×20×22mm　内部に20mm程の嚢胞性部分あり． ← ③
○左卵巣：94×56×47mm　子宮左側から背側にかけて混合性パターン（IV型）を呈する卵巣腫瘍を認める． ← ④

＜その他＞
○腹水なし．
○可視範囲内では，骨盤腔内に明らかな腫大リンパ節を認めない．

① （矢印）

超音波診断

\# 左卵巣腫瘍（IV型）
\# 子宮筋腫疑い

検査者：三塚幸夫　　　診断者：

東邦大学医療センター大森病院

❌
①最終月経，自覚症状，治療歴に関する記載がない．
②過去の画像と比較した評価ができていない．
③最終月経を踏まえた子宮内膜，卵巣形態評価ができていない．
④卵巣腫瘍のエコーパターン分類による評価のみで，充実性部分の形態や血流評価がされていないため，貯留物か，腫瘍性のものかの鑑別ができていない．

索引

あ

アーチファクト	8
煽り走査	27
悪性リンパ腫	103
圧電素子	6
アルコール飲酒	66
アルコール性肝炎	79, 80
アルコール性肝硬変	68
アルコール性肝障害	64
アルコール性肝線維症	80
異所性還流	69
飲水法	144
インピーダンス	6
ウイルス性肝炎	82
ウイルス性慢性肝炎	64
ウォールフィルタ	24
エコーパターン分類	215
エストロゲン	196
壊疽性虫垂炎	104, 105
黄体形成ホルモン	196
横断像(冠状断面)	28
音響陰影	7

か

海面状血管腫	87
角度補正	24
仮性嚢胞	147, 152
カタル性	103
―虫垂炎	104
下腹部正中横断走査	199
下腹部正中縦断走査	198
下部胆管癌	129
カラードプラゲイン	22
カラードプラ法	13, 20
カルチノイド	103
癌臍	97
肝血管腫	87
肝硬変	81
肝硬変の形態分類	81
肝細胞癌	91
肝腎コントラスト	49, 66
関心領域(ROI)	22
肝性脳症	75
肝の区域分類	31
肝の計測	55
肝内胆管癌	94
急性肝炎	64, 71, 144, 154
急性胆嚢炎	121, 131
急性虫垂炎	101
急性腹症	99
莢膜細胞(性索間質細胞)	194
鏡面現象	12
屈折	8
クラッタ	24
繰り返し周波数(PRF)	22
憩室炎	99
経皮的ラジオ波焼灼療法(RFA)	92
ゲイン調整	15
劇症肝炎	75
血管の位置関係	3
月経周期	196
限局性低脂肪化域	71
原発性胆汁性肝硬変(PBC)	64
硬化型血管腫	87
高度脂肪肝	68
骨盤腔	194
コメットサイン	10, 126
固有卵巣索(卵巣固有靱帯)	194
コンベックスプローブ	14

さ

サイドローブ	11
サンプルボリューム	23
散乱現象	18
子宮	193
子宮筋腫	209
子宮頸癌	212
子宮広間膜	194
子宮腺筋症	208
子宮体癌	210
子宮内膜周期	196
子宮肉腫	211
自己免疫性肝炎	75
自己免疫性膵炎	147
脂肪	49

脂肪肝	65
縦断像（矢状断面）	28
周波数	6, 19
腫瘍塞栓	175
腫瘤性病変	4
上行結腸憩室周囲炎	100
上皮性悪性腫瘍	212
腎盂腫瘍	180
心窩部横断走査	36, 120, 140
心窩部縦断走査	34, 142
心窩部走査	33
腎血管筋脂肪腫	173
腎結石	175
腎細胞癌	173, 174
腎臓	161
振動子	7
腎洞脂肪腫症（RSL）	180
膵管	139
膵癌	148
膵腫瘤性病変	149
水腎症	179
膵臓	138
―の発生	139
膵嚢胞性腫瘍	150
スペックルパターン	17
成熟嚢胞性奇形種	216
穿孔性虫垂炎	104
扇動走査	27, 43
前立腺	163, 171
―腫瘍	184
―中葉肥大	184
―肥大症	163, 184
操作（handling）	26
走査（scan）	26
総胆管結石	128, 132
側腹部走査	165
側方陰影	9

た

大腸（結腸）憩室炎	99
ダイナミックレンジ	17
多重反射	10
胆管	115
胆管細胞癌	94
胆管周囲嚢胞	120
胆石症	132
胆嚢	115
―癌	125
―結石	10
―腺筋腫症	116, 126
―ポリープ	123
―隆起性病変	128
遅発性肝不全	75
虫垂炎	99
虫垂の描出	102
超音波の原理	5, 6
チョコレート嚢腫	216
低アルブミン血症	72
転移性肝癌	71, 96, 98
ドプラ法	12, 20
―の原理	13
トランスアミナーゼ	72

な

肉柱膀胱	181, 183
尿管	161
尿管腫瘍	180
尿路結石	175, 176
粘液性嚢胞性腫瘍（SCN）	148
粘液性嚢胞腺癌	217

は

バスケットパターン	93
パルスドプラ法	13
パワードプラ法	13
脾臓の計測	63
左肋間走査	58
左肋弓下横断走査	143
ヒトパピローマウイルス	212
びまん性肝疾患	64
副腎	161, 168
腹部エコーの種類	4
フレームレート	17
プローブ走査	46
プロゲステロン	196
プロトロンビン時間	75
平行走査	44
閉塞性黄疸	128, 129
蜂窩織炎性虫垂炎	104, 105

膀胱	162, 169
─癌	182
─充満法	206, 207
─腫瘍	181, 183

ま

慢性肝炎	76
慢性膵炎	146
慢性胆嚢炎	123
右肋間走査	51
右肋弓下横断走査	39, 118
右肋弓下縦断走査	45, 117, 121
三宅分類	81
メッシュワークパターン	78
毛細血管性血管腫	87
モーションアーチファクト	20
門脈圧亢進	85
門脈腫瘍塞栓（PVTT）	91
門脈側副路	85

ら

卵管	194
卵巣	194
─茎捻転	218
─周期	196
─腫瘍	213, 214
─堤索（骨盤漏斗靱帯）	194
─破裂	219
リニアプローブ	14
流速レンジ	20
類内膜腺癌	216, 217
レンズ効果	9
連続波ドプラ法	13
漏斗部（Hartmann's pouch）	115

A

A-P shunt	70
accessory fissure	64
acute appendicitis	101
adenomyomatosis	116
alkaline phosphatase（ALP）	80
angiomyolipoma（AML）	173
appendicitis catarrhalis	104
Arias-Stella現象	213
aspartic aminotransferase（AST）	80
A型肝炎	74

B

Bauhin弁	102
beak sign	103
benign prostatic hyperplasia（BPH）	184
bright liver	66
bull's eye pattern	97
B型肝炎	78

C

Cantlie line	31
capsula adiposa	161
central echo complex（CEC）	164, 180
centri-lobular pattern	72
chameleon sign	89
Child-Pugh分類	84
cholangiocelluar carcinoma（CCC）	94
cluster sign	97
colonic diverticulitis	99
Couinaudの8区域分類	31
Cyst in Cyst	151
C型肝炎	76

D

debris（胆砂）	131
deep attenuation	66
duct penetrating sign	147
dysplastic nodule（DN）	82

E

Epstein-Barr virus（EBV）	71
E型肝炎	73

F・G

flag sign	68
fluttering sign	88
focal spared area	69, 71
Gerota's fascia	161

H

halo	92
Healey-Schroyの4区域分類	31
hepato-renal echo contrast	66
hepatocellular carcinoma（HCC）	82, 91, 92

high-flow hemangioma ··················· 90
human papillomavirus(HPV) ··········· 212
hydronephrosis ···························· 179

I・K

intraductal papillary mucinous neoplasm(IPMN)
 ··· 148
intrahepatic cholangiocarcinoma(ICC) ···· 94
isolation sign ······························· 101
Krukenberg腫瘍 ···························· 213

L

Lanz点 ······································ 101
late onset hepatic failure(LOHF) ········ 75
Leydig細胞腫 ······························· 213
lutenzing hormone(LH) ·················· 196

M

McBurney点 ································ 101
metastaic liver tumor ······················ 96
mucinous cystic neoplasm(MCN) ······· 150
mushroom sign ···························· 103

N

NAFLD(non-alcoholic-fatty liver disease) ···· 66
NASH(non-alcoholic-steatohepatitis) ······ 66

P

peribility cyst ······················· 110, 120
portal vein tumor thrombus(PVTT) ······ 91
prostate ····································· 163
　― tumor ································· 184
pseudo-parallel channel sign(PPCS) ····· 79
pulse repetition frequency(PRF) ········ 22

R

radiofrequency ablation(RFA) ············ 92
regenerative nodule(RN) ·················· 82
region of interest(ROI) ···················· 22
renal cell carcinoma(RCC) ··············· 173
renal pelvic tumor ························ 180
renal sinus lipomatosis(RSL) ············ 180
renal stone ································· 175
Robson分類 ································· 189
Rokitansky-Aschoff洞(RAS) ······ 116, 126

S

Santorini管 ································· 139
Sappey's vein ······························· 70
sclerosing hemangioma ···················· 90
serous cystic neoplasm(SCN) ··········· 148
Sertoli-間質細胞腫 ························· 213
Simpson徴候 ······························· 211
sludge(胆泥) ······························· 131
sonographic Murphy's sign ·············· 115
spleen index(SI) ···························· 63
starry-sky sign ····························· 72
STC(sensitivity time control) ············ 15
S状結腸癌 ···································· 98

T

TGC(time gain compensation) ··········· 16
TNM分類 ···································· 189
twinkling artifact ··························· 11

U

umbilication ································· 97
ureteral stone ····························· 176
ureteral tumor ····························· 181
urinary bladder ···························· 162

V・W・Z

vascular blurring ··························· 66
Wirsung管 ································· 139
ZONE ANATOMY ························ 163

記号

γ-glutamyl transpeptidase(γ-GTP) ········· 80

これから始める腹部エコー

| 2015年10月1日 | 第1版第1刷発行 |
| 2022年5月10日 | 第6刷発行 |

- ■編　集　　丸山憲一　まるやま　けんいち

- ■発行者　　吉田富生

- ■発行所　　株式会社メジカルビュー社
  〒162-0845 東京都新宿区市谷本村町2-30
  電話　03(5228)2050(代表)
  ホームページ https://www.medicalview.co.jp/

  営業部　FAX 03(5228)2059
  　　　　E-mail eigyo@medicalview.co.jp

  編集部　FAX 03(5228)2062
  　　　　E-mail ed@medicalview.co.jp

- ■印刷所　　株式会社創英

ISBN 978-4-7583-1587-6 C3047

©MEDICAL VIEW, 2015. Printed in Japan

- 本書に掲載された著作物の複写・複製・転載・翻訳・データベースへの取り込みおよび送信(送信可能化権を含む)・上映・譲渡に関する許諾権は,(株)メジカルビュー社が保有しています.
- JCOPY〈出版者著作権管理機構 委託出版物〉
  本書の無断複製は著作権法上での例外を除き禁じられています.複製される場合は,そのつど事前に,出版者著作権管理機構(電話 03-5244-5088, FAX 03-5244-5089, e-mail：info@jcopy.or.jp)の許諾を得てください.
- 本書をコピー,スキャン,デジタルデータ化するなどの複製を無許諾で行う行為は,著作権法上での限られた例外(「私的使用のための複製」など)を除き禁じられています.大学,病院,企業などにおいて,研究活動,診察を含み業務上使用する目的で上記の行為を行うことは私的使用には該当せず違法です.また私的使用のためであっても,代行業者等の第三者に依頼して上記の行為を行うことは違法となります.